いちばんやさしい

腎臓病の人のためのおいしい食事

料理
大越郷子　岩崎啓子

主婦の友社

はじめに

いまや慢性腎臓病（ＣＫＤ）の患者数は、全国に１３３０万人いるとされます。これは、成人の８人に１人にあたり、「21世紀の新たな国民病」ともいわれています。

慢性腎臓病が怖いのは、初期には自覚症状がほとんどないことです。適切な治療を行わなければ、大きな病気につながる可能性が高くなります。そのため、慢性腎臓病の早めの治療が重要視されているのです。病気を進行させないためには、食事療法や運動療法が欠かせません。必要に応じて薬物療法を併用します。詳しくは本文で述べますが、慢性腎臓病の食事療法の基本は、「食塩の制限」「たんぱく質の適切な制限」「適切なエネルギーの摂取」の３点。さらに、病態にあわせてカリウムやリンの制限を行います。

実際には、腎機能の検査数値と体重をもとに1日30gあるいは40g、50gといったたんぱく質制限が医師から指示されて食事療法を始めることになります。腎臓病の食事療法は、料理経験が豊富な人にとってもむずかしいものです。たんぱく質、塩分量、エネルギー量を計算しながら、制限範囲内で献立を作るのは負担も大きいことでしょう。

そこで、本書の料理を作って、まずは低たんぱく料理のコツ、薄味の食事に慣れることから始めてください。低たんぱく質で減塩でもおいしい調理のコツや、カリウムの減らし方、食材をむだなく使いきる料理なども紹介しています。食事は毎日のこと、料理に時間をかけられない日もあるでしょう。市販のたんぱく質調整食品を使った手軽なレシピも掲載しました。さらに、腎臓病の食事管理に役立つように、日常よく食べる食品についても栄養データを掲載しています。

医師や管理栄養士の指導のもと、食事のコントロールに取り組んでいるかたがたの日々の食事に、本書がお役に立てば幸いです。

この本の特徴

本書は慢性腎臓病（ＣＫＤ）の軽度から中等度のかたの食事療法を目的としています。医師から、食塩とたんぱく質の制限を指示されたかたのための本です。

主菜は1食10～15gと低たんぱく

1日のたんぱく質指示量が60g、50gの人を対象に、主菜は1食のたんぱく質が10～15gのものを掲載しています。なかには10g以下の料理もありますので、たんぱく質指示量が40gの人も活用できます。

食材の使いきりレシピを紹介

たんぱく質の制限があるため、1食で使える肉や魚は30～60g程度です。あじなら1/2尾分なので、1尾購入しても1/2尾は残ってしまいます。そこで、1食分の主材料を使った残りを使いきれるようなコツと料理を紹介しています。

主食はたんぱく質調整食品のレシピも掲載

市販のたんぱく質調整食品を使ったレシピと使い方のコツを紹介しています。主食はたんぱく質調整食品に置き換えるのも、食事療法を長続きさせるコツです。市販品の栄養価も掲載していますので、上手に活用しましょう。

副菜と汁物はすべて減塩レシピ

副菜は主菜のボリュームを補う役割も果たします。油や砂糖を上手にとり入れながら、食塩は1g以下に抑えた、薄塩でもおいしいレシピとポイントを紹介しています。汁物は減塩に役立つ、手作りのだしも掲載しています。

カリウムを減らすコツも紹介

症状によって、カリウムの制限が必要になることもあります。料理に応じて、カリウムを減らす方法をアドバイスしています。本書に示しているカリウム量は、食材の生の状態のものです。カリウムは水溶性なので、食材を水にさらしたり、ゆでたりすると3～4割減ります。その場合は、本書で示した栄養価より実際のカリウム量は減ります。

日常よく使う食材の栄養データも掲載

料理とは別に、日常的によく使う食材の栄養データも掲載。卵1個、あじ1尾といった、日常よく使う単位で計算した数値を掲載。カラー写真で示しているので、ひと目で量がわかります。

いちばんやさしい
腎臓病の人のためのおいしい食事

目次

Part 1

なぜ食事療法が必要なのか？
何をどう調整するの？
基礎から実践までよくわかる！

腎臓病の
食事療法の基本

　腎臓病の食事療法の基本は、食塩の制限、たんぱく質の制限、適切なエネルギー摂取です。なぜ制限や調整が必要なのでしょうか？　まずはしっかりと理解することが肝心です。この章では食事療法を始める人のために、どの栄養素を何のためにどう調整するのかを解説します。

なぜ、食事療法が大切なのか？

食事療法の目的は腎臓の負担を軽くすること

食事療法の目的は、腎臓病の進行を遅らせることと、体調を良好に保つことにあります。腎臓は、体内で絶え間なくできる老廃物や水分、塩分を処理しています。慢性腎臓病はその処理機能に障害が生じた病気です。障害を食い止める方法は、腎臓にかかる負担を減らすことです。それには食事療法が大切です。食事でとる塩分や、老廃物を生み出すたんぱく質の摂取量を適切にすることが重要です。慢性腎臓病（ＣＫＤ）と診断されたら、できるだけ早くから正しい食事療法を始めましょう。

ステージG1とG2では、原因となっている疾患の治療に加え、食事療法を徹底することで、腎機能の低下を抑えることが期待できます。ステージG3とG4では、原疾患の治療は難しくなるため、食事療法の比重がより大きくなります。G5では透析療法や腎移植の検討が必要ですが、この段階以降も、食事療法は残った腎機能を保つために重要です。つまり食事療法は、慢性腎臓病を進行させないための重要な治療法なのです。（＊腎臓病の基礎知識は

慢性腎臓病（CKD）の進行と食事療法の経過

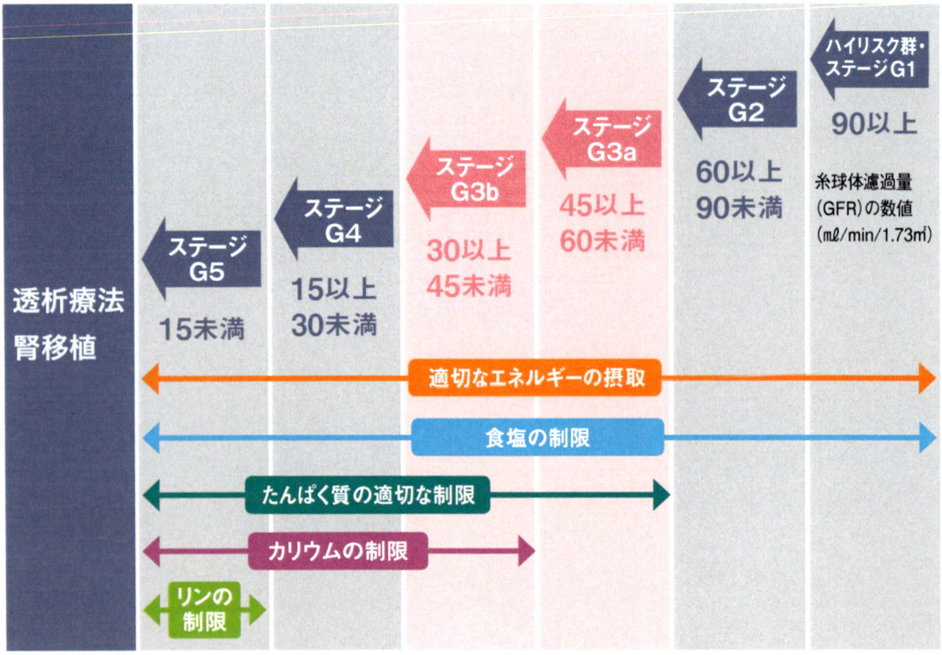

P128参照）

腎臓病の食事療法3つのポイント

腎臓病の食事療法の内容は、腎臓病の種類や病期、体の状態によって違いがあります。しかし、大半の腎臓病に共通する大きなポイントがあります。それは、①食塩制限、②適正エネルギーの摂取、③たんぱく質の適切な制限です。医師の診断を受け、治療方針が決まると、1日の食事からとるたんぱく質量、エネルギー量、食塩量が指示されます。

腎機能が低下するとナトリウムなどの排泄がうまくいかなくなるため、顔や体にむくみが生じたり、高血圧を招いたりします。高血圧がつづくと、腎臓の働きはさらに低下します。老廃物を生み出すたんぱく質をとりすぎると腎臓の負担が増します。ただ、たんぱく質は、体の組織の主材料です。摂取エネルギー量の不足は体を構成するたんぱく質の不足を招くので注意が必要です。こうした事態を予防するために、食事での制限が重要になるのです。

ただし、単に制限すればよいというものでもありません。必要な栄養素が不足してしまうと、これも体調不良の原因になります。制限すべきは制限し、とるべきものはとる――。食事療法の意義と正しい方法を理解し身につけ、実践していくことが大切です。

さらに病状によって……

カリウム・リン・水分の制限

病気の症状によって、カリウム、リン、水分の摂取量に制限が必要な場合もあります。**➡実践法はP18**

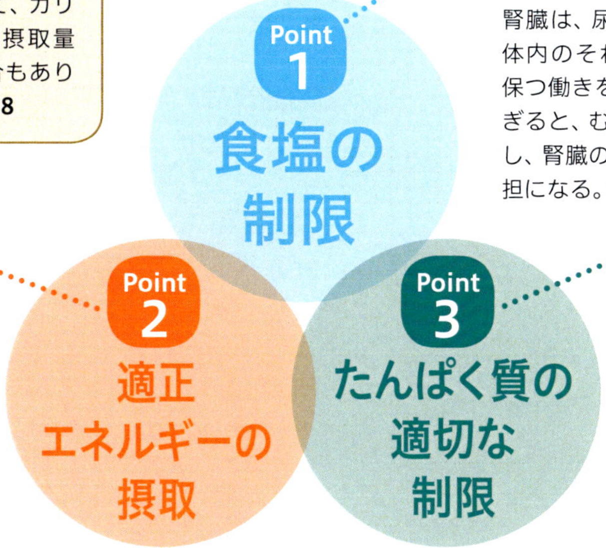
Point 1
食塩の制限
Point 2
適正エネルギーの摂取
Point 3
たんぱく質の適切な制限

その理由は？

体内の水と食塩量の調整を助ける

腎臓は、尿に水や塩分を排泄して、体内のそれぞれの量のバランスを保つ働きをしている。食塩をとりすぎると、むくみや高血圧などを起こし、腎臓のそうした働きにとって負担になる。**➡実践法はP10**

その理由は？

体の機能を維持する

生きていくために必要なエネルギー量を摂取しないと、病気の回復を妨げたり、体のさまざまな機能に悪い影響を与える。

➡実践法はP16

その理由は？

老廃物を濾過する負担を減らす

腎臓には、たんぱく質が体内で利用されるときに出る老廃物を濾過する役割がある。その負担を減らすために、過剰にたんぱく質を摂取しない。

➡実践法はP12

食塩は1日6g未満に抑える

食塩の制限は腎臓を守る要

腎臓病の食事療法で、最初に行うのが減塩です。腎臓は血圧調整にかかわる臓器です。腎機能が低下すると、余分な塩分を尿として排泄する働きが衰えて塩分と水分の調整がうまくいかなくなるため、高血圧やむくみが生じます。高血圧がつづくと腎臓の働きはさらに低下します。そのため、食塩をとりすぎないことはいうまでもなく、病気の状態に合わせて食塩の摂取量を減らす必要があるのです。

1日の食塩摂取量目標は1日3g以上6g未満

食塩の摂取量は1日6g未満に抑えることで、腎臓の負担を軽くすることができます。日本人の食塩摂取量は1日平均9.9gですから、6割ぐらいに抑えることになります。これは厳しい制限ですが、食材や調味料の選び方、調理に工夫を加えるなどして、おいしく減塩するコツをマスターしましょう。

1日あたりの食塩摂取量（成人）

性別	生活習慣病予防のための目標値（＊1）	高血圧の場合に推奨される量（＊2）	現状の平均量（＊3）
男性	8g未満	6g未満	10.8g
女性	7g未満	6g未満	9.1g

＊1）日本人の食事摂取基準（2015年版）
＊2）高血圧治療ガイドライン（2014年版・日本高血圧学会）
＊3）平成29年国民健康・栄養調査

ココも☑

●塩分=食塩相当量＝塩化ナトリウム量

食塩は化学的には塩化ナトリウムといい、ナトリウムと塩素の化合物です。一方、塩分は塩の主成分であるナトリウムを指します。腎臓病や高血圧で問題になるのは、ナトリウム。ナトリウムは塩素との結びつきが強く、多くが食塩の形でとり込まれます。そのため、1日の摂取基準も食塩で目標値が定められています。

●調味料だけでなく、食品自体にも含まれている

食塩は料理に使う調味料はもちろん、パンやめん類、肉や魚、野菜など食品自体にも含まれています。私たちは通常食品から3g程度の塩分をとっているといわれていますので、調味料類からとる食塩量は3g程度になります。

1日の食塩量 ＝ 食品（自然の食品＋加工品）に含まれる食塩量 ＋ 調味料に含まれる食塩量

●ナトリウム量から食塩相当量を算出するには？

食品の栄養成分表示のラベルを見ると、「食塩相当量」またはナトリウムで表示されているものがほとんどです。一般にいう塩分は「食塩相当量」にあたります。ナトリウムで表示されている場合は、次の計算式で算出できます。

●ナトリウムを塩分量に置き換える計算式

食塩相当量（g）＝ ナトリウム値（mg）× 2.54（＊）÷ 1000

＊は塩分換算係数

減塩を実践するポイント

1 調味料はきちんと計量する

料理を作る際に〝目分量〟では、調味料の使いすぎにつながります。毎日使う調味料はきちんとはかることを習慣づけて、塩分量を把握しておくことが肝心です。（＊正しい計量のしかたはP20参照）

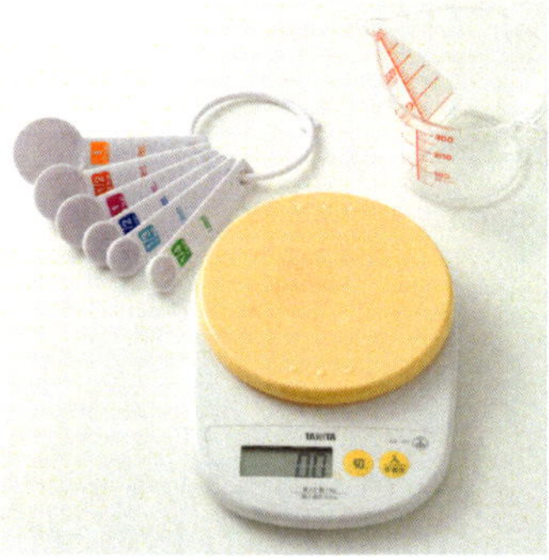

調味料は1g以下で使用することもあるので、計量スプーンはできるだけ少量がはかれる製品を用意したい。1g単位ではかれるデジタルばかりも便利。

2 調味料は上質のもの、食材は新鮮なものを

だしや調味料は質のよいものを選びましょう。たとえば塩は、うまみのある自然塩がおすすめ。食材も旬で新鮮なものなら、食材の持ち味で薄味でも満足感が得られます。

3 加工品は食べる量や回数を減らす

干物、ハムやかまぼこ、漬け物といった加工品には、塩分が多く含まれているので注意が必要。食べる回数や量を減らし、お弁当やお惣菜なども、栄養成分表示の食塩相当量をチェックします。

4 天然素材のだしをきかせ、素材のうまみを引き出す

だしの素は小さじ1で食塩相当量1.2～1.4g。汁物や煮物のベースとなるだしは、天然素材からとりましょう。だしのうまみで、薄味でもおいしくなります。（＊だしのとり方はP120参照）

5 汁物は汁を減らして1日1回に

みそ汁やスープなどは、1日1回にとどめます。さらに、いつもの味つけで汁の量を減らせば、おいしさはそのまま、口に入る塩分は減らすことができます。

器を小さくして汁の量を減らす！

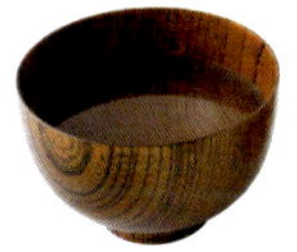

器の容量 200㎖
汁の容量 150㎖
塩分 1.1～1.5g

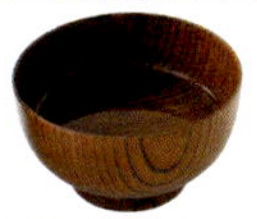

器の容量 120㎖
汁の容量 60㎖
塩分 0.4～0.6g

写真上の器は下の器の2倍量だが、具だくさんにすれば汁の量が減ってもかさは維持でき、満足感が得られる。

6 塩味の引き立て役を活用する

減塩料理をおいしく食べるには、塩味のほか、うまみ、甘み、酸味、辛み、香りを活用しましょう。歯ごたえ、焼いた香ばしさ、油脂がもたらすコクなども、重要な引き立て役です。

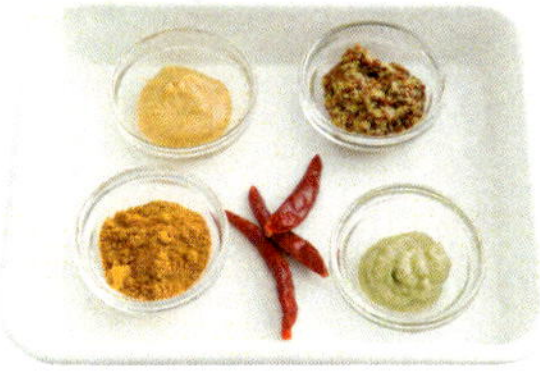

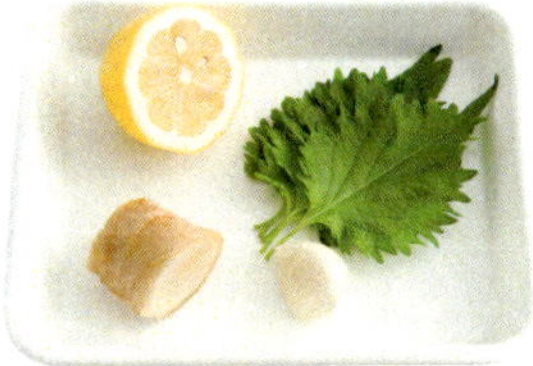

香味野菜、香辛料、かんきつ類などを活用して。ただし、ねりわさびなどの加工品は塩分が高めなので使いすぎないこと。

腎臓病の食事療法●基本③

たんぱく質の適量を知り、きちんと守る

たんぱく質は多すぎても少なすぎても腎臓の負担になる

腎臓病の食事療法では、腎機能の低下が進むと、たんぱく質制限が加わります。食事でとったたんぱく質は、最終的には腎臓に運ばれて再吸収され（血管に戻され）、尿素窒素などの老廃物は尿に排泄されます。たんぱく質をとりすぎると腎臓の負担が増すので、制限が必要になるわけです。ただ、たんぱく質は、腎臓をはじめとする体の組織の主材料です。むやみに減らして摂取量が不足すると、体内のたんぱく質を分解してエネルギーを得ようとして、腎臓に負担がかかります。そのためたんぱく質は、適量をとることが重要。必要なエネルギーを確保しながら行うことが大切なのです。

病状に合わせてたんぱく質を制限する

たんぱく質をどの程度減らすかは、患者さんの腎機能や併せ持つ病気の状態や体格によって考慮されます。たとえば「たんぱく質は1日40g」といった目安が医師から指示されます。指示された量は必ずしっかりととるようにしましょう。

意外に多い主食のたんぱく質量！食品のたんぱく質量を知ることから

私たちがたんぱく質をとっている代表的な食品には、肉や魚、卵、乳製品、大豆製品があります。意外に多いのが、主食のたんぱく質量。ご飯、パン、めん類などの穀類は、肉や魚などにくらべて含まれるたんぱく質量の割合は少ないのですが、主食として量を多く食べるため、必然的に多くなります。ほかにも菓子や嗜好飲料にも含まれています。

まずは、毎日とっている食品にどのぐらいのたんぱく質が含まれているのかを知り、無自覚に食べたり飲んだりしてしまいがちなお菓子や飲み物にも注意しましょう。

食品の重量＝たんぱく質量ではない

食事療法で指示される「たんぱく質○g」は、食品に含まれるたんぱく質の重量です。肉や魚、卵などの重量が40g、という意味ではありません。たとえば卵。Mサ

イズ1個60gで殻を除いた食べる量は51gで、たんぱく質量は6.3gです。肉や魚は種類や部位によって、含まれるたんぱく質量は異なります。

食品はたんぱく質やカリウムなど、制限が必要な栄養素に気を配りながら、糖質や脂質などのエネルギー源、野菜やきのこなどのビタミン源をとります。そのためには、さまざまな食品から偏りなくとることが必要です。

1日のたんぱく質摂取量の計算式

1 尿たんぱく量が1日 0.5g未満の人は

標準体重 ［　　　kg］ × 0.8〜1.0g ＝ ［　　　g］ 1日のたんぱく質摂取量

2 尿たんぱく量が1日 0.5g以上の人は

標準体重 ［　　　kg］ × 0.6〜0.8g ＝ ［　　　g］ 1日のたんぱく質摂取量

- **1** は尿たんぱく量が1日0.5g以上のステージG1・2、および、尿たんぱく量が1日0.5g未満のステージG3の人。
- **2** は尿たんぱく量が1日0.5g以上のステージG3、およびステージG4・5の人。ステージ分類は131ページ。

＊健康な人の1日のたんぱく質摂取基準は男性（18歳以上）が60g、女性が50g。あるいは、標準体重1kgあたり、0.9〜1g。これに対して腎機能が低下している人は、標準体重1kgあたり0.6〜1g（標準体重の算出法は16ページ）。

1日にとる食品のめやす量とたんぱく質量

各食品グループからとりたいたんぱく質をもとに、食品の重量に換算しためやす量を示しましたので、参考にしてください。

主食

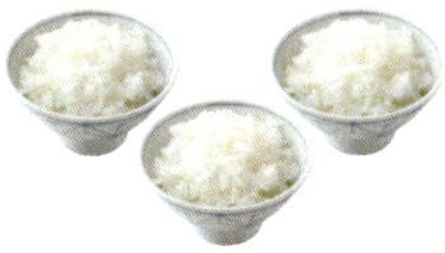

ご飯（精白米）
540g（180g×3食）
たんぱく質　13.5g

乳製品

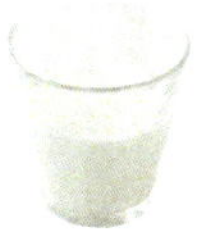

牛乳
90〜100g
たんぱく質 3.0〜3.3g

主菜

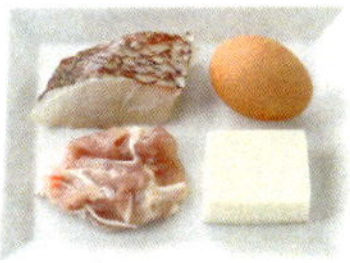

肉類 40〜60g
たんぱく質 8〜12g

魚介 50〜80g
たんぱく質 10〜16g

大豆製品（豆腐）50〜90g
たんぱく質 3〜6g

卵　1個（50g）
たんぱく質 6g

副菜

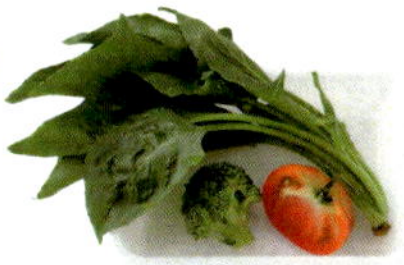

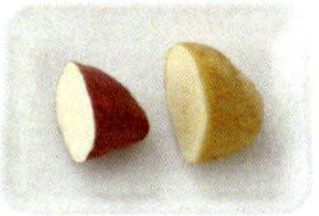

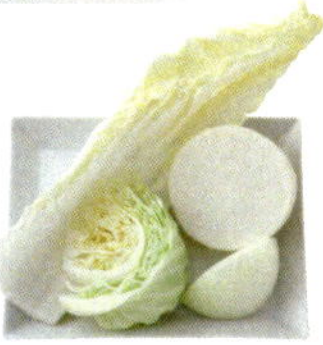

野菜 300〜350g
たんぱく質 2.5〜3.5g

いも 80〜100g
たんぱく質 1.0〜1.5g

果物

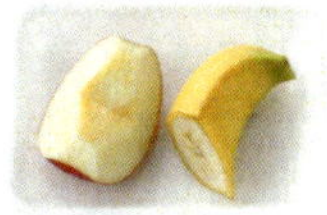

150〜200g
たんぱく質 1.0〜1.5g

調味料

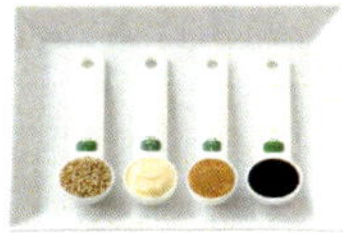

ごま	小さじ1
しょうゆ	小さじ1
みそ	小さじ1
マヨネーズ	大さじ1

たんぱく質 1〜2g

エネルギーを確保しながらたんぱく質の摂取量を減らすポイント

1 主食のたんぱく質量を控える

米、小麦、そばなどの主食になる穀物は、エネルギー源として大きな役割を果たしますが、たんぱく質も主菜に次いで多くを占めます。ただ、穀物でとる植物性たんぱく質より、主菜でとる動物性たんぱく質のほうが、腎機能の維持に役立つ良質のたんぱく質を含んでいます。

　そこで、限られたたんぱく質指示量のなかで、主菜でとるたんぱく質をできるだけ多くするには、主食のたんぱく質量を減らす必要があります。

主食の１食分の適量は？ たんぱく質量でくらべると…

主食でたんぱく質量が少ないのが、ご飯。パンは食塩が多く、パスタ、そばなどのめん類はたんぱく質が多いので、それぞれ1日1食にとどめましょう。

ご飯（精白米）180g	＜	食パン 60g	＜	中華めん（蒸し）1玉150g	＜	そば（ゆで）1玉170g	＜	パスタ（乾燥）80g
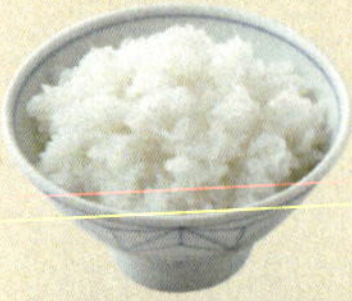		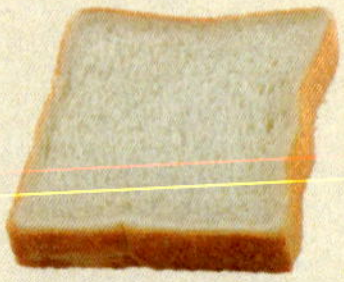		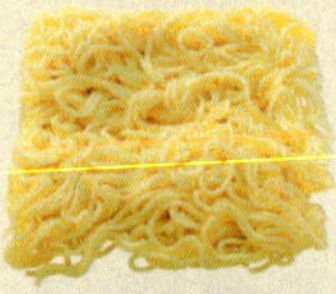		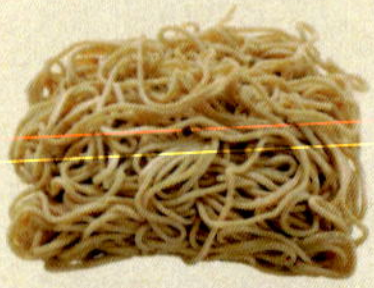		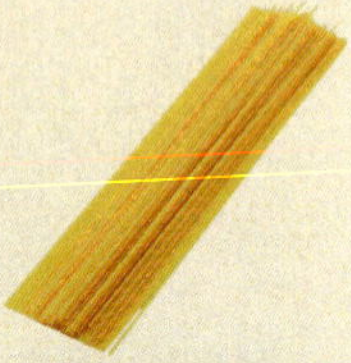
302kcal たんぱく質 4.5g		156kcal たんぱく質 5.4g		297kcal たんぱく質 8.0g		224kcal たんぱく質 8.2g		303kcal たんぱく質 9.8g

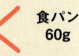

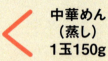

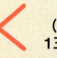

玄米はカリウムとリンが多い

玄米ご飯に含まれるたんぱく質量は、180gで5.0g。精白米とさほど変わりはありませんが、カリウムとリンの含有量は精白米の3倍以上に。カリウムやリンの制限がある場合は注意が必要です。

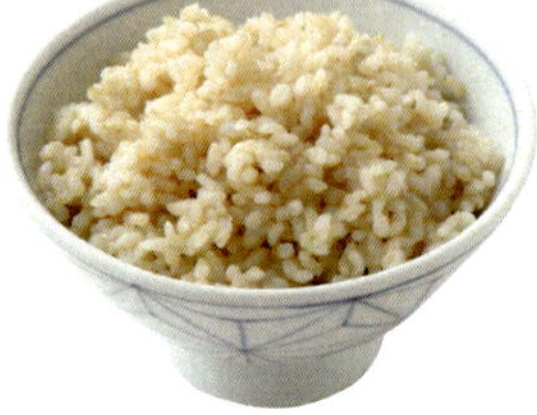

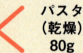

玄米ご飯 180g

297kcal
たんぱく質 5.0g

カリウム 171mg ➡精白米は52mg

リン 234mg ➡精白米は61mg

2 主食を低たんぱく質食品に置き換える

主食に市販されている低たんぱく質食品を使うのもおすすめ。たんぱく質の指示量1日50gの場合は1日1食を、40gの場合は1日2食または3食を置き換えることも必要です。主食のたんぱく質が減った分だけ、おかずでとるたんぱく質が増やせます。おかずを極端に減らすことなく、食事が豊かになります。

ご飯3食分のたんぱく質量でくらべると…

＊たんぱく質の指示量1日40gでご飯180g×3食の場合

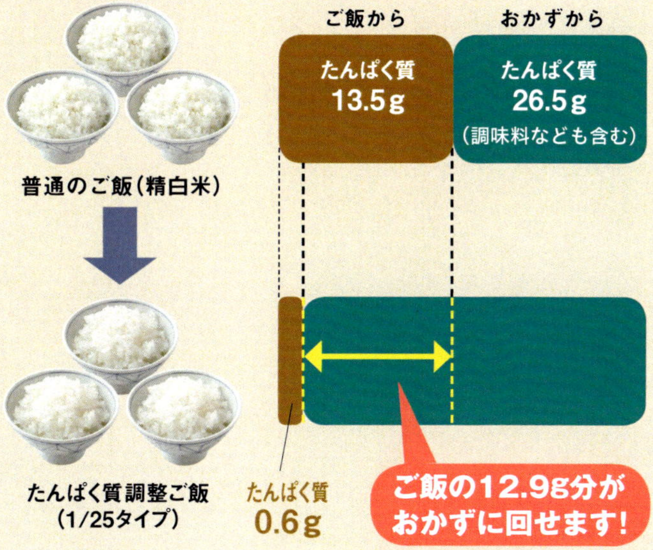

ご飯から
おかずから
たんぱく質
13.5g
たんぱく質
26.5g
（調味料なども含む）
普通のご飯（精白米）
たんぱく質調整ご飯
（1/25タイプ）
たんぱく質
0.6g
ご飯の12.9g分が
おかずに回せます！

3 肉や魚で良質のたんぱく質を効率よくとる

腎臓の負担を最低限に抑えながらたんぱく質をとるには、良質なたんぱく質をとること。良質なたんぱく質とは、私たちの体に必要不可欠な必須アミノ酸をバランスよく含むたんぱく質のことです。

たんぱく質の質をあらわす指標に「アミノ酸スコア」があります。このアミノ酸スコアが満点を意味する100の食品はすべての必須アミノ酸を必要量含んでいます。良質なたんぱく質をとるには、アミノ酸スコアのよい食材を選べばよいのです。その代表は、肉や魚、卵、乳製品、大豆製品などです。これらの食品から良質のたんぱく質をまんべんなくとり、そのうえでエネルギー源にもなる穀類をしっかりとることが重要です。

鶏もも肉と胸肉、たんぱく質が多いのは？

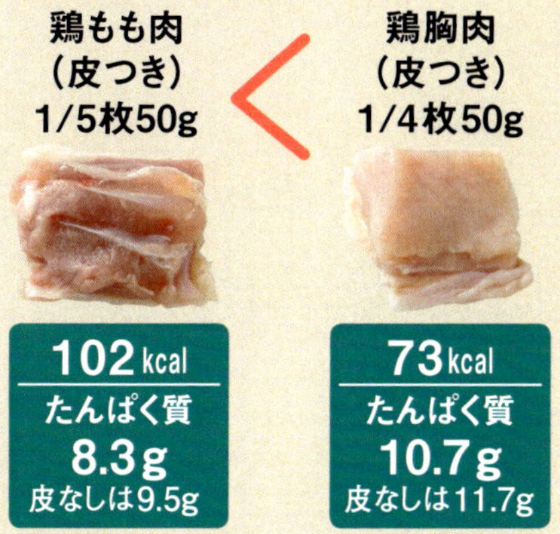

鶏もも肉
（皮つき）
1/5枚50g
鶏胸肉
（皮つき）
1/4枚50g
102kcal
たんぱく質
8.3g
皮なしは9.5g
73kcal
たんぱく質
10.7g
皮なしは11.7g

肉は部位によって、かなりたんぱく質量が異なり、脂身の多いほうが少なくなります。魚は赤身より白身のほうが一般的に少なめで、あさりやカキなどの貝類は低たんぱくです。また、豆腐は木綿より絹ごしのほうが、たんぱく質は少なめです。

エネルギーは適正量をしっかりととる

エネルギーは多すぎても少なすぎても腎臓に負担がかかる

腎機能の低下を防ぐには、エネルギー量を過不足なくとることも、重要なポイントです。エネルギーは、生命を維持するために各臓器が働き、体を動かして活動するためには欠かせません。腎臓病の食事療法ではたんぱく質の摂取量を控える必要があるため、どうしても食事からの総摂取エネルギー量も不足しがちになります。すると、体を構成するたんぱく質がエネルギー源として利用・分解されます。その結果、老廃物が増えて腎臓の負担を増やしてしまいます。こうした事態を防ぐために、たんぱく質を少なくしても、エネルギーが不足しないようにしなければなりません。

とはいっても、エネルギーをいくらとってもいいわけではありません。腎機能を低下させる3大リスクである高血圧、糖尿病、脂質異常症を改善するには、エネルギーの過剰摂取を改め、肥満を解消する必要があります。エネルギーは十分かつ適量をとることがポイントになります。

摂取エネルギーは、標準体重を維持できる適量に調整

1日に必要な適正エネルギー量の計算式

1日に必要なエネルギー量は、体格や身体活動量を考慮して、算出します。さらに肥満かどうか、糖尿病があるかなど、それぞれの患者さんの併せ持つ要因も考え合わせて、指示エネルギー量が決められます。

標準体重 [　　kg] ＝ 身長 [　　m] × 身長 [　　m] ×22（＊）

×

身体活動量 25〜35 [　　kcal]

＝（イコール）

1日に必要な適正エネルギー量 [　　kcal]

＊体格指数を表すBMI（ボディ・マス・インデックス）に基づく。BMI が「22」のときが病気になりにくい理想的な体重（標準体重）とされている。

＊デスクワークなど活動量が低い人は25〜30kcal、適度の活動量の人は30〜35kcalなどと、日常の活動量で決められる。糖尿病がある場合は、基本的に25〜30kcal。肥満がある人（BMI 25以上）は低いほうの数字を選ぶ。

例）　身長170㎝、会社員（男性）の場合
1.7 × 1.7 × 22 ＝約64kg ➡標準体重
64kg × 30kcal/kg =1920kcal ➡適正エネルギー量
肥満の人は
64kg × 25kcal=1600kcal ➡適正エネルギー量

することが肝心です。腎臓病の人の摂取エネルギー量は、その病態に応じて医師から指示されますが、たんぱく質の制限が厳しくなるほど、しっかりとエネルギーを確保しなければなりません。

たんぱく質を減らした分は脂質と糖質で補う

適正なエネルギー量をとるポイントは、たんぱく質量の摂取を減らしている分、脂質と糖質を補うことです。たんぱく質をほとんど含まずエネルギー源となる脂質食品としては、油脂が、同じく糖質食品としては、でんぷん類や砂糖類などがあります。これらは、腎臓病の人がエネルギーを確保するのに適しています。ただ、エネルギーを脂質と糖質で補うとなると、油っこくて甘ったるい食事になりがちです。いろいろな食品をとり入れるように配慮しながら献立を工夫することが必要です。

糖尿病で糖質の制限がある場合は、医師の指示に従ってください。

たんぱく質を減らしながらエネルギー不足を防ぐポイント

1 料理に使う油脂を増やす

油脂類はエネルギーが高く効率がよい食品。調理法を天ぷらやフライなどの揚げ物にしたり、サラダやドレッシングをかけたり、またパンにマーガリンやバターを塗ったりといった工夫を。ただし、油脂の過剰摂取は脂質異常症などを招くので、とりすぎないこと。

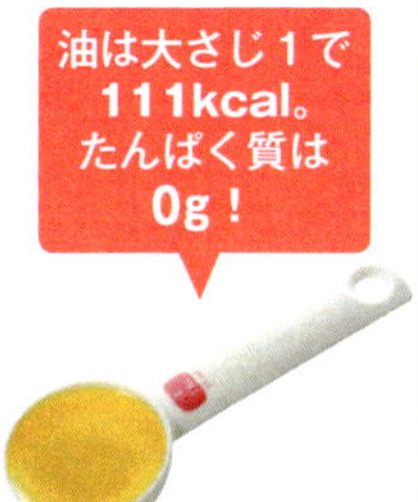
油は大さじ1で
111kcal。
たんぱく質は
0g！

2 甘味調味料を上手に活用する

砂糖は効率のよいエネルギー源。ただ、煮物やあえ物などの甘みを強くすると、味のバランス上、塩分も強くなりがち。砂糖より甘みが少ないみりんを使うのも手。また、紅茶などの飲み物に砂糖やはちみつ、ジャムなどを使うと、手軽に補給できる。

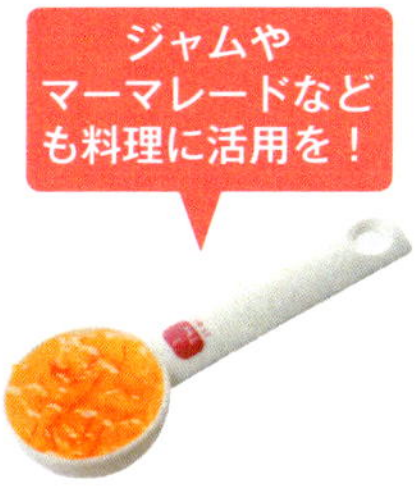
ジャムや
マーマレードなど
も料理に活用を！

3 粉類はでんぷんにして糖質を増やす

揚げ物の衣やたれのとろみづけ、菓子の材料などに使う粉類は、小麦粉よりかたくり粉がおすすめ。これらは、ブドウ糖が集まった多糖類で、砂糖と同じくたんぱく質はほとんど含まれていない。はるさめやくずきりなども活用してボリュームアップを。

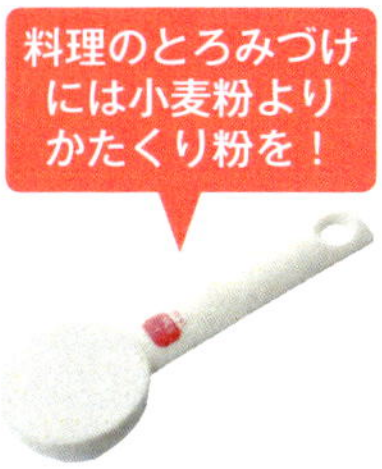

4 エネルギー調整食品を活用する

通常の調味料でエネルギー補給がむずかしい場合は、エネルギー調整食品を活用する。甘みが少なく高エネルギーが得られるものや、エネルギー補給飲料など、さまざまな食品が発売されている。

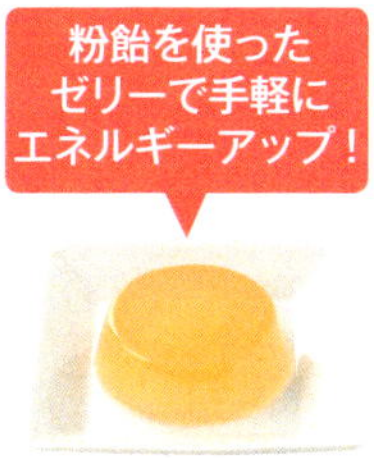
粉飴を使った
ゼリーで手軽に
エネルギーアップ！

カリウム・リン・水分を控える

血中カリウム濃度が高い場合は、カリウムを制限する

カリウムはミネラルのひとつで、体重のおよそ0.2%を占めており、98%が細胞内液に存在しています。カリウムの働きで特に重要なものは、細胞外液に多く存在しているナトリウムとともに働いて、細胞の浸透圧を維持することです。カリウムとナトリウムは細胞の内と外で、それぞれ一定の濃度を保つことによって、細胞内外の水分量を調節しています。カリウムが吸収されて体内に入ると、その分だけ尿や便、汗として体外に排出され、常に一定の濃度が保たれるしくみになっています。

ところが、腎機能が低下してくると、カリウムを排泄する力が弱くなって、血液中にカリウムが蓄積してきます。血液中のカリウム濃度が高くなる「高カリウム血症」を起こすおそれがあります。

高カリウム血症になると、筋肉の収縮がうまくいかなくなって手足が麻痺したり、心臓では不整脈が出たりとダメージを与え、重症化すると命にかかわることもあります。

このため、腎臓病の人は、医師の指示によってカリウムの摂取制限が必要になる場合があります。たんぱく質制限をきちんと行っていれば、カリウムのとりすぎにはならないのが一般的ですが、カリウム濃度が一定の数値以上になったら、食事からとるカリウムを制限します。ＣＫＤの重症度が低くてもカリウムの制限が必要になることもあるので、医師の指示に従いましょう。

進行するとリンや水分の摂取を制限されることも

病気の状態によって、リンの摂取量に制限が必要な場合もあります。血液中にリンが固まりすぎると、皮下組織や血管にリンがくっついたり、骨の病気になります。医師からリンを含む食品をとりすぎないように指示されたら、食事でとるリンにも注意が必要です。

また、水分量を制限しなければならない場合もあります。これは乏尿や無尿のときで、主に透析療法を受けている場合です。透析をしている人では、水分量の調整がとても重要になります。前日に排出した分だけ摂取するというようにコントロールします。医師の指導に従いましょう。

食品からとるカリウム量を減らすポイント

1 カリウムの多い食品を控える

カリウムは肉や魚のほか、野菜や果物などほとんどの食品に含まれています。多く含むのは果物やいも類、青菜など緑黄色野菜、豆類などです。たんぱく質制限をすればカリウムの摂取量も抑えられますが、カリウムが多い食品は食べる回数や量を控えるのが賢明です。

（＊カリウムが多い食品はＰ１５５参照）

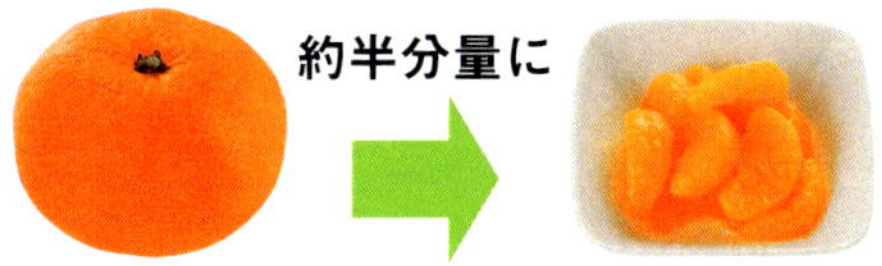
果物は生より缶詰めがおすすめ！
約半分量に
生100gで カリウム150mg
缶詰め100gで カリウム75mg

（＊数値は比較しやすいよう、正味100gのもの）

2 果汁や牛乳など飲料も要注意！

嗜好飲料にもカリウムが意外に含まれています。果汁や野菜ジュース類、牛乳や豆乳、玉露茶や抹茶なども多い食品です。野菜ジュースは必ず栄養成分表示をチェックしましょう。青汁も要注意です。メーカーによって粉末製品か冷凍品かなどで、含有量の幅が広いからです。愛用している商品があればメーカーに問い合わせて確認しておきましょう。

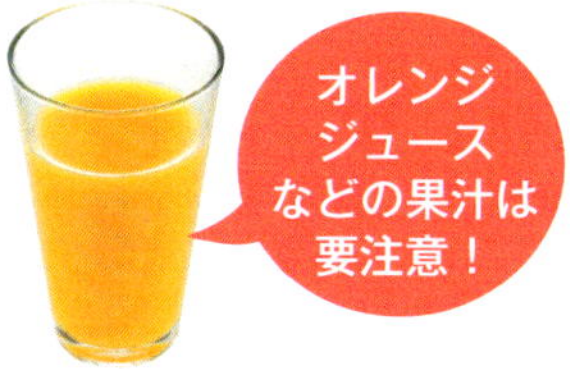
オレンジジュースなどの果汁は要注意！

200mℓで カリウム378mgと多い

3 調理の工夫でカリウムを減らす

カリウムは水に溶ける性質があるので、調理の際に水にさらしたりゆでこぼしたりすることで、3～4割減らすことができます。また、大根おろしも汁を捨てるとカリウムを減らせます。

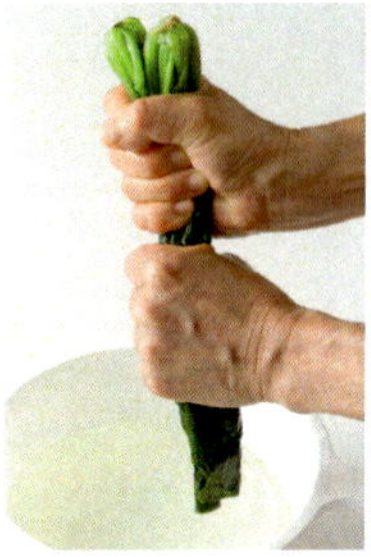

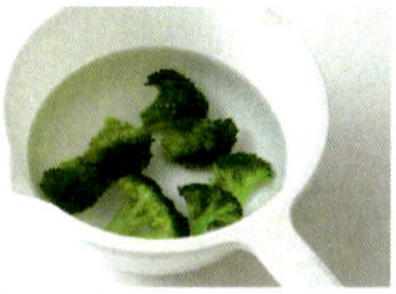

青菜やブロッコリーなどは、ゆでてからゆで汁をしっかりときる。いも類や肉類も調理前に下ゆでするとカリウムが減らせる。

生で食べる野菜は水にさらす。ちぎったり、薄く切るなどして表面積をできるだけ広くする。

リンのとりすぎを防ぐには

加工食品に要注意！

とくに注意が必要なのが加工食品。加工食品の保存料として使われている無機リン（リン酸塩）は吸収率が高いので、食べる量や頻度を減らす。

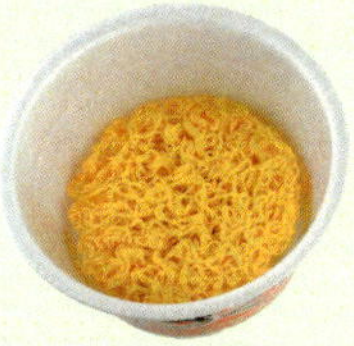

小魚の干物もとりすぎないこと

健康によいイメージがある牛乳やヨーグルトなどの乳製品、いわしやまる干しなど、まるごと食べる小魚は、実はカルシウムを多く含む食品。カルシウムの多い食品はリンも多く含むのでとりすぎには注意します。

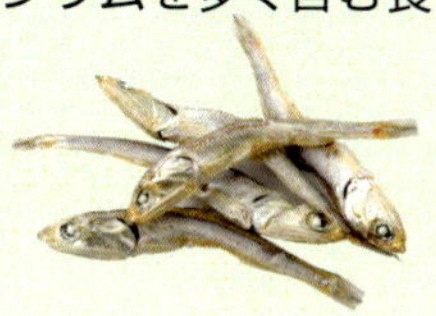

料理レシピの決まりごとと注意点

<調理のこと>

●分量の表記は1人分を基本としていますが、料理によって作りやすい分量の2人分、常備菜などは3～4人分で示しています。また、「使いきりレシピ」は1～2食分で表示しています。数食分をまとめて作ったときは、盛りつけるときにできるだけ1食分を正確に分けるように注意してください。

●なべやフライパンの大きさ、火かげんによって、調味料の蒸発や吸収量に差があり、水分をかげんする必要があるかもしれません。水分（だし、酒、酢など）はかげんしても、塩、しょうゆ、みそなどの調味料は、1人あたりの分量をできるだけ守りましょう。

●小さじ1は5mℓ、大さじ1は15mℓ、1カップは200mℓです。小さじ1/6以下の分量は重量で表示しています。できるだけ正確にはかりましょう（調味料を正しく「はかる」コツは下記参照）。

●材料の魚や野菜には、めやすとして個数などを入れています。材料の重量をg（グラム）で表示しているものは、食材の重量は廃棄する野菜の皮や種、魚の骨などを除いた正味量です。

●調味料の塩は精製塩、しょうゆは濃口しょうゆを基本とし、薄口しょうゆを使うときは明記しています。「だしわりしょうゆ」はしょうゆを同量のだしでわったものです。

●「だし」は天然素材を使った無添加のだしを使っています。手作りのだしのとり方を120ページに掲載していますので、参考にしてください。

●電子レンジの加熱時間は、特に指定がない場合は600Wでのめやすです。

<栄養成分値のこと>

●料理ごとに1人分の「エネルギー」「たんぱく質」「食塩相当量」「カリウム量」を示しています。いずれも食材の生の状態で算出しています。カリウム量は水溶性なので、水にさらしたりゆでたりすると3～4割減ります。

●エネルギー量などの栄養成分値は、「日本食品標準成分表2015年版（七訂）」の数値をもとに算出したものです。一部の食品については、メーカーのホームページに掲載されている数値をもとに算出しています。

調味料を正しく「はかる」コツ

調味料は計量スプーンを使ってはかりますが、正確にはかるためには、ルールとコツがあります。ここで、しっかりと覚えておきましょう。

コツ1 液体は表面張力込み

液体は表面張力でスプーンの縁から盛り上がるまで満たしましょう。この状態が「大さじ1杯」あるいは「小さじ1杯」です。

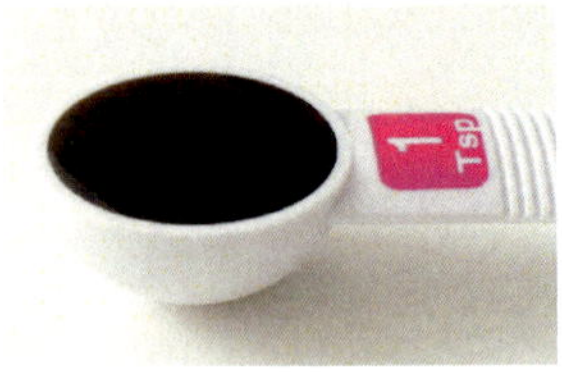

コツ2 粉類はすりきりで

まず、多めにすくいます。次に別のスプーンの柄などで、柄のつけ根からスプーンの先に向かって平らにすりきります。

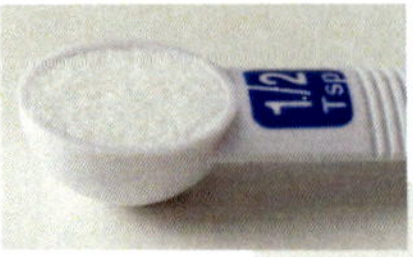

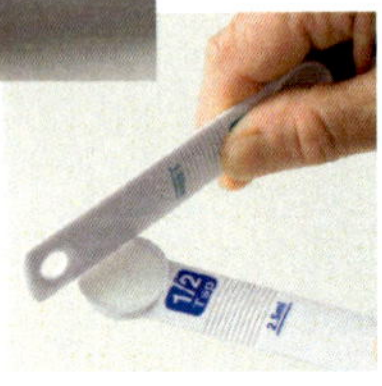

コツ3 塩は「指ばかり」も活用

同じひとつまみでも、指2本と3本とでは異なり、指の太さや乾燥状態でも違ってきます。自分のひとつまみがどのぐらいになるか、デジタルばかりなどで確認してみましょう。

指2本
ひとつまみ0.3g

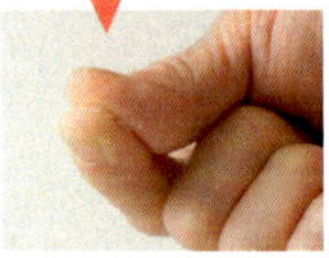

指3本
ひとつまみ0.5g

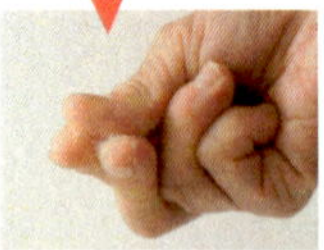

＊写真で表示した量は、女性の細い指で実測した例です

Part 2

低たんぱくレシピで腎臓を守る！
肉、魚介、大豆製品、卵まで
バラエティーに富んだ91品

低たんぱくの主菜＆主食

食事のメインとなる主菜は肉や魚介、大豆製品などが材料。食材ごとに1食でとるたんぱく質量のめやすは異なります。ボリュームが足りない場合は野菜をたっぷりとり合わせるなど、ちょっとした工夫が必要です。

ここでは、食材を繰り回す「使いきりレシピ」として、1人分の食事をむだなく調理する工夫も紹介しています。もちろん、家族といっしょの食事作りにも役立ちますので、上手に活用してください。

●栄養データ
エネルギー、たんぱく質、食塩相当量、カリウムを表示。いずれも断りがない場合は、１人分（１食分）のめやすです。

●材料の分量
材料の分量は1人分が基本ですが、一部は作りやすい分量となっています。2人分作る場合は倍をめやすに増やしますが、腎臓病の人はとり分ける量は守りましょう。

●食材の使いきりレシピ
傷みやすい肉や魚。むだなく使いきるレシピをよく使う食材で紹介しています。食材ごとに1食のたんぱく質量のめやすも掲載。参考にしてください。

●MEMO
たんぱく質やカリウムを減らすポイントや、調理のコツなどを紹介。食材を変更したり、調理の際の参考にしてください。

肉の選び方 ポイント

肉は部位や種類によって栄養成分に違いがあります。脂肪の少ない赤身ほどたんぱく質量もカリウム量も多く、食べられる量が限られます。鶏肉、豚肉、牛肉ともに、適度に脂肪を含む部位を選ぶのがポイントです。

種類もチェック！

牛肉

たんぱく質量は脂身の多い部位が低く、また、種類によっても違いがあります。赤身の多い輸入牛よりも脂肪の多い国産牛が、さらに国産牛のなかでも和牛のほうがたんぱく質量が少なくなります。

肩ロース肉（脂身つき）50g分のたんぱく質量でくらべると

和牛 6.9g ＜ 国産牛 8.1g ＜ 輸入牛 9.0g

＊国産牛は乳用肥育牛（ホルスタイン）です。

皮なしより皮つき!

鶏肉

鶏肉は肉類のなかでは脂肪が少なく、高たんぱくです。もも肉、胸肉ともに皮つきを選ぶと、たんぱく質量が抑えられ、比較的多く食べることができます。

50g分のたんぱく質量でくらべると

もも肉（皮つき）8.3g ＜ 手羽先（皮つき）8.7g ＜ 胸肉（皮つき）10.7g ＜ ささ身 11.5g

もも肉の皮つき、皮なしのたんぱく質量は？

皮つき 8.3g ＜ 皮なし 9.5g

＊50g分

レバーは1食20〜30gがめやす

レバー類

レバーは鉄分が多い食材。1食30g程度をめやすに、献立に上手にとり入れましょう。豚肉、牛肉、鶏肉でくらべると、鶏レバー、牛レバー、豚レバーの順にたんぱく質量は低くなります。

30g分のたんぱく質量でくらべると

鶏レバー 5.7g ＜ 牛 5.9g ＜ 豚 6.1g

ヒレ肉は少量を

豚肉

脂身が多い部位と赤身では、たんぱく質量に大きな差があります。たとえば、ヒレ肉とバラ肉50gでくらべると、ヒレ肉のほうが3.9gも多くなります。

50g分のたんぱく質量でくらべると

バラ肉 7.2g ＜ 肩ロース肉（脂身つき）8.6g ＜ もも（脂身つき）10.3g ＜ ヒレ肉 11.1g

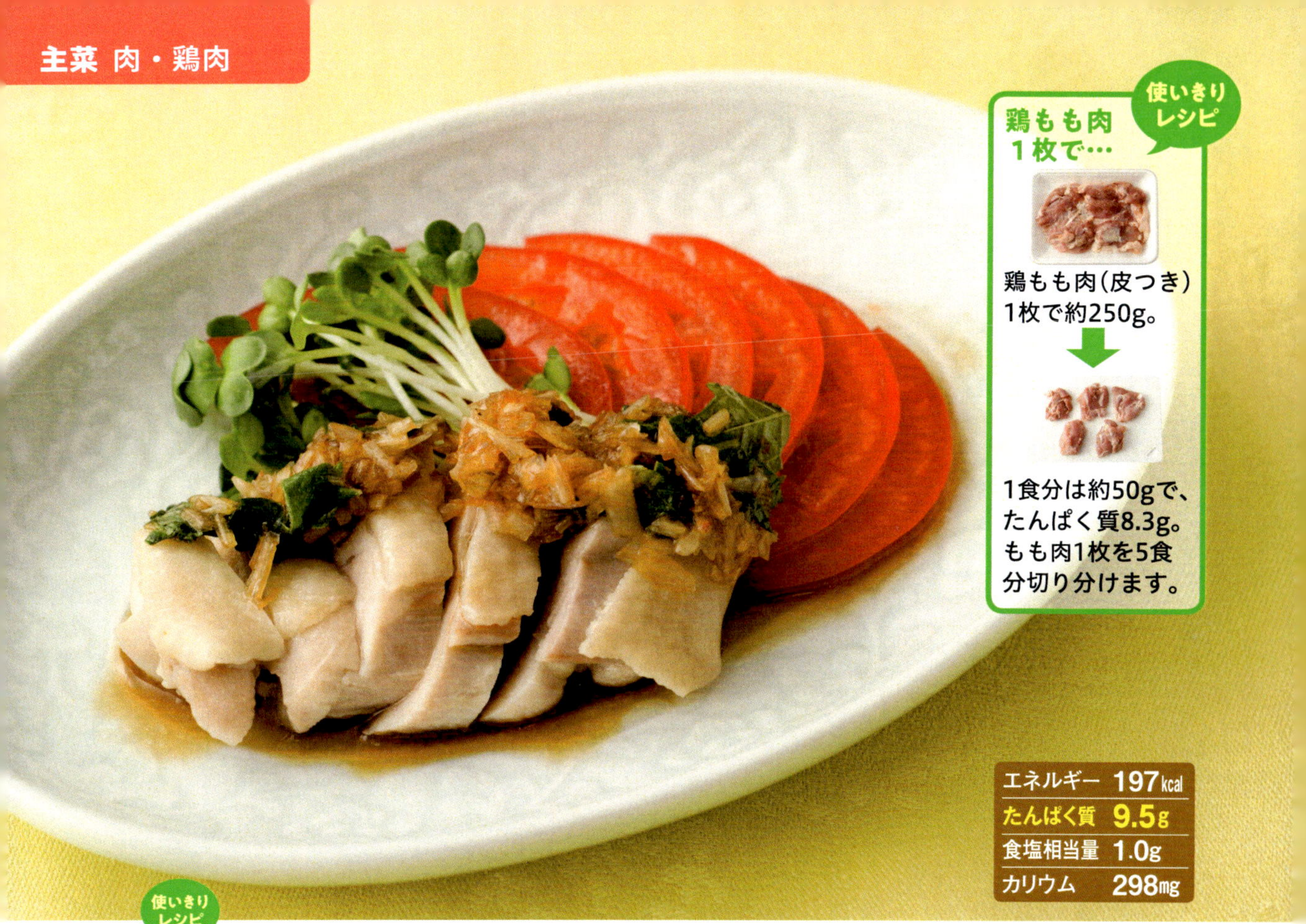

使いきりレシピ

鶏もも肉1枚で…

鶏もも肉(皮つき)1枚で約250g。

1食分は約50gで、たんぱく質8.3g。もも肉1枚を5食分切り分けます。

エネルギー	197kcal
たんぱく質	9.5g
食塩相当量	1.0g
カリウム	298mg

使いきりレシピ

2/5量

レンジで蒸すと蒸し鶏も簡単！

蒸し鶏の香味だれ

鶏もも肉250gを5等分したうちの2食分100gを使う

材料（2食分）

鶏もも肉（皮つき）……………50g×2

A
- しょうが（薄切り）………1～2枚
- ねぎ（青い部分）…………………適量

酒………………………………大さじ2

B
- みょうが（みじん切り）……2個分
- 青じそ（ちぎる）………………4枚分
- ごま油、レモン汁………各大さじ1
- はちみつ、しょうゆ….各小さじ2

トマト（薄切り）…………………1/2個分
貝割れ大根………………………1/2パック

作り方

1. 耐熱皿に鶏肉をのせてAを散らし、酒を回しかける。ふんわりとラップをかけて電子レンジで3分加熱する。そのまま3分ほど蒸らす。
2. ボウルにBを合わせ、1の蒸し汁大さじ1を加えてまぜる。
3. 鶏肉を食べやすく切り、トマト、貝割れ大根と盛り合わせ、2をかける。

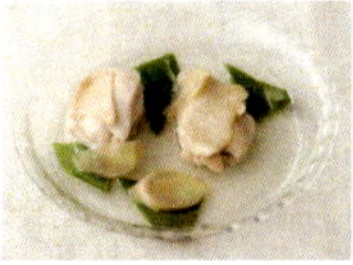

MEMO

肉の量が少ない場合は、レンジ蒸しがおすすめ。
少ない蒸し汁でもしっとりと仕上がります。

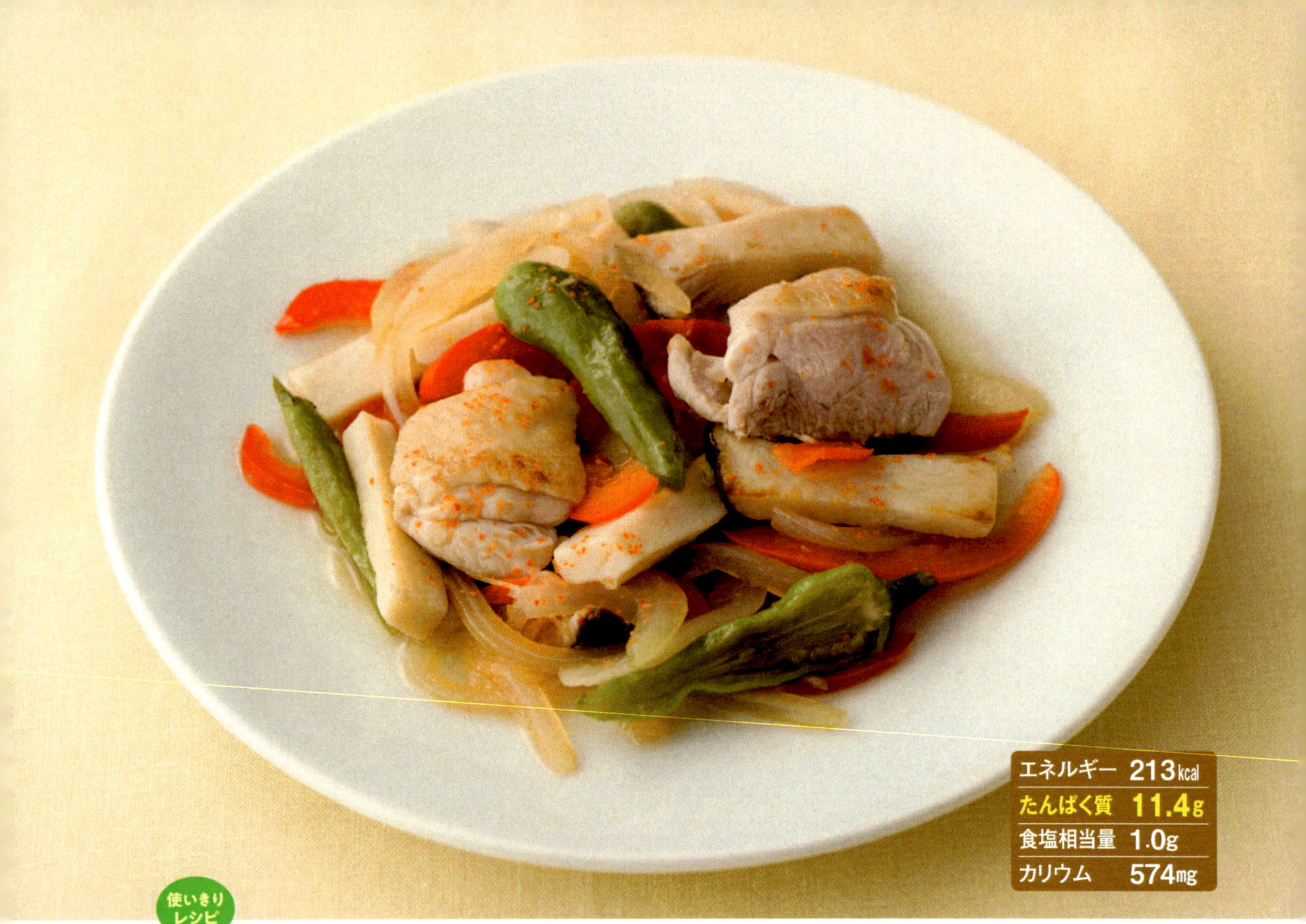

エネルギー	213kcal
たんぱく質	11.4g
食塩相当量	1.0g
カリウム	574mg

使いきりレシピ

2/5量

たっぷりの野菜でボリュームアップ

鶏肉のソテー焼きびたし

鶏もも肉250gを５等分したうちの２食分100gを使う

材料（２食分）

鶏もも肉（皮つき）……50g×2
玉ねぎ……1/2個
ししとうがらし……6本
エリンギ……2本
パプリカ（赤）……1/2個
A だし……150㎖
　酢……大さじ2
　酒、みりん……各大さじ1
　しょうゆ……小さじ2
一味とうがらし……少々
ごま油……小さじ2

作り方

1. 玉ねぎは薄切りにし、バットに広げる。
2. パプリカは薄切りに、エリンギも縦に薄切りにし、ししとうは斜め半分に切る。
3. なべに**A**を入れて火にかけ、煮立ったら1に加え、一味とうがらしを振りまぜる。
4. フライパンにごま油を熱して鶏肉、2を入れ、途中返しながら中火で焼く。焼き上がったら3に加えてなじませる。

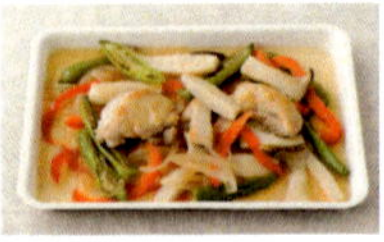

MEMO

エリンギを加えると手軽にボリュームアップ。カリウムを減らす場合は、エリンギを半量に減らすか、焼かずにゆでて加えます。

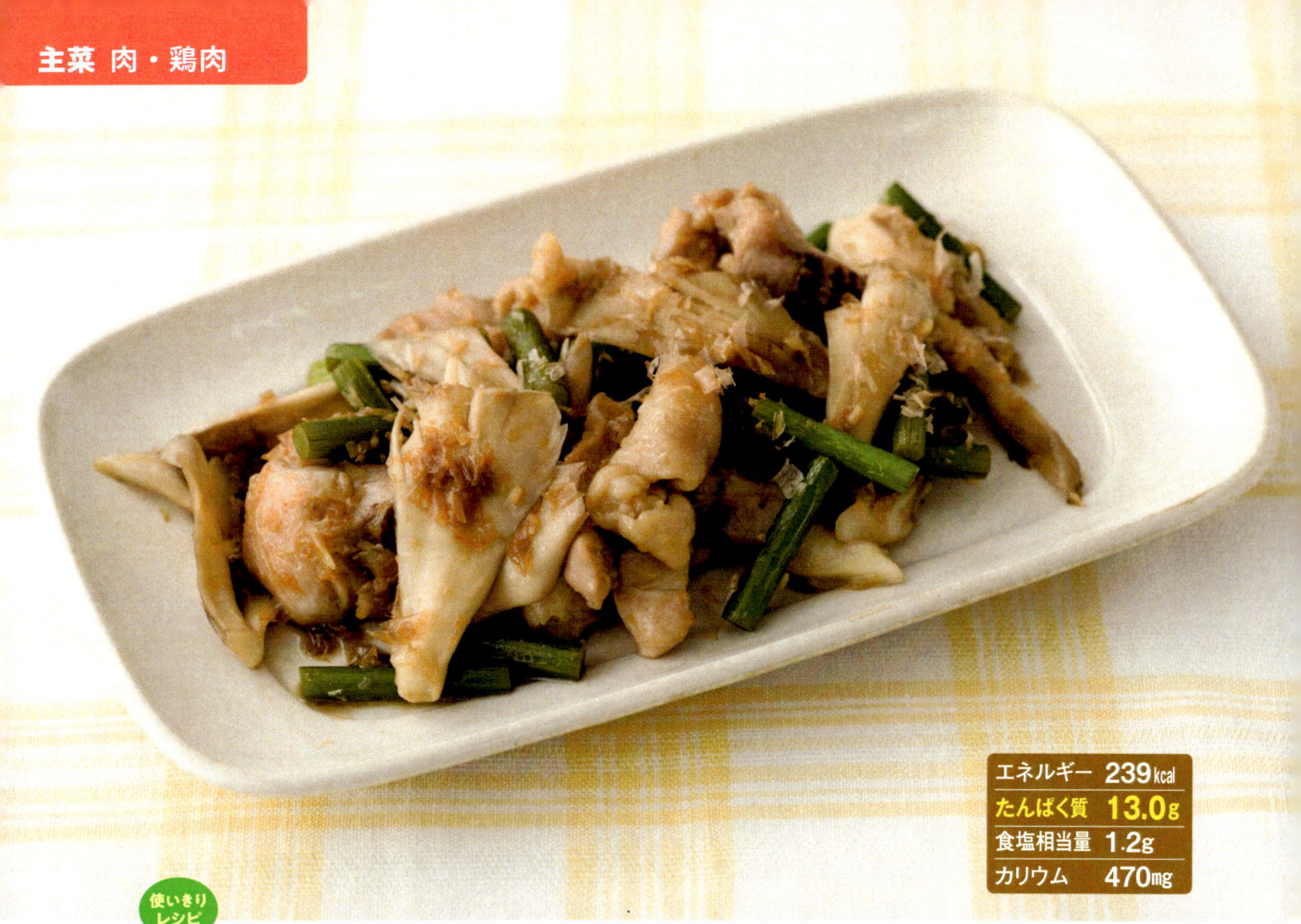

エネルギー	239kcal
たんぱく質	13.0g
食塩相当量	1.2g
カリウム	470mg

使いきりレシピ

1/5量

仕上げのかつお節で風味よく

鶏肉ときのこのおかかポン酢いため

鶏もも肉250gを5等分したうちの1食分50gを使う

材料（1食分）

鶏もも肉（皮つき）……………50g×1
A［酒、かたくり粉………各小さじ1
にんにくの芽……………………40g
まいたけ…………………………40g
しいたけ…………………………2個
しょうが（せん切り）……………6g
植物油……………………………小さじ2
B［酒……………………………小さじ2
　 ポン酢しょうゆ…………大さじ1
削りがつお………………………2g

作り方

1. 鶏肉は一口大に切り、Aをもみ込む。
2. にんにくの芽は3cm長さに切り、まいたけはほぐし、しいたけは薄切りにする。
3. フライパンに油としょうがを入れて火にかけ、鶏肉を入れていためる。肉の色が変わってきたら2を加えていため、Bを加えて蓋をし、1分ほど蒸し焼きにする。
4. 蓋をとって水分をとばすようにいため、仕上げに削りがつおを加えてまぜる。

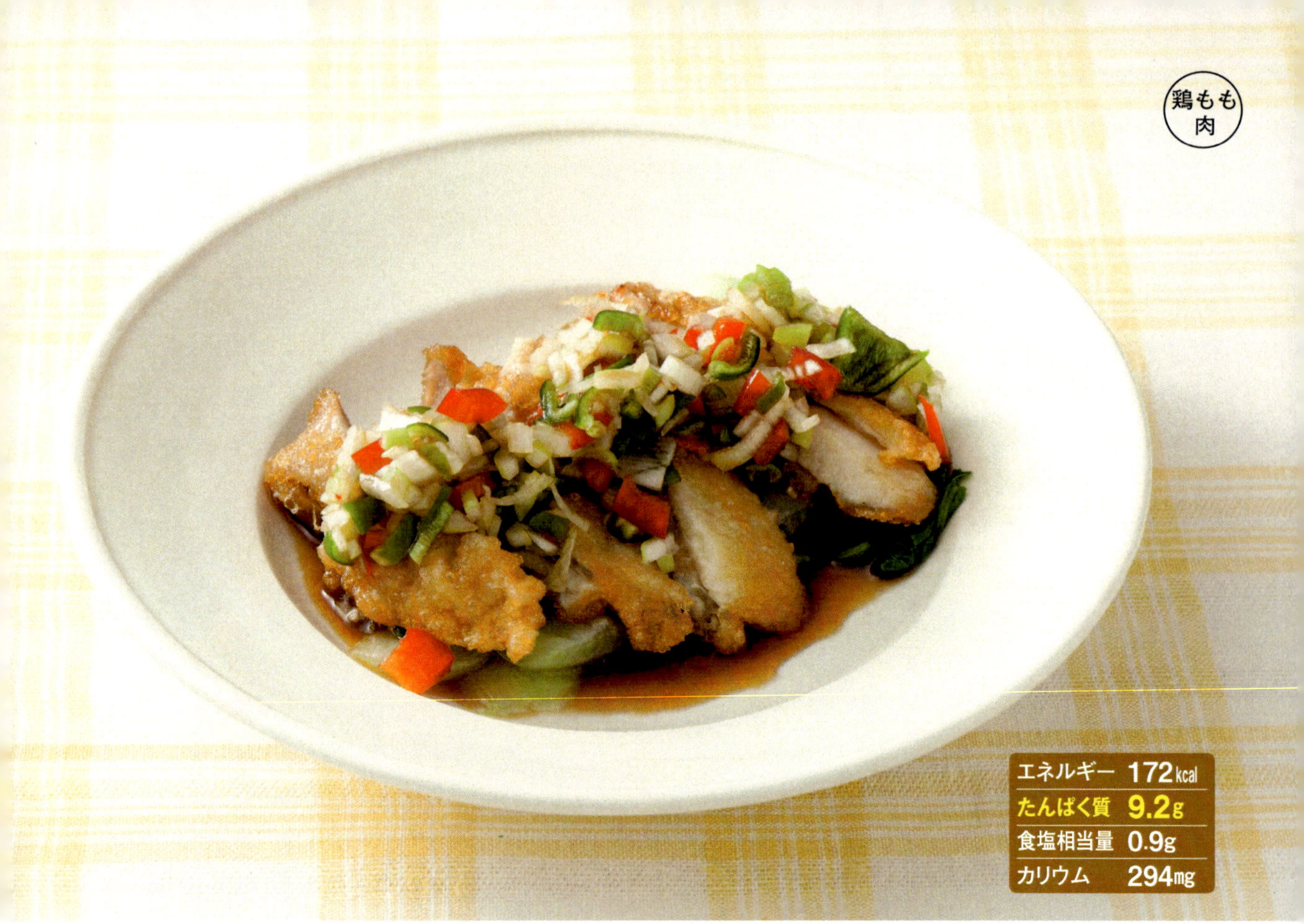

エネルギー	172kcal
たんぱく質	9.2g
食塩相当量	0.9g
カリウム	294mg

鶏肉をカリカリに揚げるのがポイント

揚げ鶏のピーマンだれ

材料（2人分）

鶏もも肉（皮つき）……………………100g

A
- かたくり粉………………………大さじ1
- 水………………………………大さじ1弱
- しょうゆ…………………………………少々

ピーマン………………………………………1個

パプリカ（あれば）…………………………少々

ねぎ………………………………………………3cm

B
- 砂糖、しょうゆ、酢……各大さじ1/2
- トマトケチャップ……小さじ1/3
- おろしにんにく……………………少々

揚げ油……………………………………………適量

チンゲンサイ……………………………………20g

作り方

1. ピーマンとパプリカ、ねぎはみじん切りにし、**B**と合わせておく。
2. 鶏肉は厚いところを切り開き、厚みを均一にする。2cm間隔に5mm深さの切り目を入れ、まぜた**A**を全体にからめる。
3. フライパンに深さ1cmほどの油を熱し、鶏肉の皮目を下にして入れ、カリッとするまで揚げ焼きにする。
4. 食べやすく切り、ゆでたチンゲンサイと器に盛り、❶のソースをかける。

MEMO 皮をカリッと焼き上げた食感と香ばしさで、少ない肉でも満足感が得られます。

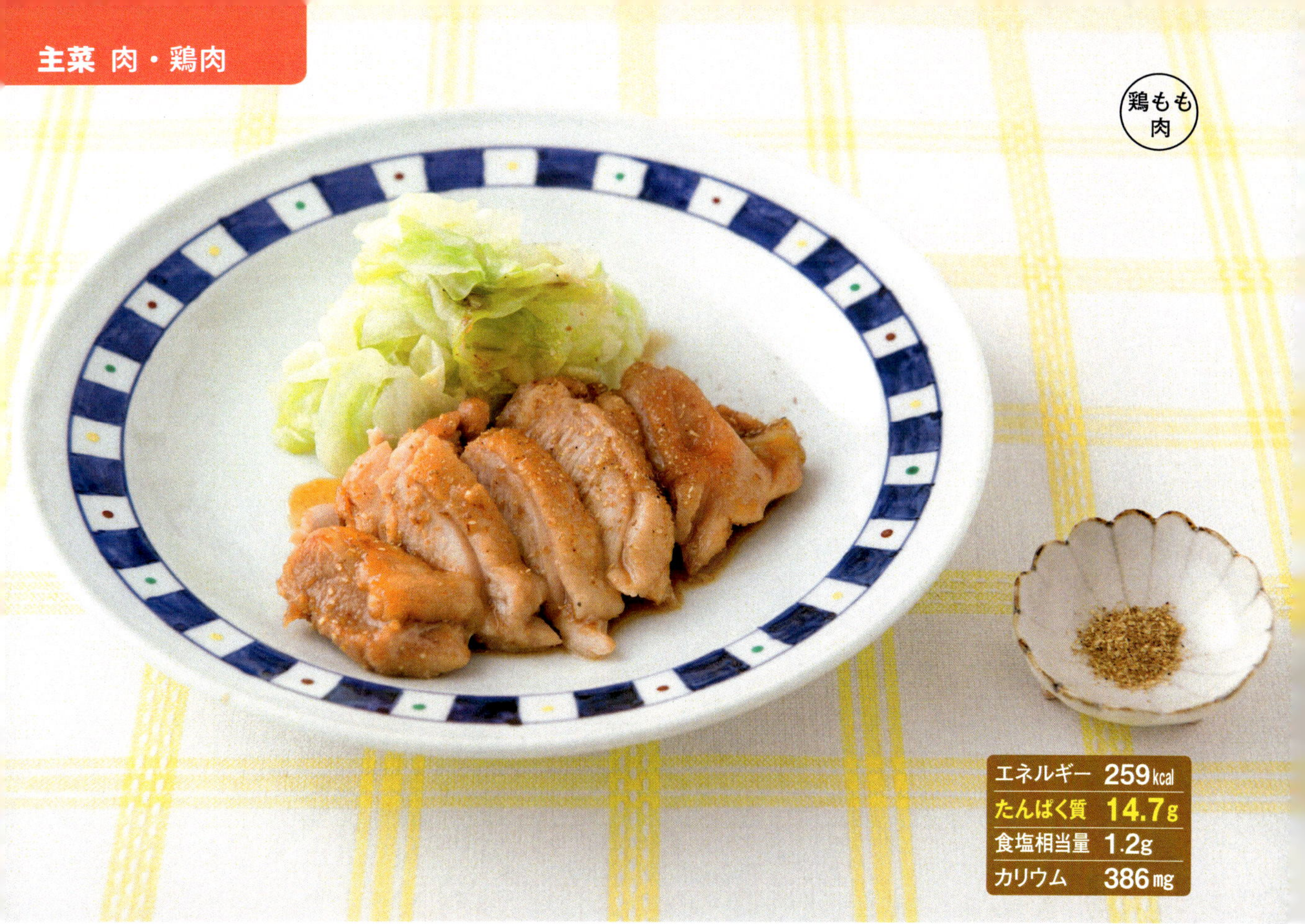

鶏もも肉

エネルギー	259kcal
たんぱく質	14.7g
食塩相当量	1.2g
カリウム	386mg

甘辛いたれがおいしい定番おかず

鶏肉の照り焼き ゆでキャベツ添え

材料（1人分）

鶏もも肉（皮つき）………80g

A
- 酒……………………大さじ1
- 砂糖…………………小さじ1
- みりん………………小さじ1
- しょうゆ……………小さじ1
- 粉ざんしょう…………少々

植物油……………大さじ1/2
キャベツ……………………60g
塩………………………………0.2g
こしょう……………………少々
粉ざんしょう………………少々

作り方

1. 鶏肉は厚いところを切り開き、厚みを均一にする。
2. バットにAを合わせてまぜ、鶏肉を入れて途中で返しながら20分ほどおいて味をなじませる。
3. フライパンに油を熱し、鶏肉の汁けを軽くふいて入れ、両面をこんがりと焼く。火が八分どおり通ったら、残った漬け汁を加え、両面を返しながらからめる。
4. キャベツは一口大にちぎってさっとゆで、塩とこしょうを振る。
5. 鶏肉を食べやすく切って器に盛り、ゆでキャベツを添え、好みで粉ざんしょうを振って食べる。

MEMO 甘辛い味がおいしい定番おかず。ここでは1人分たっぷり80gを使って仕上げました。たんぱく質を減らす場合は、2食に分けて食べます。

鶏胸肉

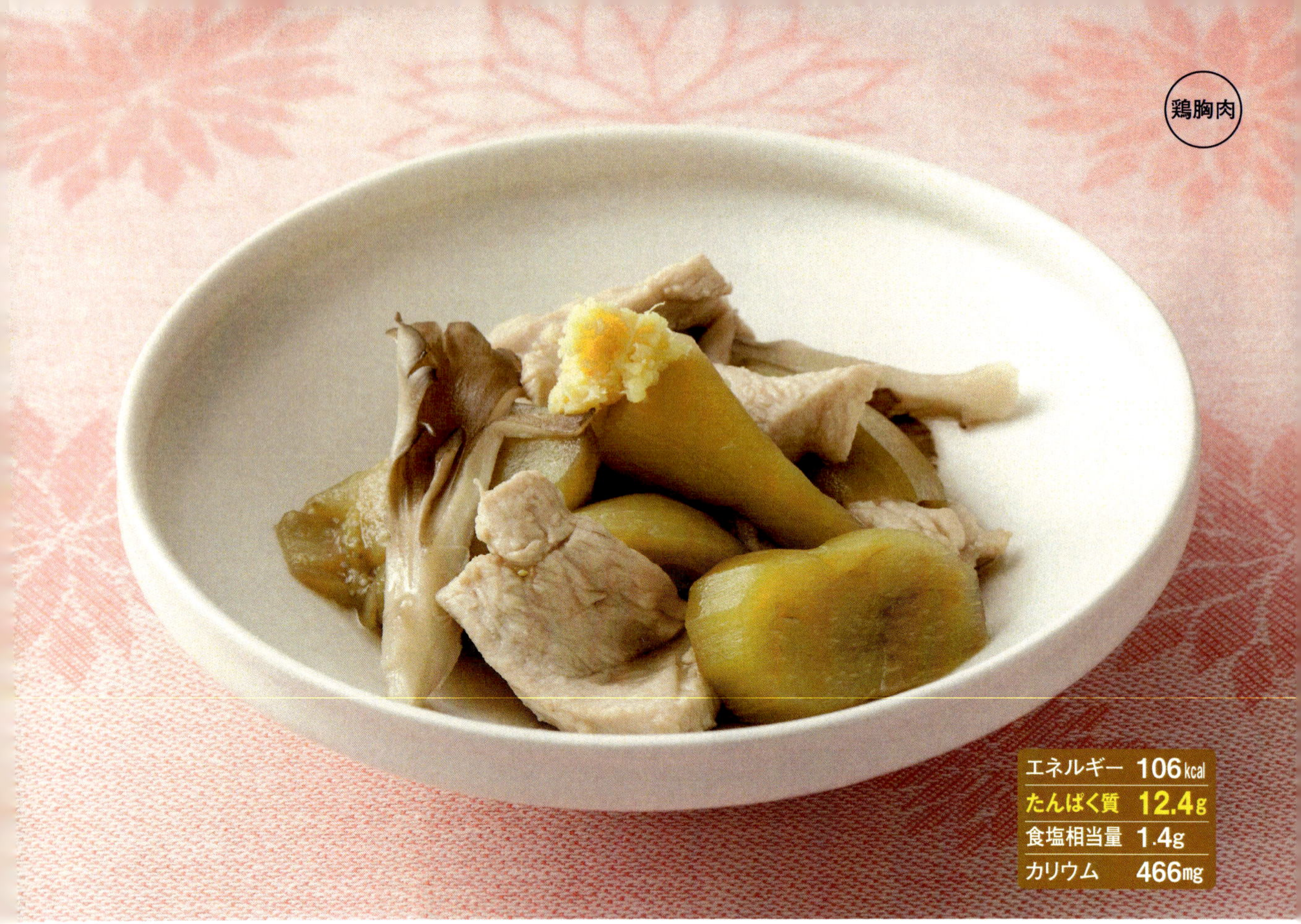

エネルギー	106kcal
たんぱく質	12.4g
食塩相当量	1.4g
カリウム	466mg

皮をむいたなすがやさしい口あたり

鶏胸肉となすのだし煮

材料（１人分）

鶏胸肉（皮つき）……………………50g
かたくり粉……………………………少々
なす……………………………………１個
まいたけ………………………………10g
A
- だし………………………1/2カップ
- 薄口しょうゆ、みりん ………………………… 各小さじ１
- 塩…………………………………少々

おろししょうが………………………少々

作り方

1. 鶏肉は一口大のそぎ切りにし、かたくり粉を薄くまぶす。
2. なすは皮をむいて乱切りにし、水にさらす。まいたけはほぐす。
3. なべにAを入れて火にかけ、煮立ったらなすを入れて中火で煮る。なすがしんなりしてきたら1の鶏肉とまいたけを加え、ふたをして弱火で煮て火を通す。
4. 器に盛り、しょうがを添える。

MEMO なすは皮をむいたらすぐに水にさらします。
アクが抜け、カリウム量を減らす効果もあります。

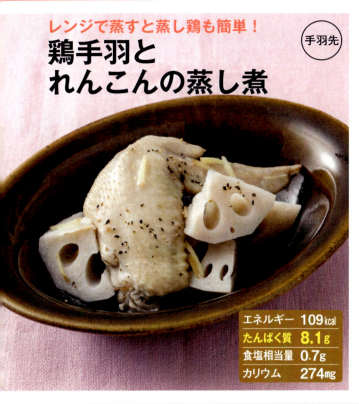

レンジで蒸すと蒸し鶏も簡単！

鶏手羽とれんこんの蒸し煮

手羽先

エネルギー	109kcal
たんぱく質	8.1g
食塩相当量	0.7g
カリウム	274mg

材料（2人分）

- 鶏手羽先……小2本(120g)
- 塩…………………少々
- れんこん………50g
- A
  - 鶏ガラスープ………1カップ
  - 酒……大さじ1/2
  - にんにく(つぶす)………1/2かけ
  - しょうが(せん切り)大1/2かけ分
- 薄口しょうゆ………………少々
- 黒こしょう……適宜

作り方

1. 手羽先は塩をまぶし、しばらくおく。
2. れんこんは皮をむいて一口大の乱切りにし、さっと水にさらす。
3. なべにA、鶏肉、れんこんを入れて火にかけ、煮立ったらアクをとり除き、火を弱めて10分ほど蒸し煮にする。
4. しょうゆで味をととのえて器に盛り、好みで黒こしょうを振る。

春巻きにしてボリュームをアップ

ささ身の梅じそ春巻き

ささ身

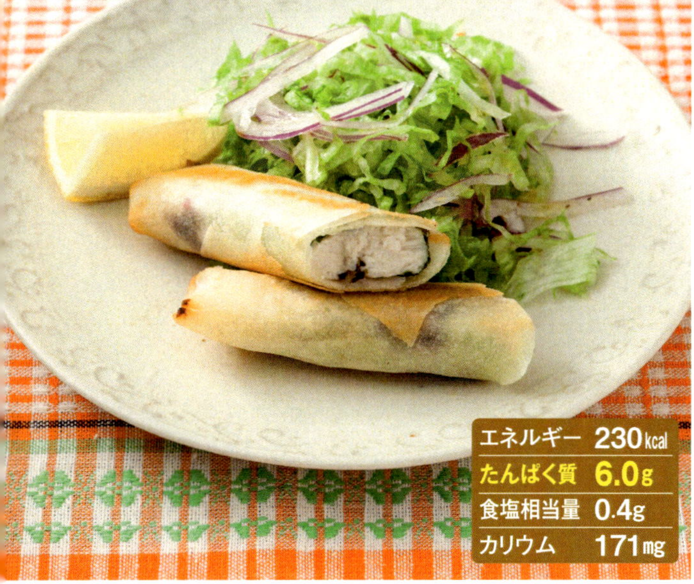

エネルギー	230kcal
たんぱく質	6.0g
食塩相当量	0.4g
カリウム	171mg

材料（2人分）

- 鶏ささ身………1本
- A
  - レタス（細切り）…………1枚分
  - レッドキャベツ（薄切り）….20g
- 青じそ…………4枚
- 梅肉……………少々
- 春巻きの皮……小1枚（20g）
- B
  - かたくり粉、水…………各少々
- 植物油 大さじ3～4
- レモン（くし形切り）……………1切れ

作り方

1. ささ身は縦4等分に切る。Aの野菜は水にさらし、水けをきる。
2. 春巻きの皮は2等分にし、それぞれに青じそ2枚を広げ、ささ身をのせる。肉に梅肉を薄く塗って巻き、水どきかたくり粉でとめる。
3. フライパンに油を熱し、2を入れて揚げ焼きにする。半分に切って器に盛り、野菜とレモンを添える。

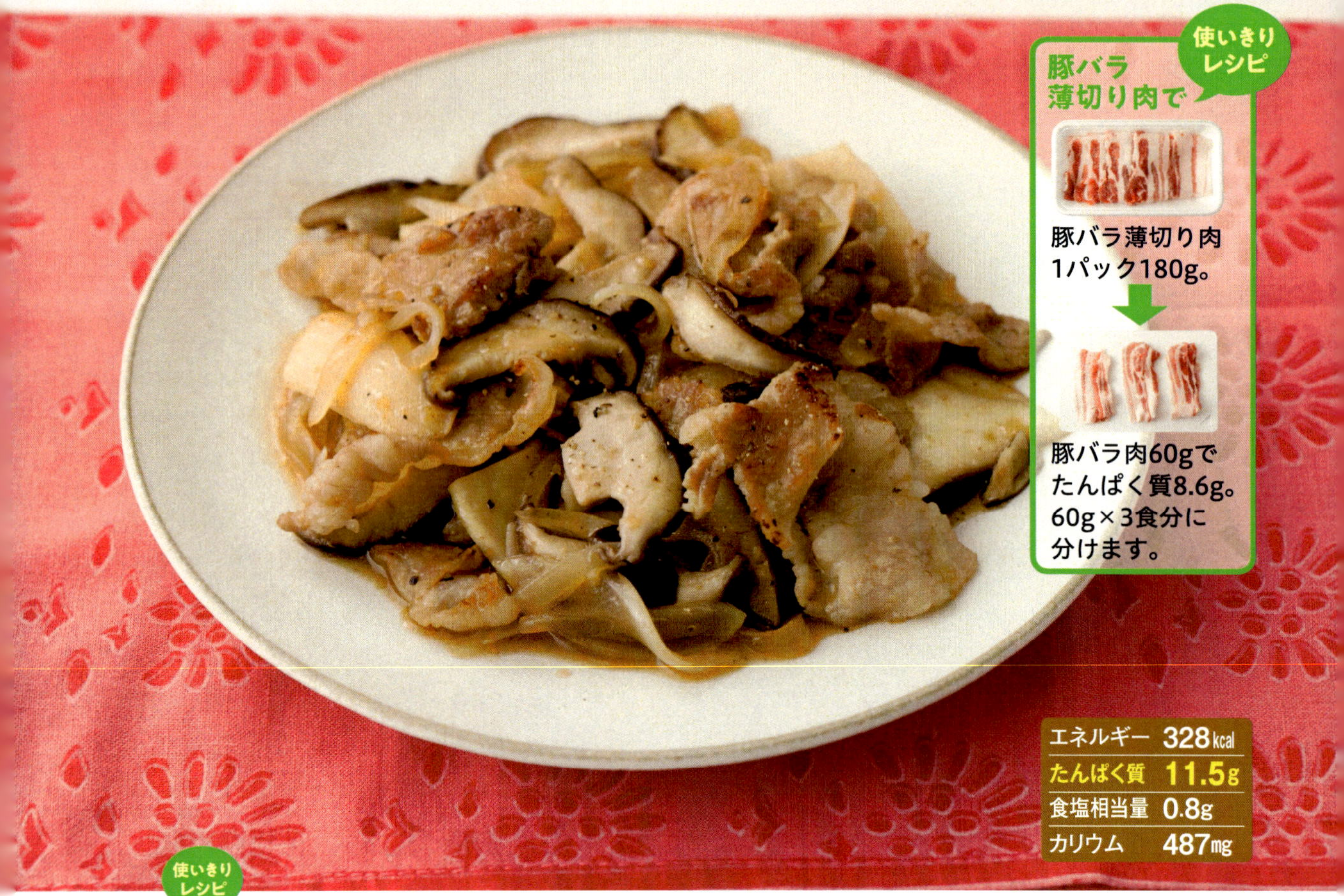

使いきりレシピ

豚バラ薄切り肉で

豚バラ薄切り肉1パック180g。

豚バラ肉60gでたんぱく質8.6g。60g×3食分に分けます。

エネルギー	328kcal
たんぱく質	11.5g
食塩相当量	0.8g
カリウム	487mg

使いきりレシピ

1/3量

バラ肉なら少量でもうまみも十分！

豚肉ときのこのソースいため

豚バラ肉180gを3等分にしたうちの1食分60gを使う

材料（1食分）

豚バラ薄切り肉……………60g×1
玉ねぎ……………1/4個
しいたけ……………2個
エリンギ……………1本
植物油……………小さじ1
A［酒、中濃ソース……………各小さじ2
　 おろしにんにく……………小さじ1/2
黒こしょう……………少々

作り方

1. 豚肉は一口大に切り、玉ねぎは薄切りにする。しいたけは薄切りに、エリンギは長さを半分に切って縦薄切りにする。
2. フライパンに油を熱し、豚肉と玉ねぎを入れていためる。肉の色が変わってきたら、きのこも加えていため、しんなりしてきたら**A**を加えていため合わせる。
3. 器に盛り、黒こしょうを振る。

MEMO 中濃ソースのコクを生かして塩分を控えめに仕上げます。さらに、にんにくで風味を補うのも、薄塩でももの足りなさを感じさせないコツです。

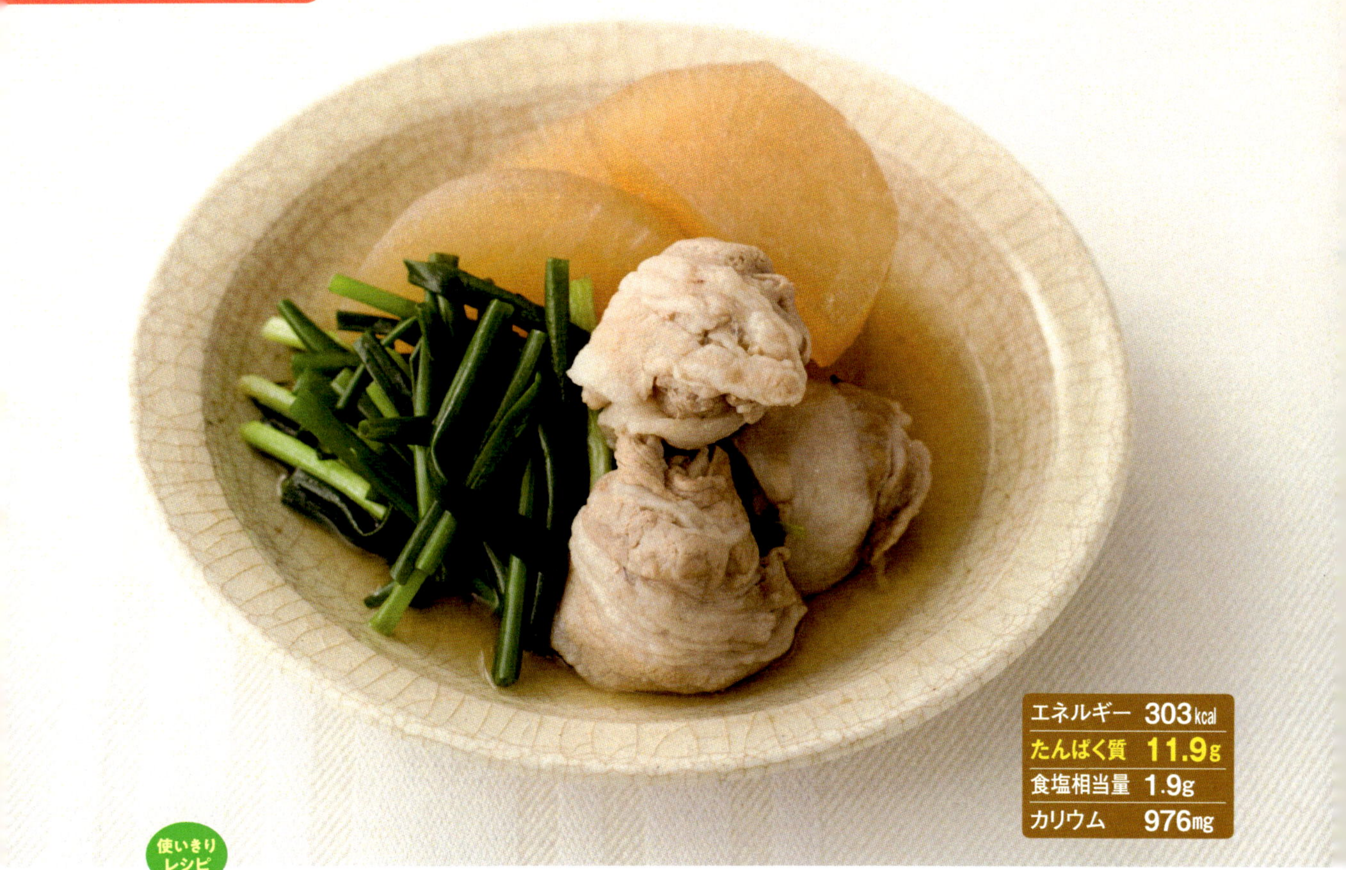

エネルギー	303kcal
たんぱく質	11.9g
食塩相当量	1.9g
カリウム	976mg

使いきりレシピ

2/3量

ポン酢でさっぱりとした味に

豚バラ肉と大根のポン酢煮

豚バラ肉180gを3等分にしたうちの2食分120gを使う

材料（2食分）

豚バラ薄切り肉……………………60g×2
大根……………………………………400g
小ねぎ…………………………………50g
しょうが（薄切り）…………………20g
A ┌だし………………………………3カップ
　│酒…………………………………大さじ2
　└ポン酢しょうゆ…………………大さじ3

作り方

1. 豚肉は半分に切り、数枚を重ねて丸くまとめる。大根は半月切りにし、15分ほど下ゆでする。小ねぎは4cm長さに切る。
2. なべに大根としょうが、Aを入れて火にかけ、煮立ったらアクをとり除き、豚肉を加えて10分ほど煮る。
3. 最後に小ねぎを加え、1分ほど煮る。

MEMO 栄養価は汁も含めた全量。汁は半分残すと塩分とカリウム量は減ります。さらに、大根を下ゆでしているので、実際のカリウム量は2～3割減ります。

|---|---|
| 食塩相当量 | 1.0 g |
| カリウム | 191 mg |

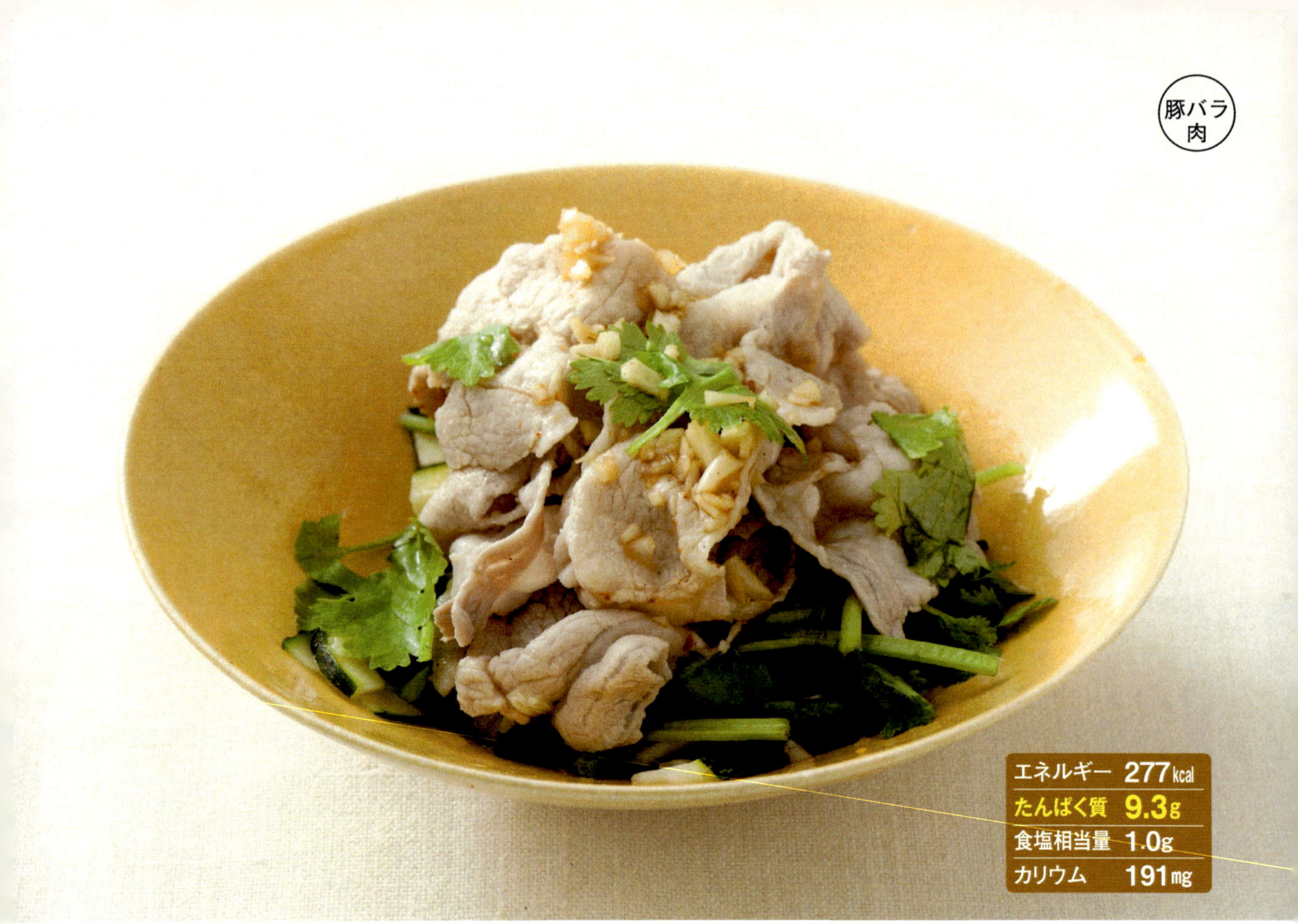

粉ざんしょうの香りが味のアクセント
冷しゃぶサラダ仕立て

材料（1人分）

豚バラ肉（しゃぶしゃぶ用）……… 60g
A ┌ 植物油……………………………… 少々
  └ 塩…………………………………… 0.2g
ズッキーニ………………………………… 30g
香菜………………………………………… 1本
B ┌ にんにく（みじん切り）
  │ ………………………………… 1/2かけ分
  │ しょうゆ、酢………… 各小さじ1
  └ はちみつ、粉ざんしょう…… 各少々

作り方

❶ ズッキーニは薄切りにし、香菜はざく切りにして冷水に放し、水けをきる。
❷ なべに湯を沸かしてごく弱火にし、**A**を入れ、豚肉を1枚ずつほぐし入れ、さっと火を通してざるに上げる。
❸ ❶と❷をさっくりとあえて器に盛り、まぜた**B**をかける。

MEMO 脂身の多い豚バラ肉ですが、弱火でゆでるとやわらかくしっとりと仕上がります。香菜は冷水に放すと歯ざわりがよくなるうえ、カリウムが2〜3割減に。

豚ロース肉

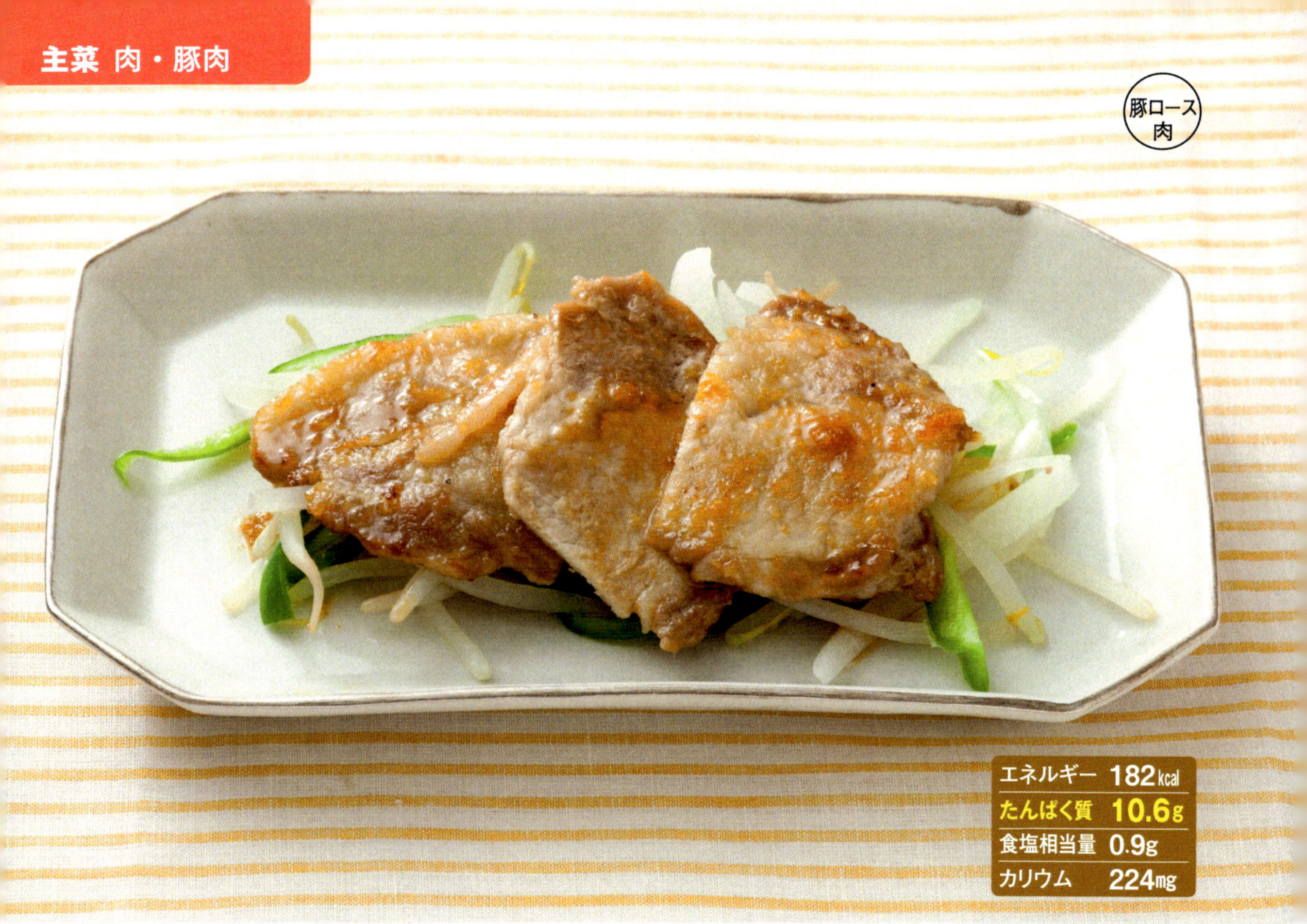

エネルギー	182kcal
たんぱく質	10.6g
食塩相当量	0.9g
カリウム	224mg

ロース肉のうまみを生かして減塩を

豚肉のしょうが焼き

材料（1人分）

豚ロース肉（しょうが焼き用）……50g
ピーマン……1/2個
もやし……30g
植物油……小さじ1
塩……0.5g
こしょう……少々
A おろししょうが……2g
　しょうゆ……小さじ1/2
　みりん……小さじ1

作り方

1. 豚肉は筋切りしてから食べやすい大きさに、ピーマンは細く切る。
2. フライパンにもやしとピーマンを入れ、少量の水を振って蓋をし、蒸し煮にする。蓋をとって塩、こしょうで調味し、器にとり出す。
3. 2のフライパンに油を熱し、豚肉を1枚ずつ広げて入れ、両面を色よく焼く。Aをからめて仕上げ、2の野菜と盛り合わせる。

MEMO 豚肉は焼いてから肉の表面にたれをからめると、少ない調味料でもおいしく仕上がります。野菜は蒸し煮にしてたっぷり添えれば、ボリュームもアップします。

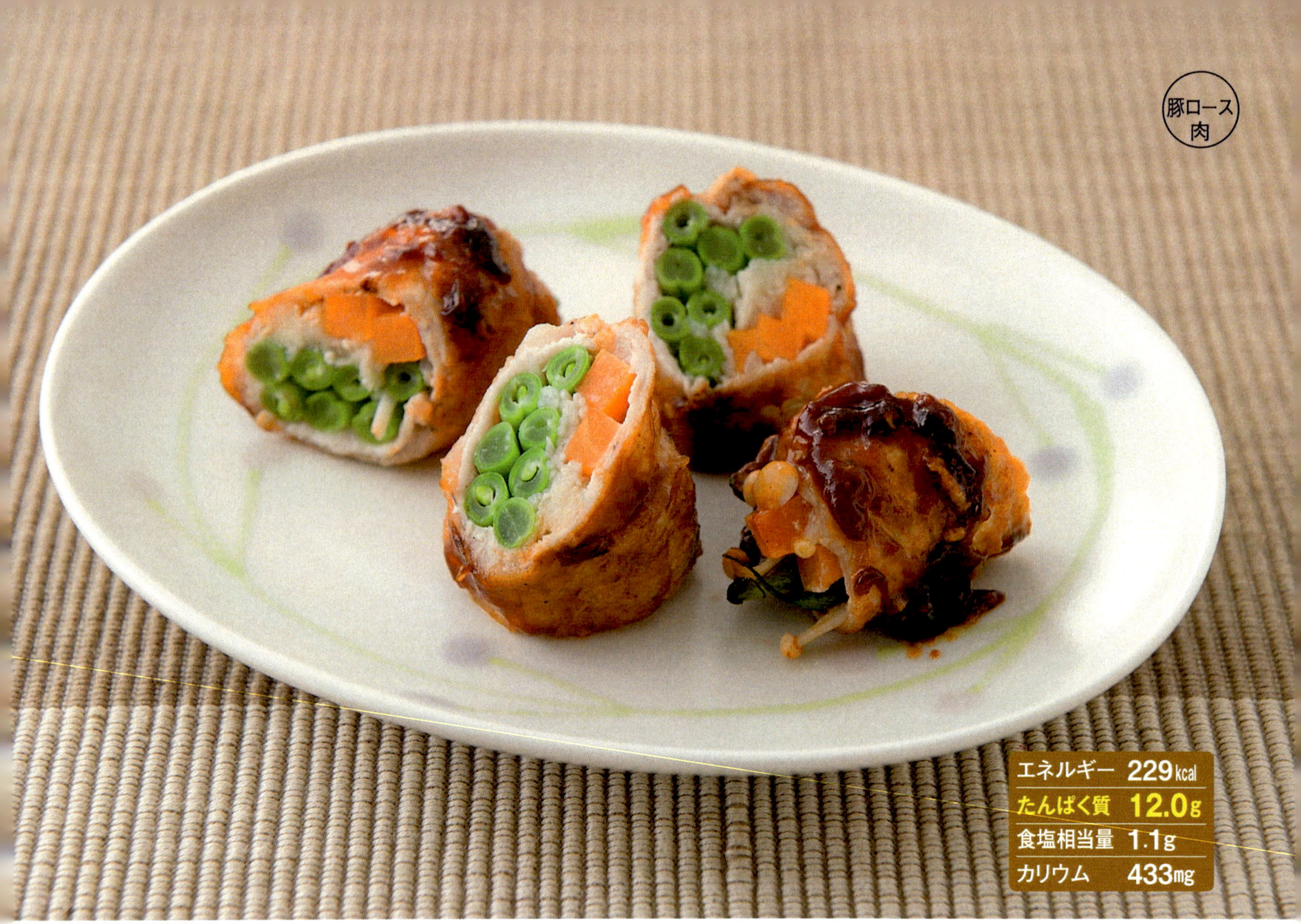
豚ロース肉
エネルギー 229kcal
たんぱく質 12.0g
食塩相当量 1.1g
カリウム 433mg

野菜を巻いてボリュームをアップ！

豚肉の野菜巻き焼き

材料（1人分）

- 豚ロース薄切り肉……50g
- A
  - 塩……0.2g
  - こしょう……少々
- にんじん、えのきだけ……各20g
- さやいんげん……30g
- 小麦粉……大さじ1/2強
- 植物油……小さじ1/2
- B
  - トマトケチャップ……大さじ1/2強
  - 中濃ソース……大さじ1/2弱
  - 酒……小さじ1

作り方

1. にんじんはさやいんげんと同じ太さの棒状に切り、いんげんとともにさっとゆでる。えのきは長さを半分に切る。
2. 豚肉は広げてAを振り、肉の手前に1をのせて巻き、全体に小麦粉をまぶす。
3. フライパンに油を熱して2の巻き終わりを下にして入れ、転がしながら中火で焼く。肉に火が通ったらBを加え、からめる。
4. 食べやすく切り分け、器に盛る。

MEMO 野菜やきのこを芯に肉を巻けば、彩りもよく、食べごたえも十分。たんぱく質も抑えることができます。牛肉で作る場合は、肩ロースがおすすめ。

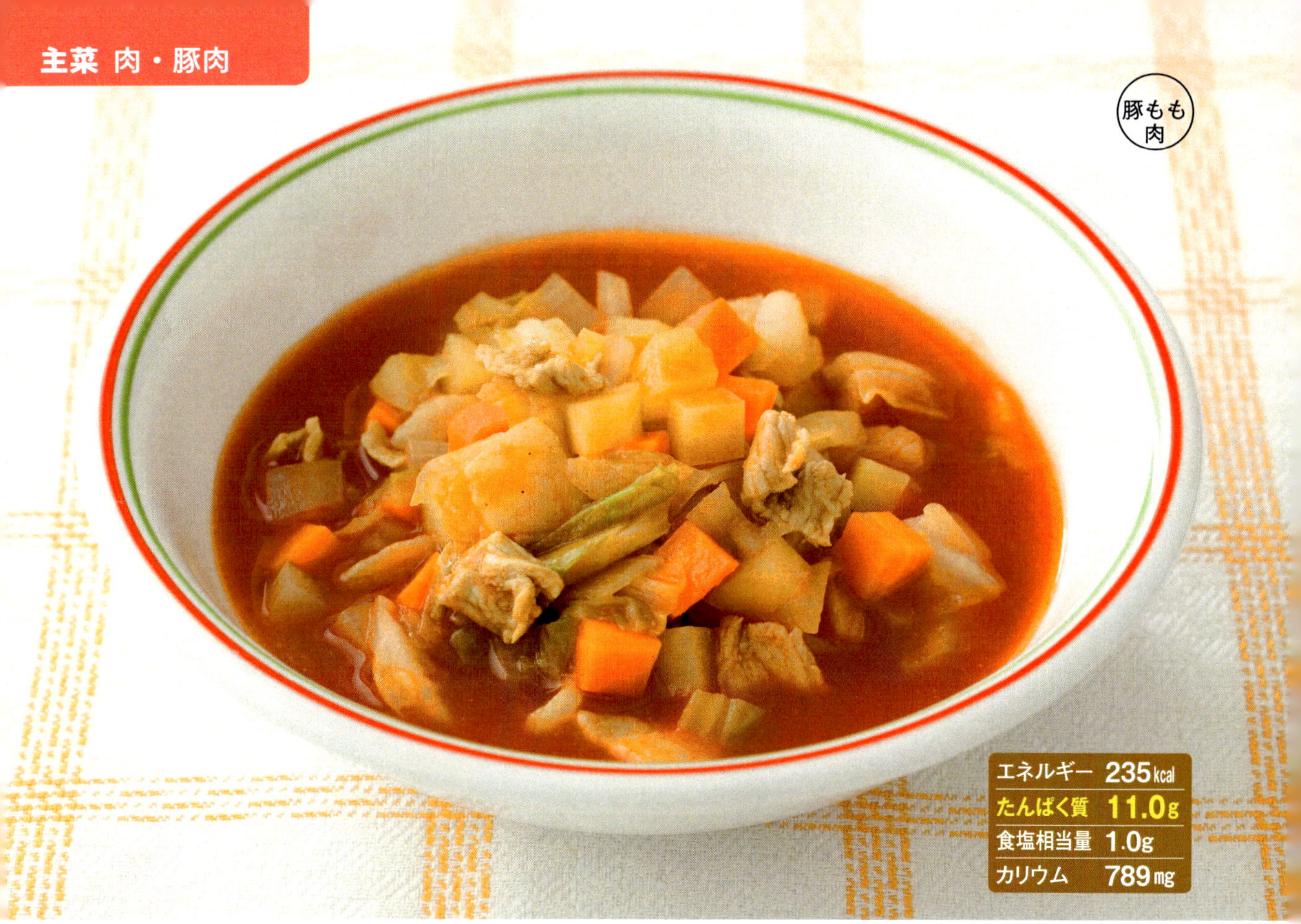

豚もも肉

エネルギー	235kcal
たんぱく質	11.0g
食塩相当量	1.0g
カリウム	789mg

季節の野菜をたっぷり使って

豚肉と野菜のトマトスープ

材料（1人分）

豚もも薄切り肉…………40g
キャベツ…………………50g
玉ねぎ……………………40g
じゃがいも………………40g
にんじん…………………30g
セロリ………………………5g
オリーブ油…………小さじ2
A
- 顆粒コンソメ……小さじ1/3
- トマトピュレ…………大さじ2

塩…………………………0.5g
黒こしょう………………少々

作り方

1. 豚肉は5㎜角に切る。キャベツは1㎝角くらいに切る。ほかの野菜はいずれも5～6㎜角に切る。
2. なべに油を熱し、1を入れていため合わせる。全体がしんなりしてきたら水1/2カップを注ぎ、Aを加える。煮立ったら中火にしてアクを除きながら5～6分煮る。
3. 最後に塩とこしょうを振り、器に盛る。

MEMO 豚肉とトマトピュレの相乗効果でうまみもコクもアップします！　季節の野菜たっぷりのスープに、パンと果物を添えるだけでも満足できる献立になります。

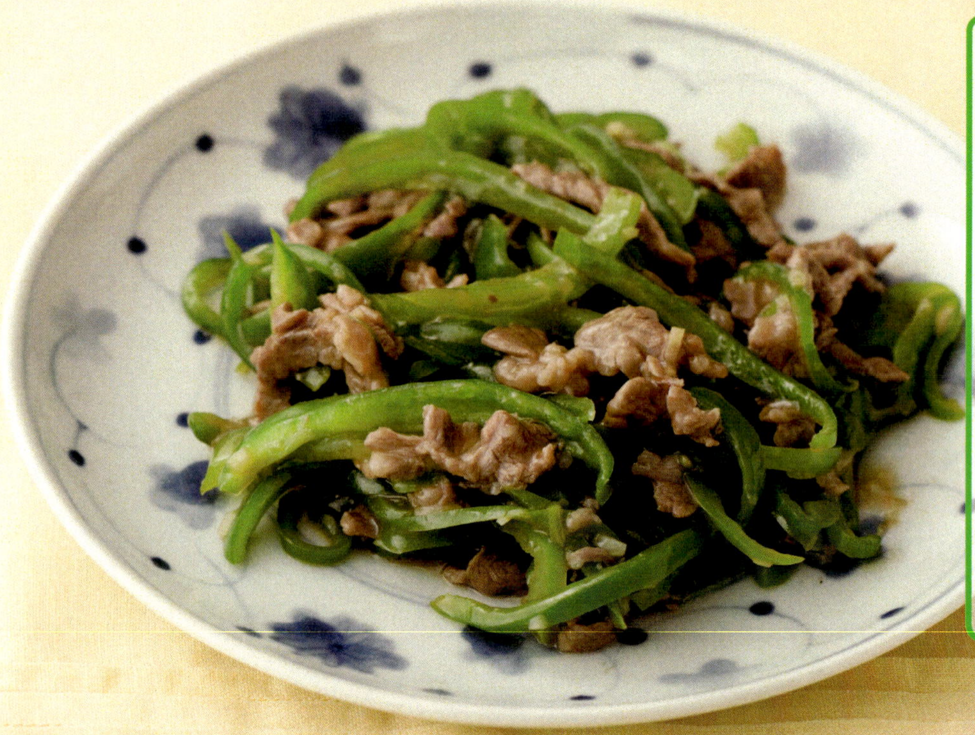

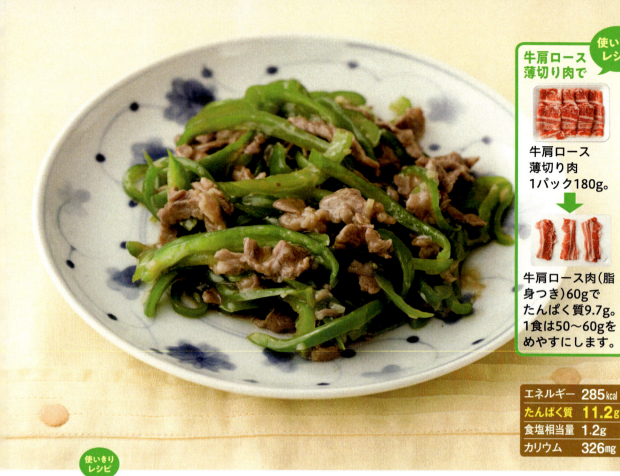

使いきりレシピ

牛肩ロース薄切り肉で

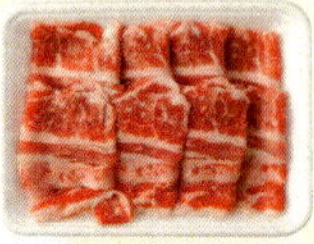

牛肩ロース薄切り肉1パック180g。

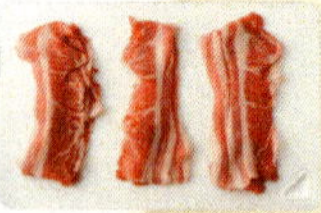

牛肩ロース肉（脂身つき）60gでたんぱく質9.7g。1食は50～60gをめやすにします。

エネルギー	285kcal
たんぱく質	11.2g
食塩相当量	1.2g
カリウム	326mg

使いきりレシピ

1/3量

牛肉とピーマンだけでもおいしい！

チンジャオロースー

牛肩ロース薄切り肉180gを3等分にしたうちの1食分60gを使う

材料（1食分）

牛薄切り肉……………………60g×1

A 酒、かたくり粉…………各小さじ1

ピーマン……………………………2個

B
- しょうが（みじん切り）…………5g
- にんにく（みじん切り）……………………………1/2かけ分
- ごま油………………………………小さじ1

C
- 酒、オイスターソース、みりん……………………………各小さじ1
- しょうゆ、かたくり粉……………………………各小さじ1/2
- 水……………………………………大さじ1

作り方

1. 牛肉は細く切ってAをからめ、ピーマンも縦細切りにする。
2. フライパンにBを入れて弱火にかけ、香りが立ってきたら中火にし、牛肉を加えていためる。肉の色が変わってきたら、ピーマンも加えていため合わせる。
3. Cを加えて蓋をし、1分ほど蒸し焼きにする。最後に蓋をとり、強火でひといためする。

MEMO 肉が少ないいため物でもオイスターソースのコクで、おいしくなります。ただし、オイスターソースは塩分が多いので、使う量はきちんと守りましょう。

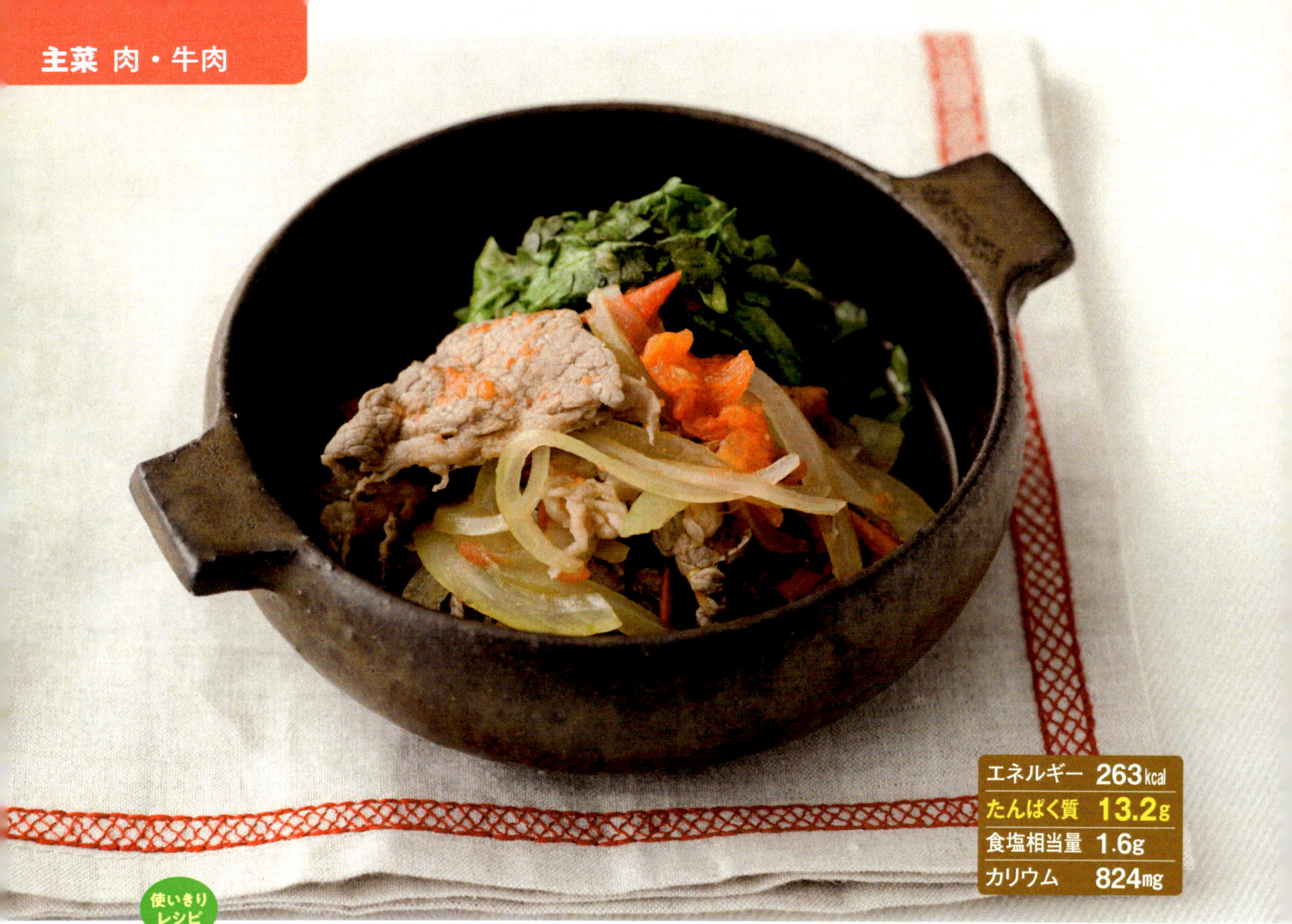

エネルギー	263kcal
たんぱく質	13.2g
食塩相当量	1.6g
カリウム	824mg

使いきりレシピ

2/3量

トマトと和風の甘辛い煮汁とマッチ！

トマトすき焼き

牛肩ロース薄切り肉180gを3等分したうちの2食分120gを使う

材料（2食分）

牛肩ロース薄切り肉…………60g×2
玉ねぎ……………………………1/2個
トマト……………………………2個
しゅんぎく………………………80g
A
- だし……………………………1カップ
- 酒………………………………大さじ2
- めんつゆ（3倍濃縮）……………大さじ1と1/2

作り方

1. 牛肉は半分に切る。玉ねぎは薄切りにし、トマトはこまかく刻む。しゅんぎくは4㎝長さに切る。
2. なべにトマトと**A**を入れて火にかけ、煮立ったら5分ほど煮詰める。
3. 牛肉を入れてひと煮し、残りの野菜を加えて3～4分煮込む。

MEMO トマトは皮を湯むきしてから調理するのもおすすめです。口あたりがやさしくなるうえ、カリウム量も減ります。

牛肩ロース肉

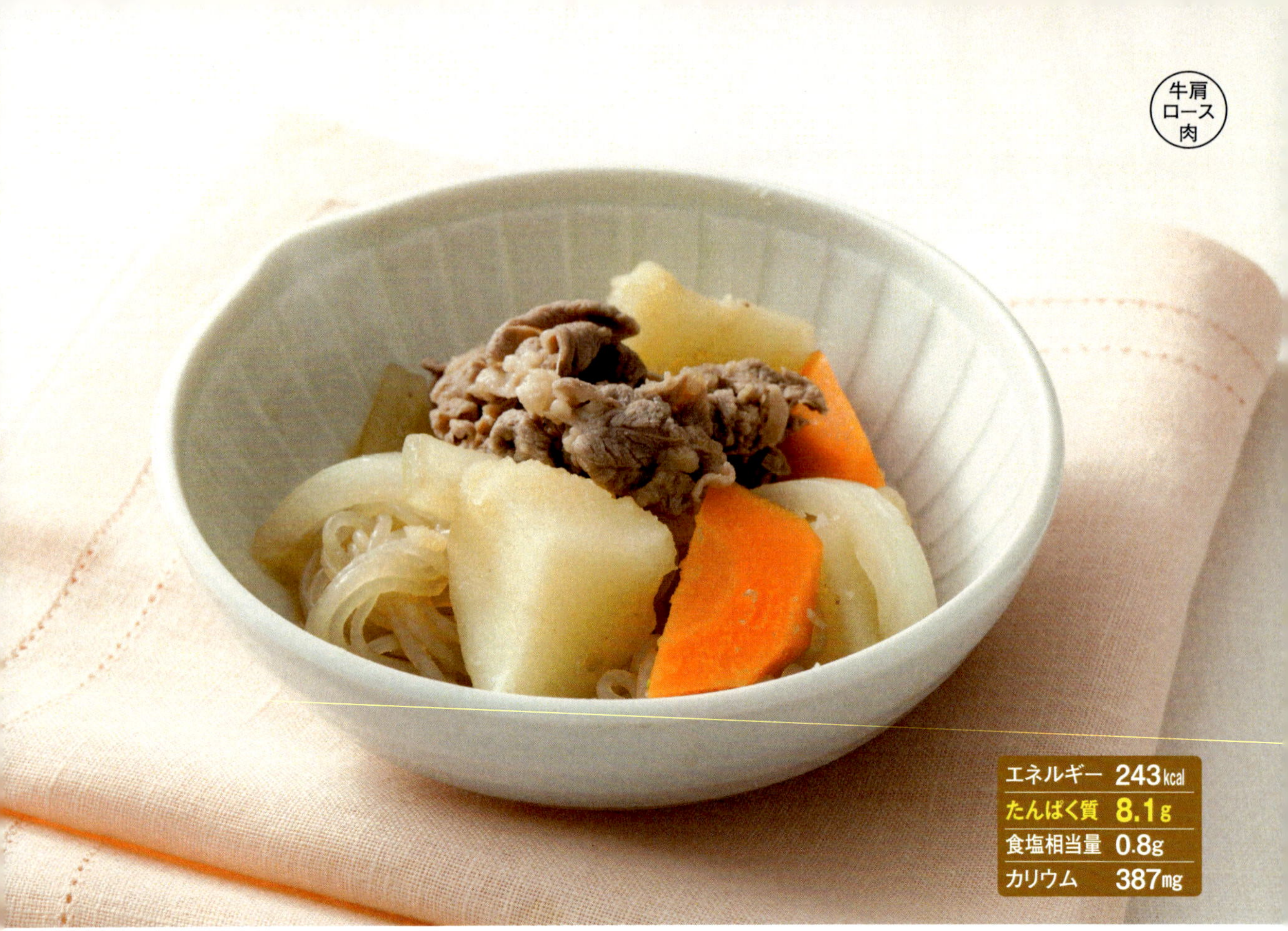

エネルギー	243kcal
たんぱく質	8.1g
食塩相当量	0.8g
カリウム	387mg

定番おかずも薄味仕上げで安心

肉じゃが

材料（2人分）

牛肩ロース薄切り肉……………………80g
じゃがいも…………………………………80g
玉ねぎ………………………………………50g
にんじん……………………………………20g
しらたき……………………………………50g
植物油…………………………………大さじ2/3
A ┌ だし……………………………1カップ
　 └ 酒、砂糖、しょうゆ……各小さじ2

作り方

1. 牛肉は一口大に切る。じゃがいもは乱切りにして水にさらし、水けをきる。玉ねぎはくし形に、にんじんは乱切りにする。しらたきは湯通しして、半分に切る。
2. なべに油を熱し、牛肉をさっといため、野菜も加えていため合わせる。
3. 全体に油が回ったらAを加え、15分ほど煮て火を通し、最後にしらたきを加えてひと煮する。

MEMO いも類はたんぱく質を含み、カリウムも多く含まれています。じゃがいもの量はいつもより減らし、その分しらたきをたっぷり使ってボリュームを出します。

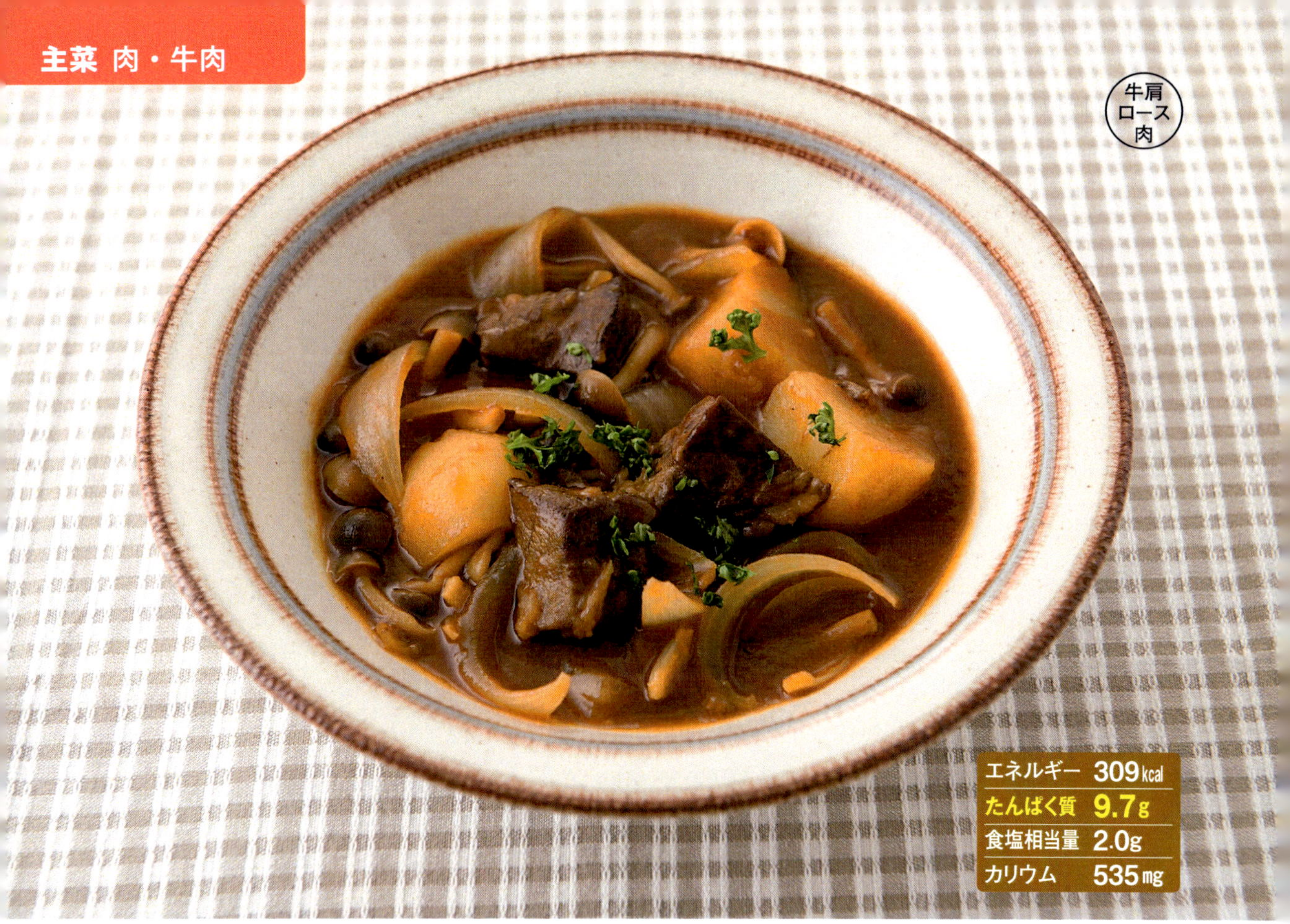

エネルギー	309kcal
たんぱく質	9.7g
食塩相当量	2.0g
カリウム	535mg

市販のルーを利用すればお手軽

簡単ビーフシチュー

材料（1人分）

牛肩ロース肉（シチュー用）……………………………40g
玉ねぎ……………………………50g
じゃがいも……………………30g
しめじ……………………………30g
水 ……………………3/4カップ
ハヤシルー……………………18g
植物油………………小さじ3/4
パセリのみじん切り（あれば）……………………………少々

作り方

1. 玉ねぎはくし形に切る。じゃがいもは乱切りにして水にさらし、水けをきる。
2. なべに油を熱して牛肉を焼き、玉ねぎを加えていためる。水を加え、アクが出たらすくい、蓋をして煮込む。
3. 牛肉がやわらかくなったらじゃがいもを加え、煮立ったら火を弱め、じゃがいもに火が通るまで煮る。
4. しめじを加えてひと煮立ちさせ、火を止めてハヤシルーをとかす。再び火をつけてひと煮する。
5. 器に盛り、あればパセリを散らす。

MEMO 牛肉はうまみのある肩ロースを使います。使う量は1人分で40gです。市販のハヤシルーを使うことで、コクやうまみを手軽に補うことができます。

焼いた白菜でボリュームをプラス

牛ステーキ 焼き白菜添え

材料（1人分）

- 牛リブロース肉 60g
- 白菜……80g
- A
  - にんにく（薄切り）……5g
  - オリーブ油……小さじ1
- 塩（粗塩）……1g
- こしょう、粉ざんしょう……各少々

作り方

1. 牛肉は塩0.5g、こしょう少々を振り、白菜は縦に3～4等分に切る。
2. フライパンにAを入れて火にかけ、牛肉を入れて好みのかげんに焼く。白菜は肉の横で焼き、塩0.5gとこしょう少々で調味する。
3. 器に盛り合わせ、粉ざんしょうを振る。

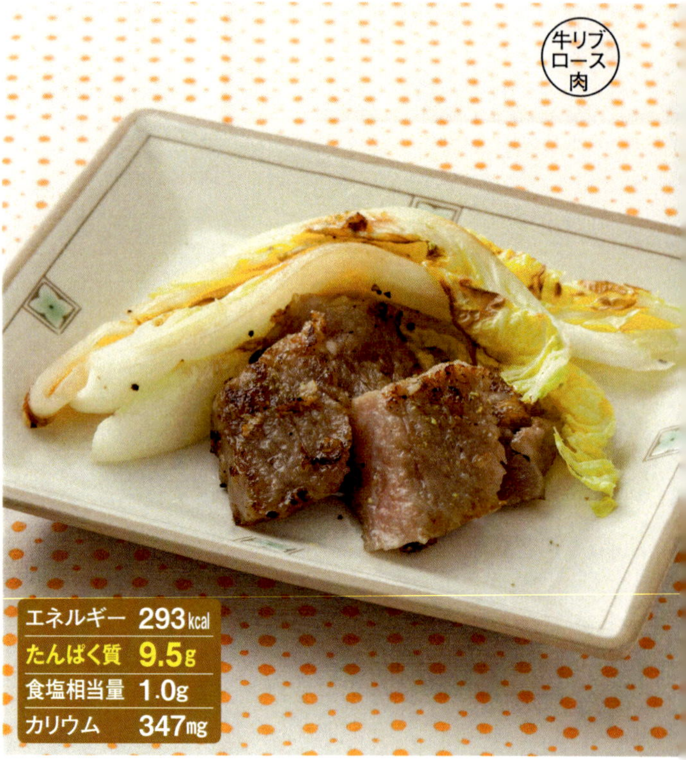

エネルギー 293kcal
たんぱく質 9.5g
食塩相当量 1.0g
カリウム 347mg

じっくり煮てつやよく仕上げます

牛肉と大根のべっこう煮

材料（2人分）

- 牛こまぎれ肉…80g
- 大根……200g
- A
  - だし…1カップ
  - 酒……小さじ2
  - 砂糖…小さじ2/3
- しょうゆ 大さじ2/3
- みりん……小さじ1

作り方

1. 大根は2㎝厚さの半月切りにする。
2. なべにAと大根を入れて5分ほど煮、牛肉を加えて蓋をし、途中でアクをとりながら弱火で10分ほど煮含める。
3. しょうゆを加え、さらに15～20分煮て、最後にみりんを加え、蓋をとってひと煮する。

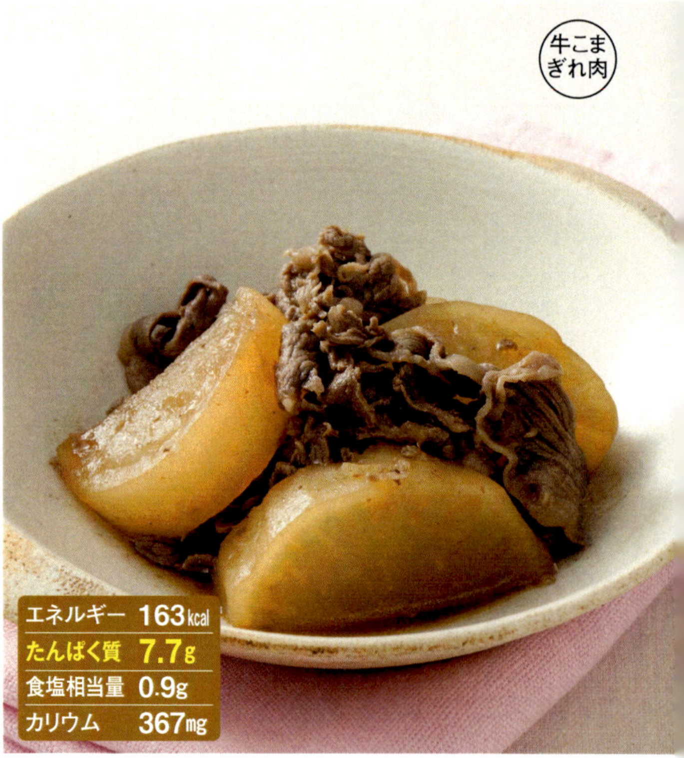

エネルギー 163kcal
たんぱく質 7.7g
食塩相当量 0.9g
カリウム 367mg

牛こまぎれ肉

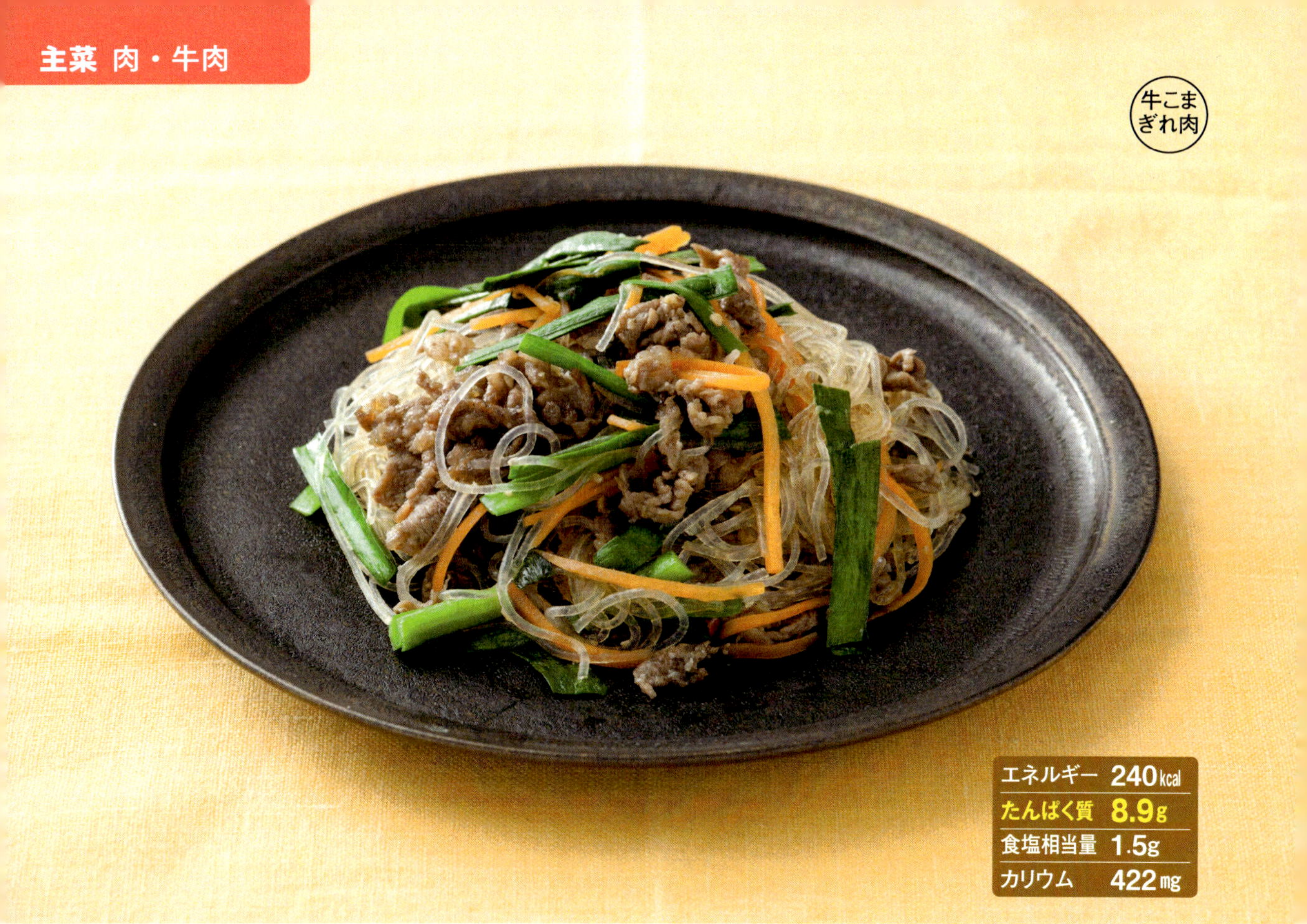

エネルギー	240kcal
たんぱく質	8.9g
食塩相当量	1.5g
カリウム	422mg

甘辛いはるさめがおいしい韓国料理

チャプチェ

材料（1人分）

牛こまぎれ肉……………40g
はるさめ（乾燥）…………20g
にら…………………………40g
にんじん……………………20g
A
- 酒、しょうゆ……………各大さじ1/2
- みそ……………小さじ1/3
- 砂糖…………………小さじ1
- 鶏ガラスープのもと…少々
- おろしにんにく………少々

ごま油…………………小さじ1

作り方

1. はるさめはぬるま湯でもどして半分に切る。にらは4～5㎝長さに切り、にんじんは細切りにする。
2. フライパンに油を熱して牛肉をさっといため、にんじんを加えていためる。
3. はるさめとAを加えてよくまぜ、水1/4カップを加え、蓋をして中火で4～5分蒸し煮する。
4. 蓋をとり、にらを加えて火を強め、汁けをとばすようにいためて仕上げる。

MEMO でんぷんが主体のはるさめは、たんぱく質をほとんど含まないのでエネルギーの調整に便利な食材です。いため物や煮物に活用しましょう。

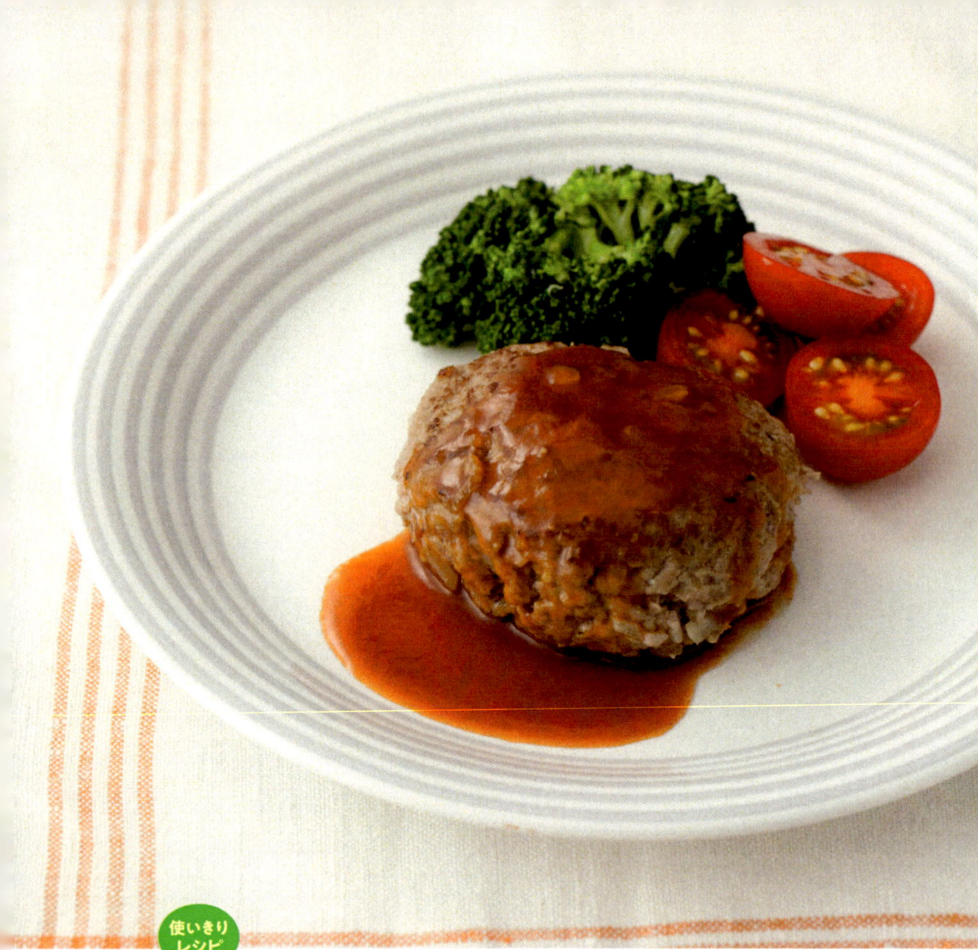

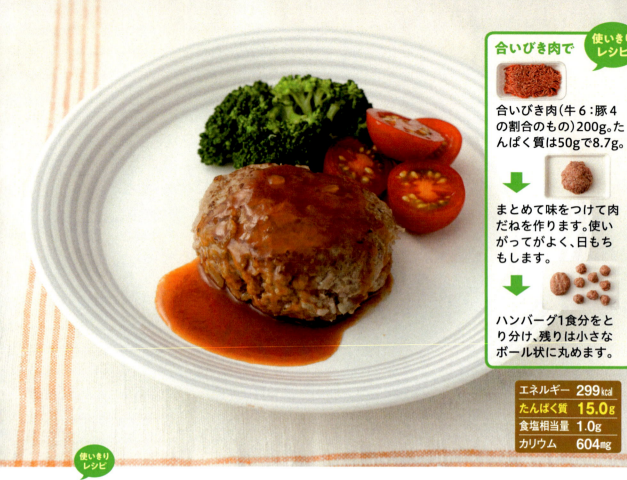

合いびき肉で 使いきりレシピ

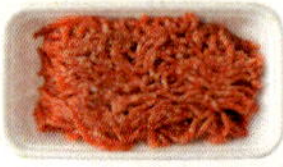

合いびき肉(牛6:豚4の割合のもの)200g。たんぱく質は50gで8.7g。

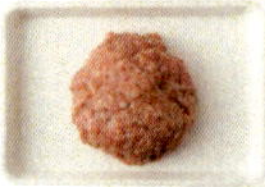

まとめて味をつけて肉だねを作ります。使いがってがよく、日もちもします。

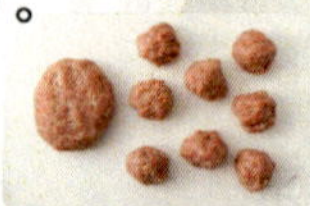

ハンバーグ1食分をとり分け、残りは小さなボール状に丸めます。

エネルギー	299kcal
たんぱく質	15.0g
食塩相当量	1.0g
カリウム	604mg

使いきりレシピ

1/3量

蒸し焼きにすることでふっくらジューシー

ハンバーグ

合いびき肉200gで作った肉だねを3等分したうちの1食分をハンバーグに使う

材料(1食分・肉だねは3食分)

肉だね

A
- **合いびき肉……200g**
- **玉ねぎ(みじん切り)……1/2個分**
- **小麦粉……大さじ1**
- **酒……大さじ2**

植物油……小さじ1

B
- 赤ワイン、トマトケチャップ……各大さじ1
- 中濃ソース……小さじ1
- 黒こしょう……少々

ブロッコリー……50g

ミニトマト(半分に切る)……2個

MEMO

赤ワインを加えるとコクが出て、薄塩でもおいしく仕上がります。

作り方

1. **A**で肉だねを作る。**A**はよくまぜ、1/3量は小判形にととのえる。残りは8等分してボール状に丸める(レンジ酢豚に使用)。
2. フライパンに油を熱し、小判形にした肉だねを入れ、2分ほど焼く。返して1分ほど焼き、水80㎖を加え、蓋をして2分ほど蒸し焼きにする。とり出して器に盛る。
3. 2のフライパンに**B**を入れて火にかけ、とろみがついたら2のハンバーグにかける。小房に分けてゆでたブロッコリーと、ミニトマトを添える。

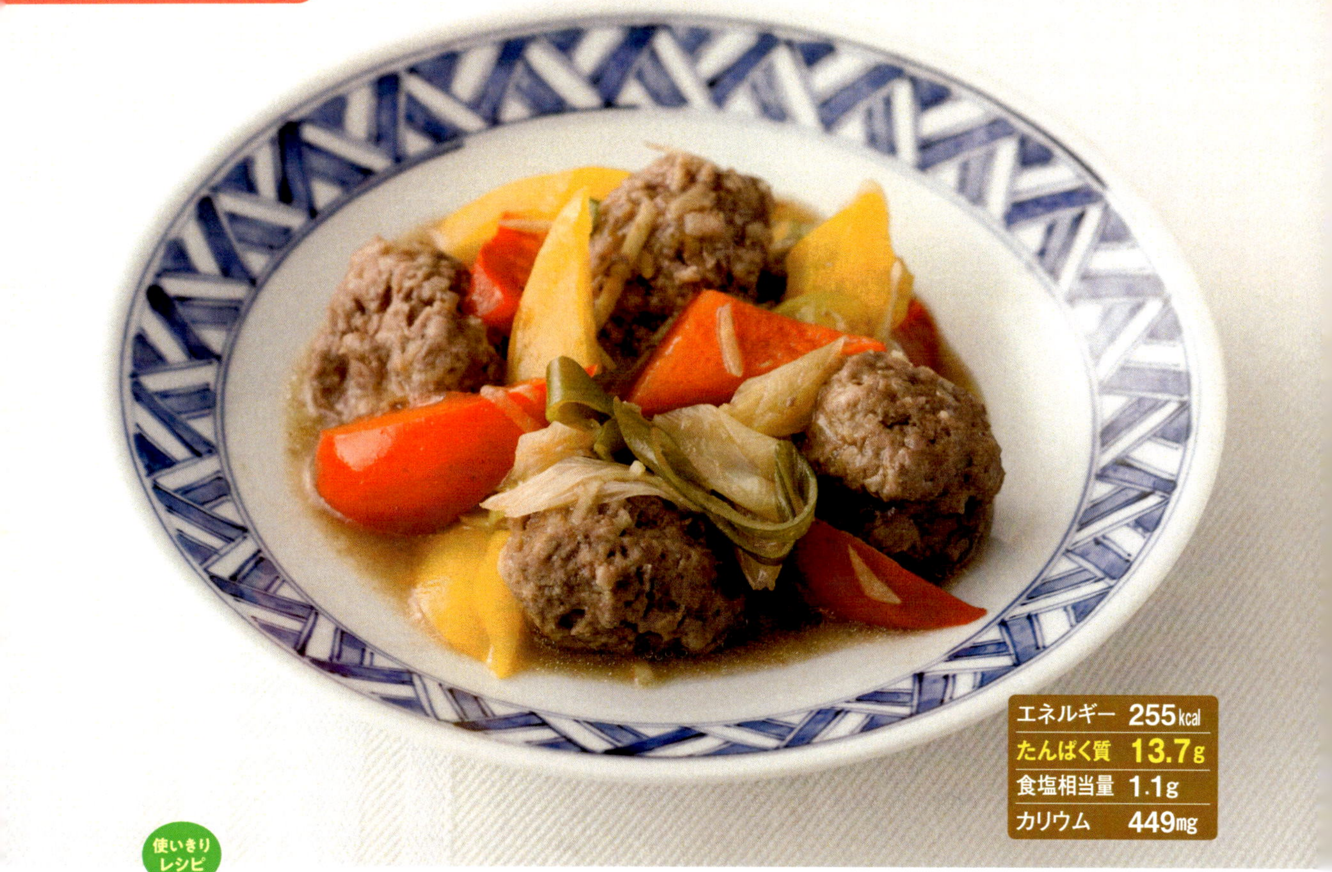

エネルギー	255kcal
たんぱく質	13.7g
食塩相当量	1.1g
カリウム	449mg

使いきりレシピ

2/3量

黒酢で仕上げると風味もコクもアップ！

レンジ酢豚

合いびき肉200gで作った肉だね(42ページ)を3等分したうちの2食分を使う

材料（2食分）

肉だね（2/3量・ボール状）……8個
ねぎ……1/2本
パプリカ（赤・黄）……各1/2個
しょうが（せん切り）……15g
A
- 水……大さじ3
- 鶏ガラスープのもと…小さじ1/2
- 黒酢……大さじ2
- オイスターソース……小さじ2
- 砂糖……小さじ1
- かたくり粉……大さじ1/2

作り方

1. ねぎは斜め薄切りにし、パプリカは乱切りにする。
2. 耐熱ボウルに肉だねと1としょうがを入れ、Aを加えてよくからめる。ふんわりとラップをかけ、電子レンジで3分加熱する。
3. 2をとり出して全体をまぜ、ラップをかけてさらに2分加熱する。とり出して全体をまぜ、器に盛る。

MEMO たんぱく質を抑えたいときは、肉だねにきのこなどを加えてかさ増しするのもよい方法。さらに、肉だねは4等分にして、酢豚、ハンバーグで4食分にします。

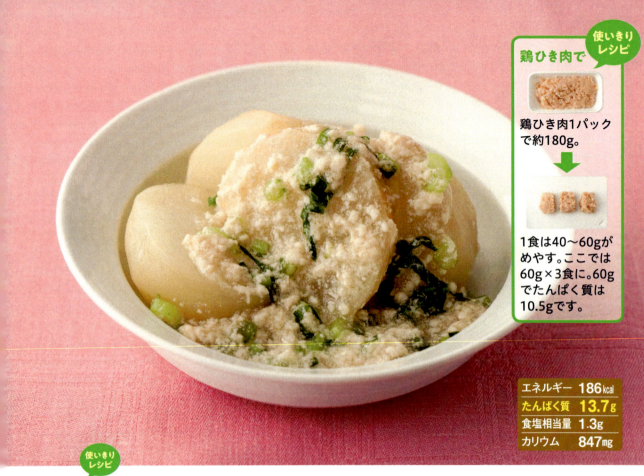

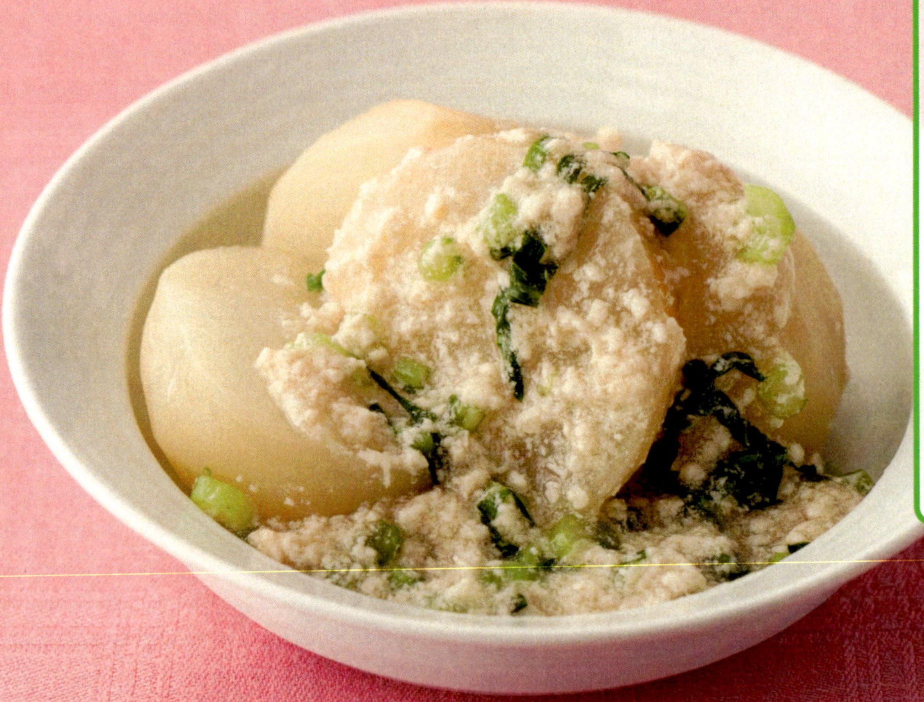

使いきりレシピ

鶏ひき肉で

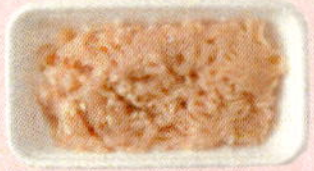

鶏ひき肉1パックで約180g。

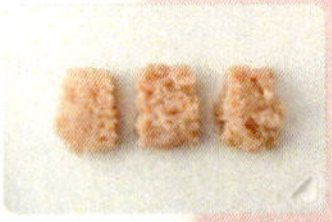

1食は40〜60gがめやす。ここでは60g×3食に。60gでたんぱく質は10.5gです。

エネルギー	186kcal
たんぱく質	13.7g
食塩相当量	1.3g
カリウム	847mg

使いきりレシピ

1/3量

そぼろあんがやさしい口当たりの煮物

かぶのそぼろあんかけ

鶏ひき肉180gを3等分したうちの1食分60gを使う

材料（1食分）

鶏ひき肉……………………………**60g×1**

A［酒……………………………大さじ1
　 かたくり粉……………………小さじ1

かぶ（葉つき）……………………………2個

だし……………………………1と1/2カップ

B［みりん……………………………小さじ2
　 薄口しょうゆ……………………小さじ1

作り方

1. ひき肉はAとまぜておく。
2. かぶは葉を切り落とし、皮をむいて縦6等分に切る。葉2本はゆでて刻む。
3. なべにだし1カップとかぶを入れ、やわらかくなるまで15分ほど煮含める。
4. 別なべに1とだし1/2カップ、Bを入れて火にかけ、まぜながら火を通す。肉の色が変わってきてから2分ほど煮、かぶの葉を加えてひとまぜする。
5. 器に3を盛り、4をかける。

MEMO 1人分60gと少ない肉の量をカバーするために、かぶをたっぷりと合わせました。かぶはカリウムが多いので、カリウム制限がある場合はゆでこぼしてから煮ます。

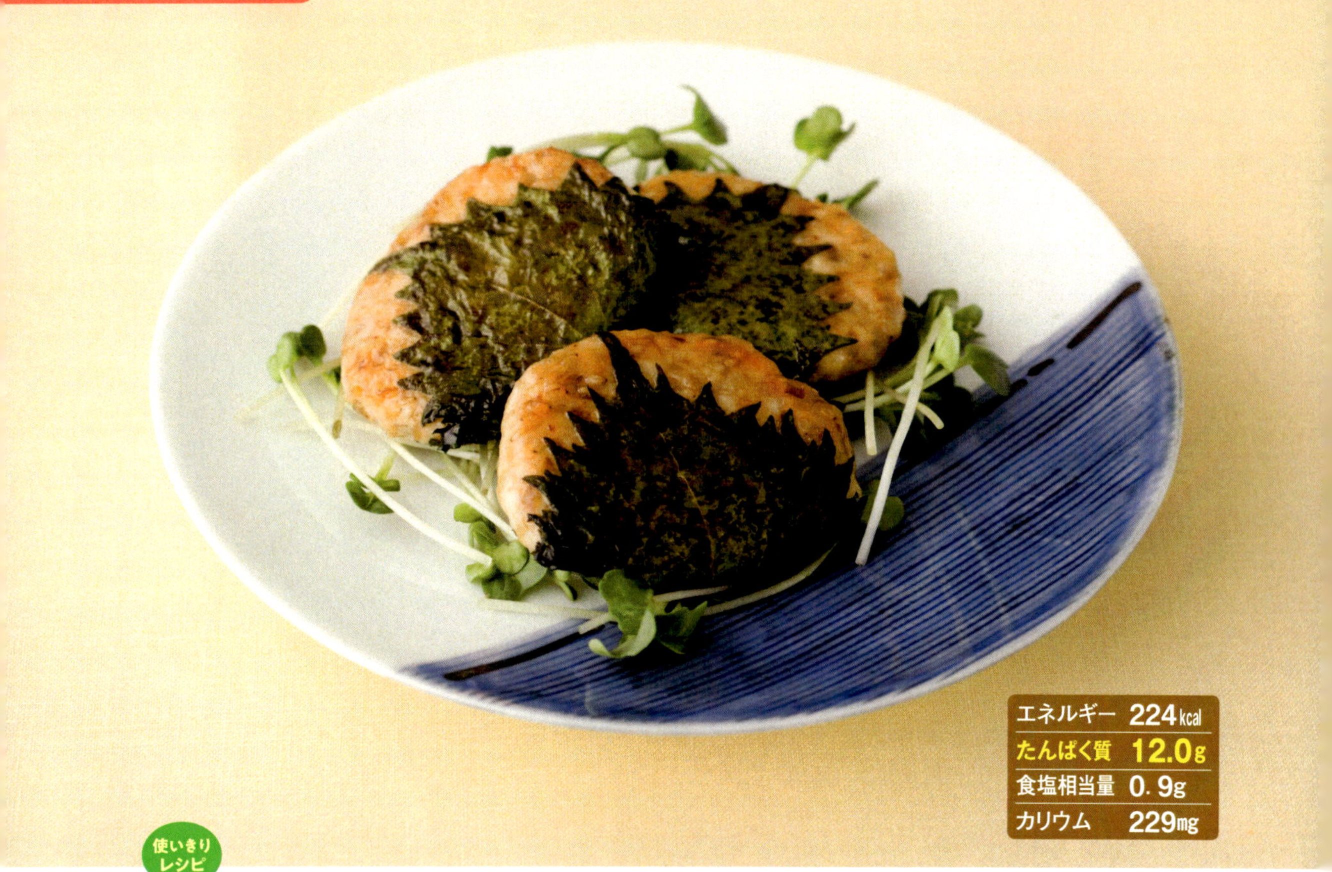

エネルギー	224kcal
たんぱく質	12.0g
食塩相当量	0.9g
カリウム	229mg

使いきりレシピ

2/3量

青じその香りが味のアクセントに

つくね焼き青じそ風味

鶏ひき肉180gを3等分したうちの2食分120gを使う

材料（2食分）

A
- **鶏ひき肉**……………………60g×2
- みょうが（みじん切り）……2個分
- 酒……………………………小さじ2
- かたくり粉、いり白ごま……………………………各大さじ1

青じそ……………………………6枚
ごま油…………………………大さじ1

B
- 酒、しょうゆ……………各小さじ2
- 水、みりん………………各大さじ1

貝割れ大根……………………1/4パック

作り方

1. Aを合わせてよくまぜ、6等分の楕円形にととのえ、青じそをはりつける。
2. フライパンにごま油を熱し、1を並べ入れて両面をこんがりと焼き、Bを加えて蓋をし、2分ほど蒸し焼きにする。最後に蓋をとり、全体にたれをからめる。
3. 器に貝割れ大根を広げ、2を盛る。

MEMO 肉だねに下味はつけず、焼いてから甘辛い味をからめます。表面に味をしっかりとつけることで減塩に。香りのよいみょうがや青じそを使うのも減塩のコツです。

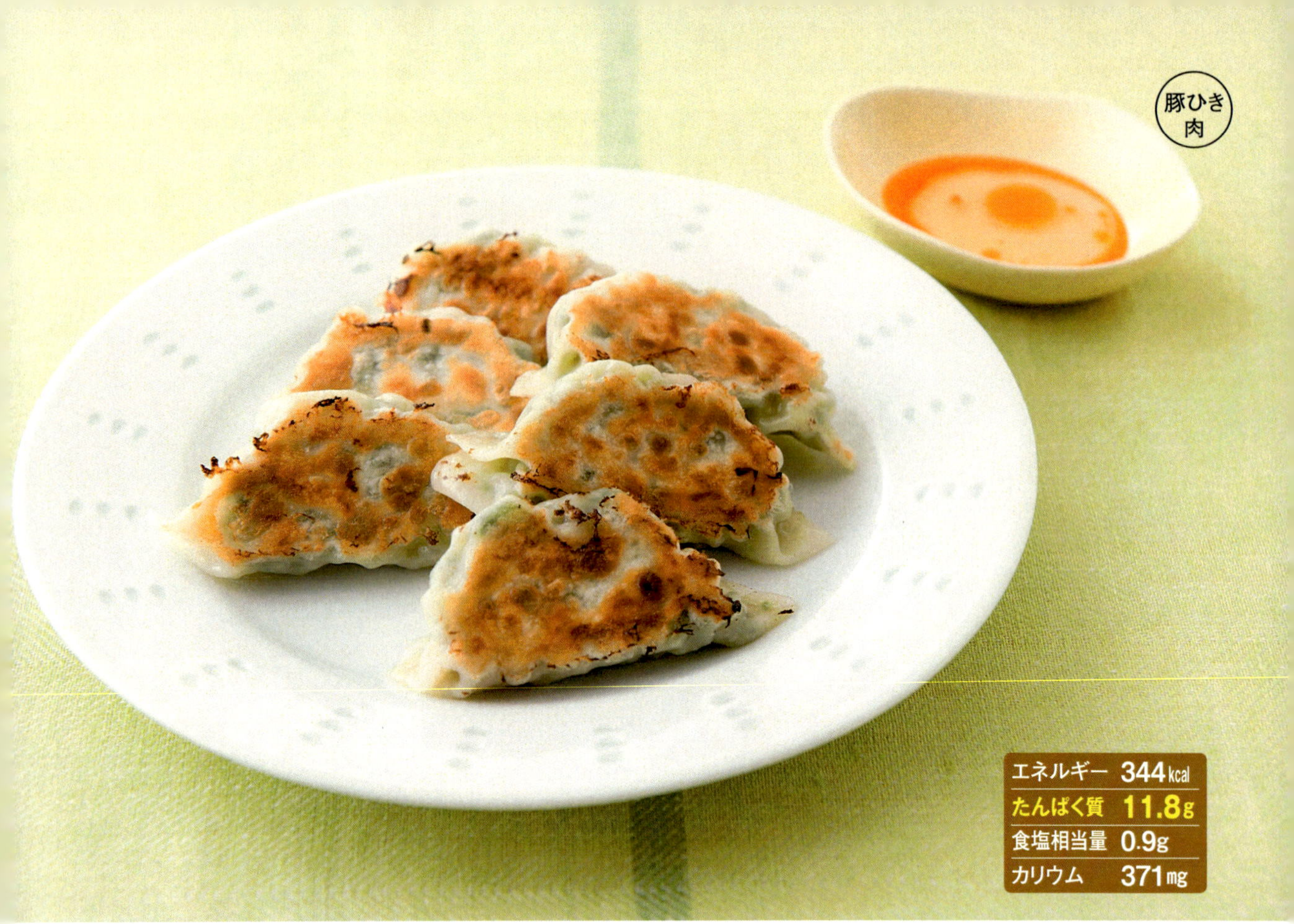

エネルギー	344kcal
たんぱく質	11.8g
食塩相当量	0.9g
カリウム	371mg

ギョーザは小さく作るとたんぱく質減に

焼きギョーザ

材料（1人分）

ギョーザの皮……………小6枚（37g）
豚ひき肉……………………………40g
にら…………………………………25g
キャベツ……………………………40g
塩…………………………………0.3g
A
- 鶏ガラスープのもと…小さじ1/6
- だしわりしょうゆ……小さじ1/2
- ごま油……………………小さじ3/4
- おろしにんにく………………少々
- こしょう…………………………少々

植物油……………………………小さじ2
B
- ラー油……………………小さじ1/2
- 酢…………………………………小さじ1

作り方

1. にらとキャベツはみじん切りにし、キャベツは塩を振り、しんなりしたら水けをしぼる。
2. ボウルにひき肉と1、Aを合わせてよくまぜ、6等分してギョーザの皮で包み、縁に水を塗って口を閉じる。
3. フライパンに油を引いて2を並べ、中火にかける。焼き色がついたら水少々を加え、蓋をして蒸し焼きにする。
4. 器に盛り、Bをたれとして添える。

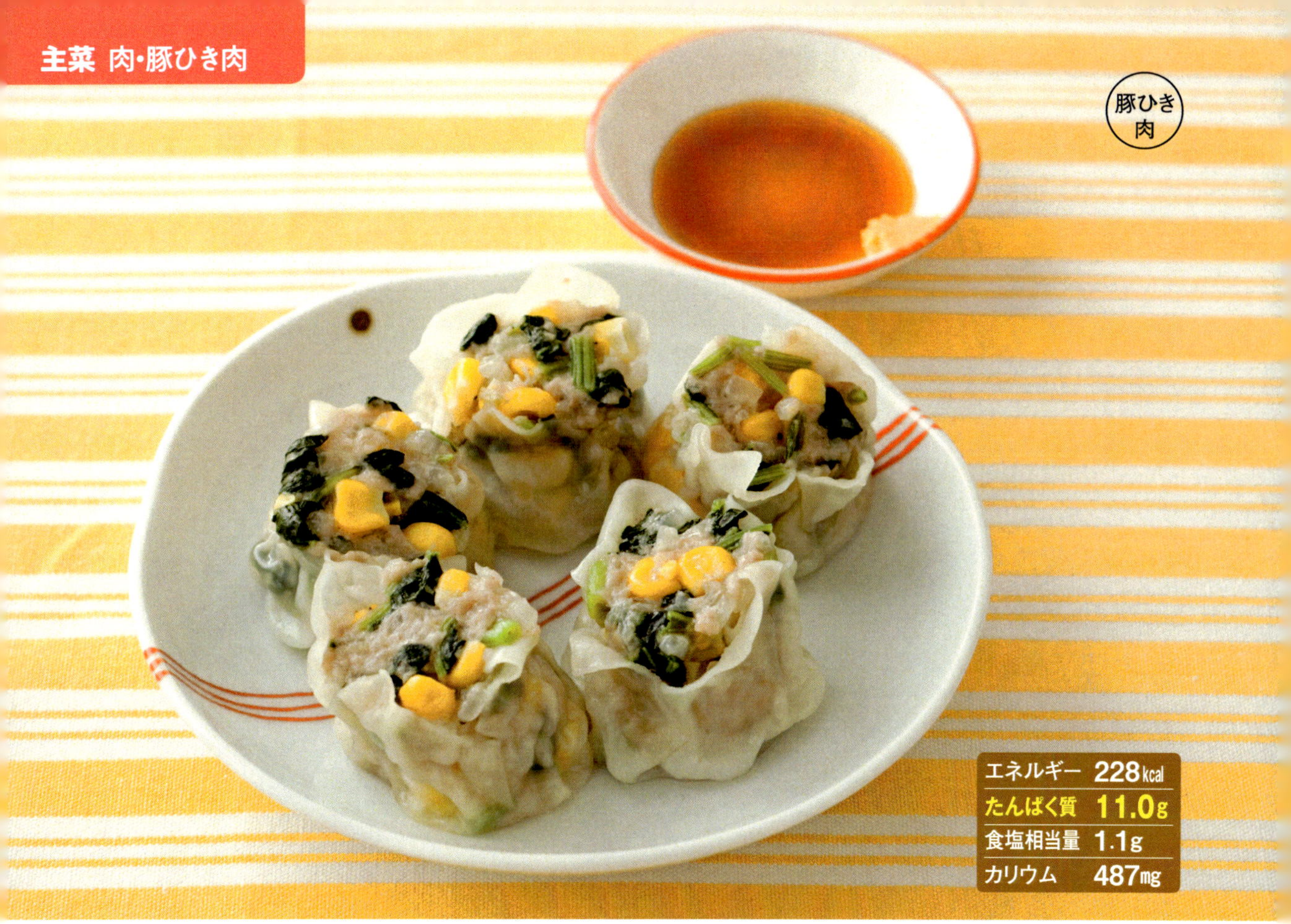

豚ひき肉

エネルギー	228kcal
たんぱく質	11.0g
食塩相当量	1.1g
カリウム	487mg

フライパンで蒸し焼きにして仕上げます

ほうれんそうとコーンのシューマイ

材料（1人分）

豚ひき肉 …………………… 40g

A
- しょうゆ …… 小さじ1/2
- 砂糖 ………… 小さじ1/6
- こしょう …………… 少々
- しょうが汁 ‥ 小さじ1/2
- ごま油 ……… 小さじ1/2

ほうれんそう …………… 30g
ホールコーン（冷凍）…… 30g
玉ねぎ ……………………… 30g
かたくり粉 ………… 小さじ1
シューマイの皮 ………… 5枚

B
- 酢 ……………… 小さじ1/2
- しょうゆ …… 小さじ1/2

ねりがらし ……………… 少々

作り方

1. ほうれんそうはかためにゆでて水けをしぼり、1㎝に刻む。玉ねぎはみじん切りにする。コーンは熱湯でさっとゆでて解凍し、水けをきって冷ます。以上をボウルに入れてかたくり粉を振りまぜる。
2. 別のボウルにひき肉とAを合わせ、粘りが出るまでよくねりまぜ、1を加えてさらによくまぜる。
3. 2を5等分してシューマイの皮で包む。
4. 小さめのフライパンにフライパンより大きく切ったクッキングシートを敷き、シューマイを並べる。フライパンとシートの間に水1/2カップを注ぎ、蓋をして火にかける。沸騰したら弱火にし、12分、蒸し焼きにする。器に盛り、Bとからしを添える。

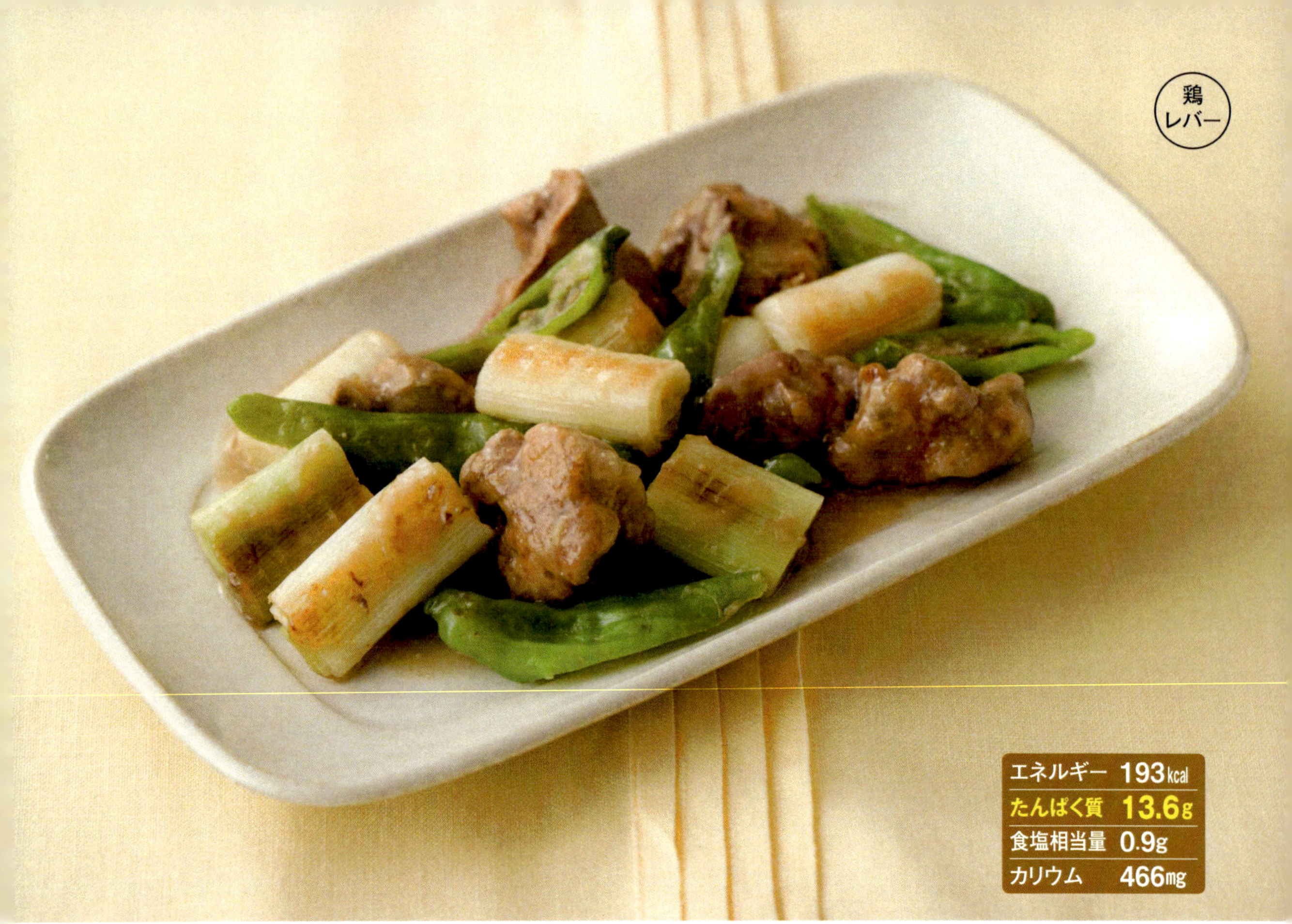
鶏
レバー
エネルギー 193kcal
たんぱく質 13.6g
食塩相当量 0.9g
カリウム 466mg

しょうがみそでレバーのくさみをカバー

鶏レバーと焼きねぎの香りみそいため

材料（1人分）

鶏レバー……60g
かたくり粉……少々
ねぎ……1/2本
ししとうがらし……4本
植物油……小さじ2
A
- だし……大さじ2
- おろししょうが、みそ、みりん……各小さじ1
- 一味とうがらし……少々

作り方

1. レバーは流水にさらして血抜きし、よく洗って水けをふき、かたくり粉をまぶす。
2. ねぎはこまかい切り込みを入れて3cm長さに切り、ししとうは斜め切りにする。
3. フライパンに油を熱して2をいため、焼き色がついたらレバーも加えていためる。油が回ったらAを加えて蓋をし、途中まぜながら中火で2分ほど蒸しいためする。

MEMO 鶏レバー60gのたんぱく質量は11.3g。牛レバーより0.5g、豚レバーより0.9g少ない数字です。1食40～60gをめやすに上手に活用しましょう。

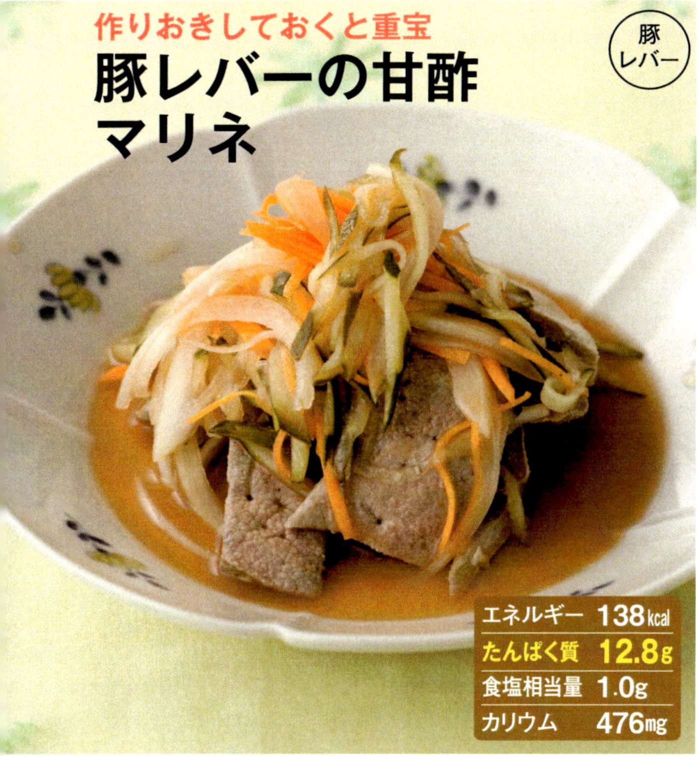

作りおきしておくと重宝

豚レバー

豚レバーの甘酢マリネ

エネルギー	138kcal
たんぱく質	12.8g
食塩相当量	1.0g
カリウム	476mg

材料（2人分）

- 豚レバー……120g
- 玉ねぎ……1/2個
- にんじん……40g
- きゅうり……2/3本
- A
  - にんにく（つぶす）……1かけ
  - 水……120mℓ
  - 酢……大さじ3
  - トマトケチャップ……大さじ2
- 砂糖……小さじ2
- 顆粒コンソメ……小さじ1/2
- ローリエ……1枚
- 黒こしょう……少々

作り方

1. 玉ねぎは薄切りに、にんじんときゅうりはせん切りにして容器に移す。
2. レバーは流水にさらして血抜きし、ゆでる。薄く切り、1の容器に加える。
3. Aを合わせて煮立て、2に注ぎ入れ、30分漬け込む。

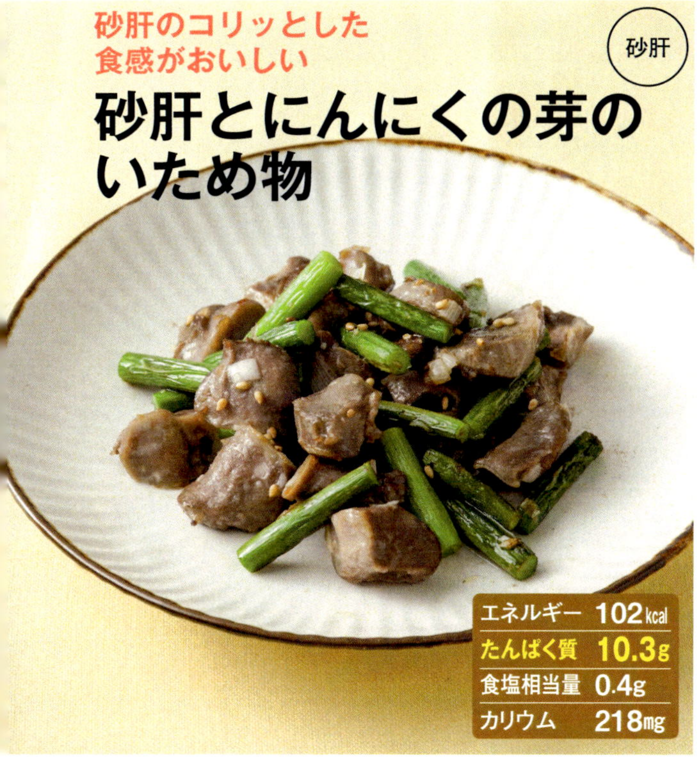

砂肝のコリッとした食感がおいしい

砂肝

砂肝とにんにくの芽のいため物

エネルギー	102kcal
たんぱく質	10.3g
食塩相当量	0.4g
カリウム	218mg

材料（1人分）

- 砂肝（筋をとったもの）……50g
- にんにくの芽…3本
- にんにく（あらみじん）……1/2かけ分
- ねぎ（あらみじん）……10cm
- ごま油……小さじ1
- 塩……0.3g
- こしょう……少々

作り方

1. 砂肝は5mm厚さの薄切りにし、さっと下ゆでする。にんにくの芽は3〜4cm長さに切る。
2. フライパンに油を熱して砂肝をいため、油が回ったらにんにくの芽を加えていため合わせる。
3. にんにくとねぎを加えて軽くいため、塩、こしょうで調味する。

魚介の選び方 ポイント

魚は良質のたんぱく源ですが、肉にくらべるとたんぱく質量は多め。
1日に40～60gとるのがめやすです。
青背の魚、白身魚、えびやいかなどをバランスよく食べるようにしましょう。

良質の油を含み健康効果も高い

青背の魚

青背の魚に含まれる脂、EPA(エイコサペンタエン酸)、DHA(ドコサヘキサエン酸)は、動脈硬化の予防が期待できます。青背のなかでも、かつおやさばはたんぱく質が多いので、食べる量をかげんしましょう。

60gのたんぱく質量でくらべると

さんま 10.6g < いわし 11.5g < あじ 11.8g < さば 12.4g < かつお 15.0g

かつお60gを春獲り、秋獲りのたんぱく質量でくらべると？

秋獲り 15.0g < 春獲り 15.5g

低たんぱく・低脂肪！

白身魚、鮭など

白身魚は魚のなかでも高たんぱく・低脂肪食材。その分、青背の魚にくらべるとたんぱく質量は多くなります。フライやいため物など油を使った調理法で、エネルギーを確保するのも賢くとるポイントです。

60gのたんぱく質量でくらべると

たら 10.6g < かじき(めかじき) 11.5g < たい 12.4g < 鮭 13.4g

エネルギーを確保するには？あじ100gでくらべると

刺し身 123kcal < 焼き 170kcal < フライ 276kcal

たんぱく質制限には貝類がおすすめ!

えび、いか、貝類

えびやいかに含まれるタウリンは、コレステロールや中性脂肪を減らすため、腎臓病の予防にも効果があります。貝類もミネラルが豊富な食材。たんぱく質量も少ないので、たんぱく質制限がある場合は、おすすめの食材です。

60gのたんぱく質量でくらべると

あさり 3.6g < カキ 4.0g < いか 10.7g < えび 11.0g

＊いかはするめいか、えびはブラックタイガーのものです。

水煮缶はカリウムとリンに要注意！

魚卵・魚介加工品

イクラやたらこなどの魚卵、干物、ねり物などは塩分が多いので、食べる量は少量に。また、チェックしておきたいのが水煮缶です。水煮缶の場合、生とくらべるとカリウム量は大幅に減りますが、リンが多くなります。リンの制限がある場合は、注意が必要です。

あさり100gでくらべると

	たんぱく質(g)	食塩相当量(g)	カリウム(mg)	リン(mg)
生	6.0	2.2	140	85
水煮	20.3	1.0	9	260

値はすべて正味量です。

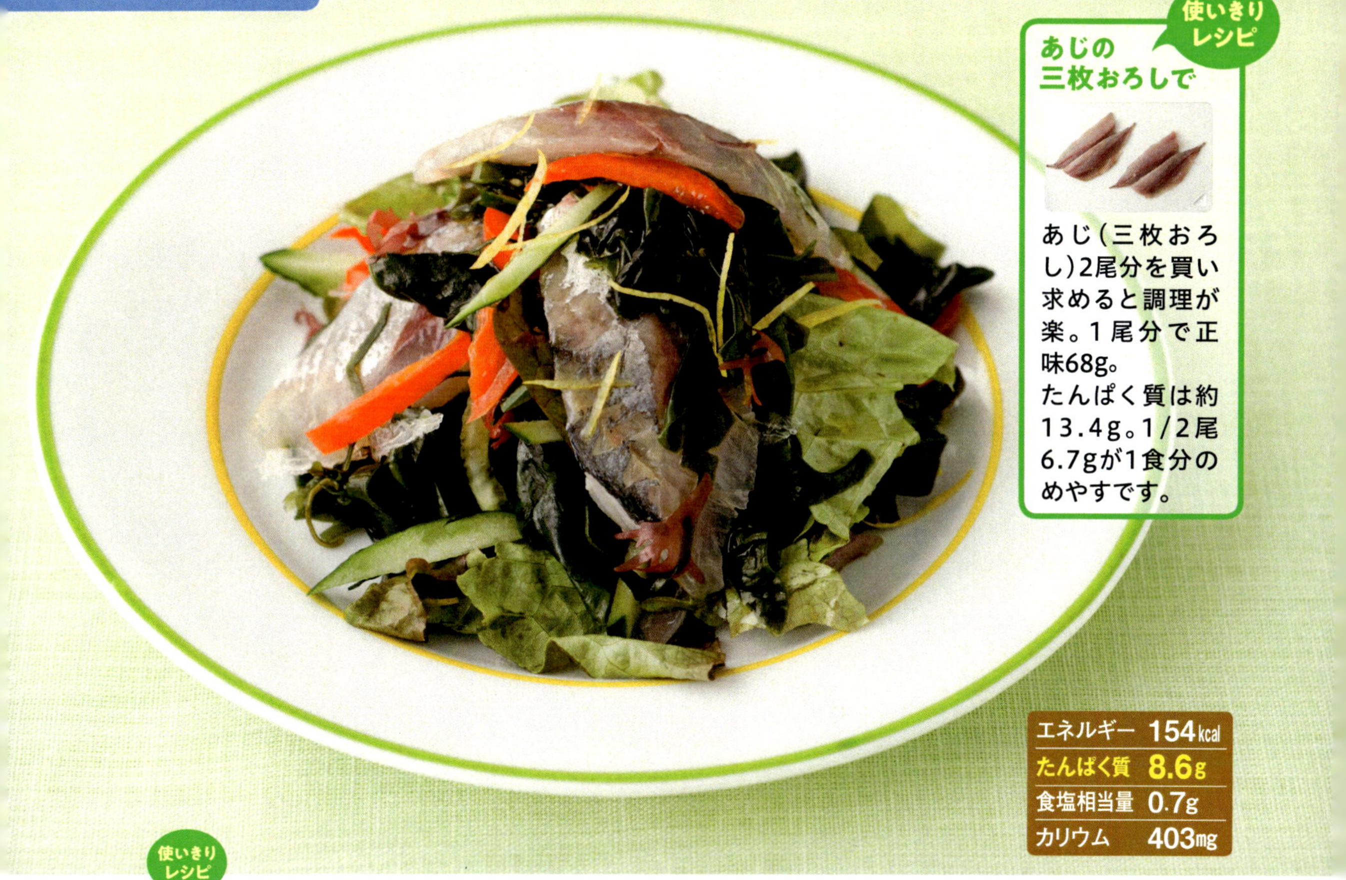

使いきりレシピ

あじの三枚おろしで

あじ（三枚おろし）2尾分を買い求めると調理が楽。1尾分で正味68g。
たんぱく質は約13.4g。1/2尾6.7gが1食分のめやすです。

エネルギー	154kcal
たんぱく質	8.6g
食塩相当量	0.7g
カリウム	403mg

使いきりレシピ

1/2量

ハーブとにんにくの香りをあじに移して

あじのオイル漬けサラダ

材料（2食分）

あじ（三枚おろし）…………1尾分
塩……………………0.8g
A
- オリーブ油…………大さじ2
- にんにく（薄切り）……1かけ分
- タイム（乾燥）…………0.3g

サニーレタス……………2枚
きゅうり…………………1本
海藻ミックス……………10g
パプリカ（赤）…………1/2個
B
- あじのオイル漬けの液…大さじ1
- レモン汁…………大さじ2
- はちみつ…………小さじ2
- 黒こしょう…………少々

レモンの皮（せん切り）………少々

作り方

1. あじは斜め半分に切って塩を振る。
2. バットにあじを並べてAを加え、ラップをぴったりかけて30分以上漬け込む。
3. 海藻ミックスは水でもどす。サニーレタスはちぎり、きゅうりは斜め切りにし、水に放す。以上は水に放す。パプリカはせん切りにし、30秒ほどゆでる。
4. ②と③を合わせてBであえ、器に盛り、レモンの皮を散らす。

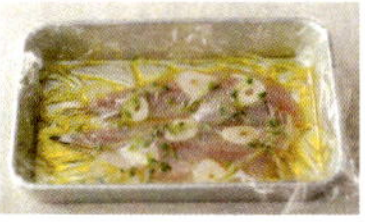

MEMO
オイル漬けにすると酸化を防ぎ、魚の栄養を逃さない効果もあります。

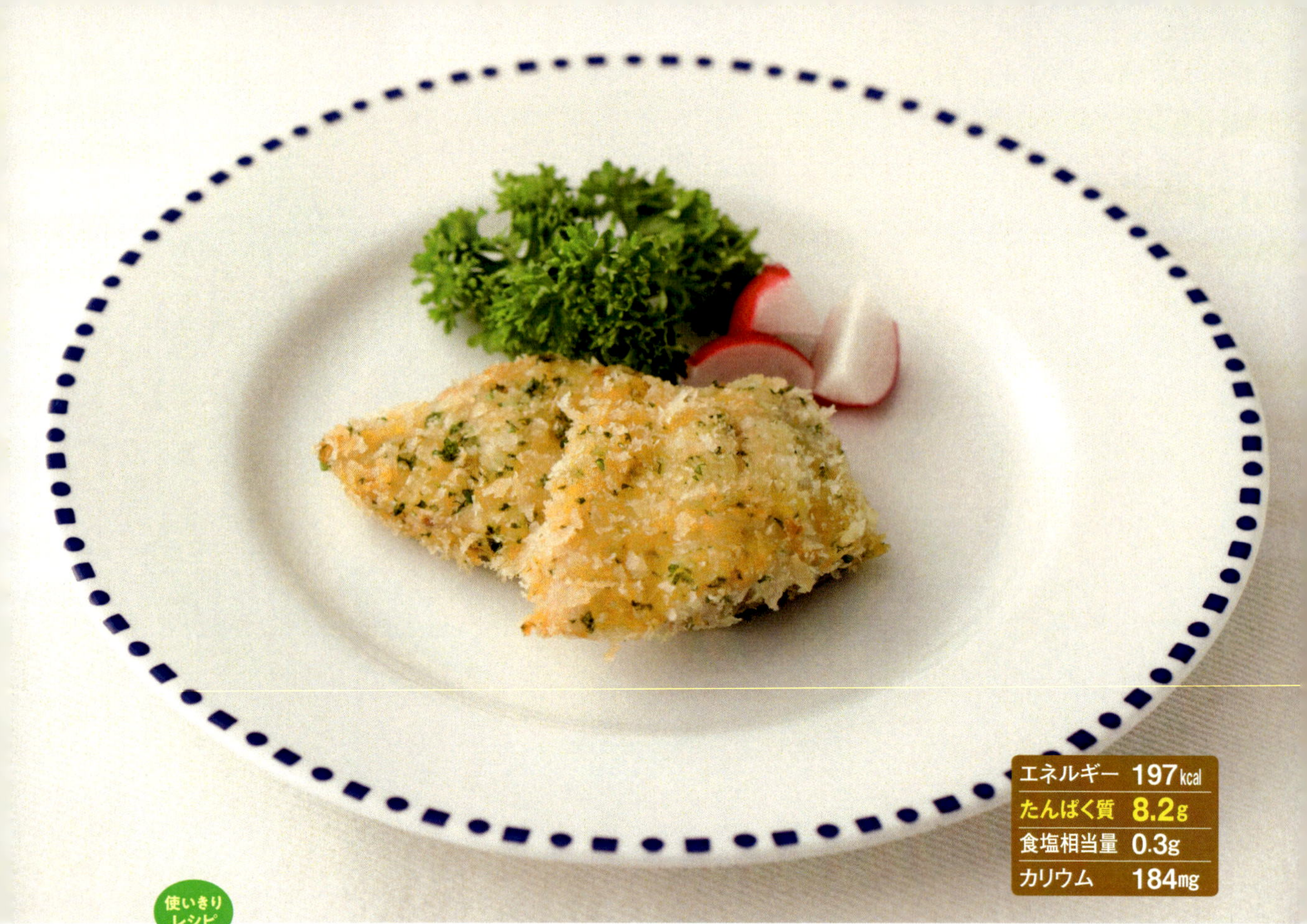

エネルギー	197kcal
たんぱく質	8.2g
食塩相当量	0.3g
カリウム	184mg

使いきりレシピ

1/2量

定番のフライを揚げ焼きで作るお手軽レシピ

あじの香りパン粉揚げ

材料（２食分）

あじ（三枚おろし）……………1尾分
塩 ……………………………0.8g
こしょう ………………………少々
A
- 小麦粉……………………小さじ２
- マスタード…………………大さじ1/2
- 水…………………………小さじ２

B
- パン粉……………………大さじ４
- パセリのみじん切り…………少々

植物油………………………大さじ２
パセリ…………………………少々
ラディッシュ（くし形切り）…２個分

作り方

1. あじは斜め半分に切り、塩、こしょうを振る。
2. **A**をバットにまぜ合わせ、あじを入れてからめ、まぜた**B**をまぶす。
3. 小さめのフライパンに油を熱して2を入れ、途中返しながら色づくまで３～４分揚げ焼きにする。
4. 油をきって器に盛り、パセリとラディッシュを添える。

MEMO 香ばしいパン粉をまぶして揚げ焼きにすれば、1人分の食塩相当量は0.3g。減塩と同時に、エネルギーも確保できます。

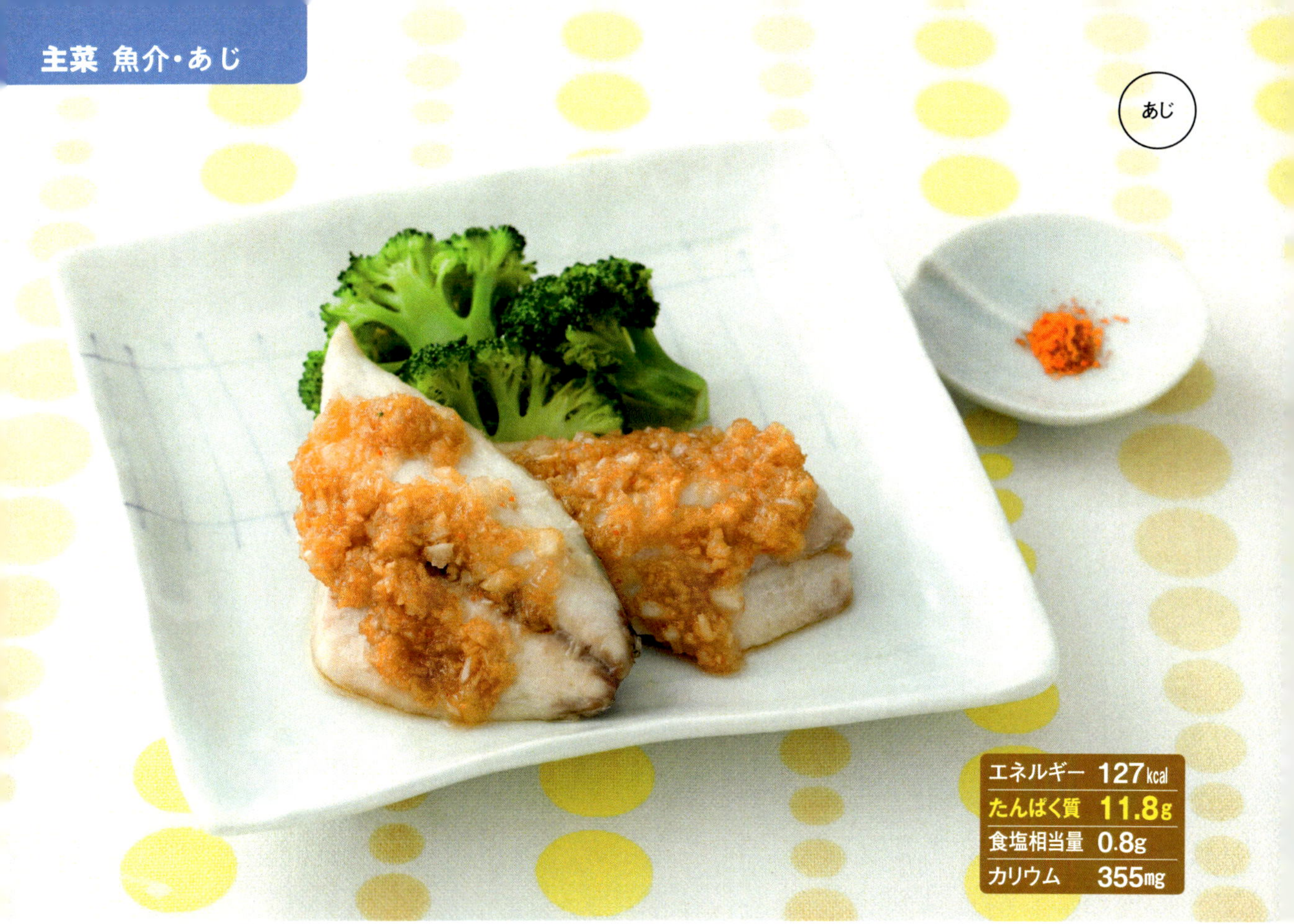

エネルギー	127kcal
たんぱく質	11.8g
食塩相当量	0.8g
カリウム	355mg

ねぎとしょうがのたれで焼き上げて

あじの香味焼き

材料（1人分）

あじ（三枚おろし）……小1尾分（50g）
ブロッコリー……30g
A
- ねぎ（みじん切り）……10g
- しょうが（みじん切り）……5g
- おろしにんにく……小さじ1/2
- ごま油……小さじ1
- 砂糖……小さじ1/3
- しょうゆ、酒……各小さじ1/2

一味とうがらし……少々

作り方

1. あじは一口大のそぎ切りにし、ブロッコリーは小房に分けてゆでる。
2. Aは合わせてよくまぜる。
3. あじを皮目を下にしてグリルに並べ入れ、2を塗る。ブロッコリーもいっしょに並べ、あじに火が通るまで焼く。器に盛り、Aをのせ、一味とうがらしを添える。

MEMO あじは薄くそぎ切りにし、香味野菜たっぷりのたれをのせると、ぐんとボリュームがアップします。

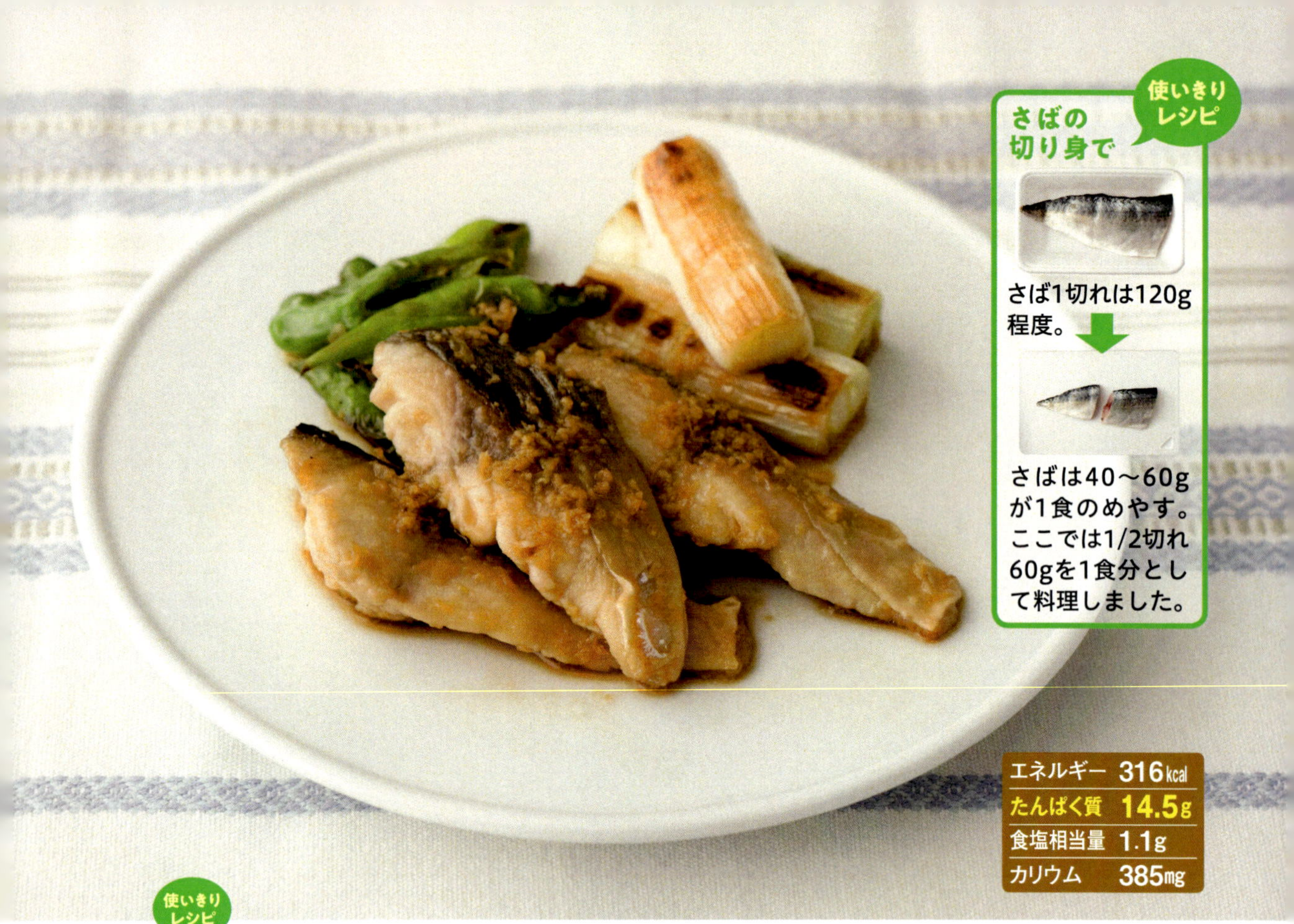

使いきりレシピ

さばの切り身で

さば1切れは120g程度。

さばは40～60gが1食のめやす。ここでは1/2切れ60gを1食分として料理しました。

エネルギー	316kcal
たんぱく質	14.5g
食塩相当量	1.1g
カリウム	385mg

使いきりレシピ

1/2量

しょうがじょうゆに漬けて風味よく

さばの漬け焼き

さば1切れ120gを2等分して半量を使う

材料（1食分）

さば…………………………**60g×1**

A ┌酒……………………小さじ2
　│おろししょうが、しょうゆ
　└……………………各小さじ1

ねぎ…………………………1/3本

ししとうがらし………………3本

小麦粉、ごま油………各大さじ1

作り方

1. さばは3等分のそぎ切りにし、Aを合わせたバットに並べ入れ、途中返しながら20分ほど漬け込む。
2. ねぎはこまかい切り込みを入れて3cm長さに切り、ししとうは切り込みを入れる。
3. さばの汁けを軽くふき、表面に小麦粉をまぶす。
4. フライパンに油を熱してさばを入れ、焼き色がついたら返し、水50mlを加えて蓋をし、1分ほど蒸し焼きにする。ねぎとししとうも横でいっしょに焼く。

MEMO　1人分の量が少ないので、小さめのフライパンを使うのがおすすめ。少ない量でも蒸し焼きにすれば、しっとりとやわらかく仕上がります。

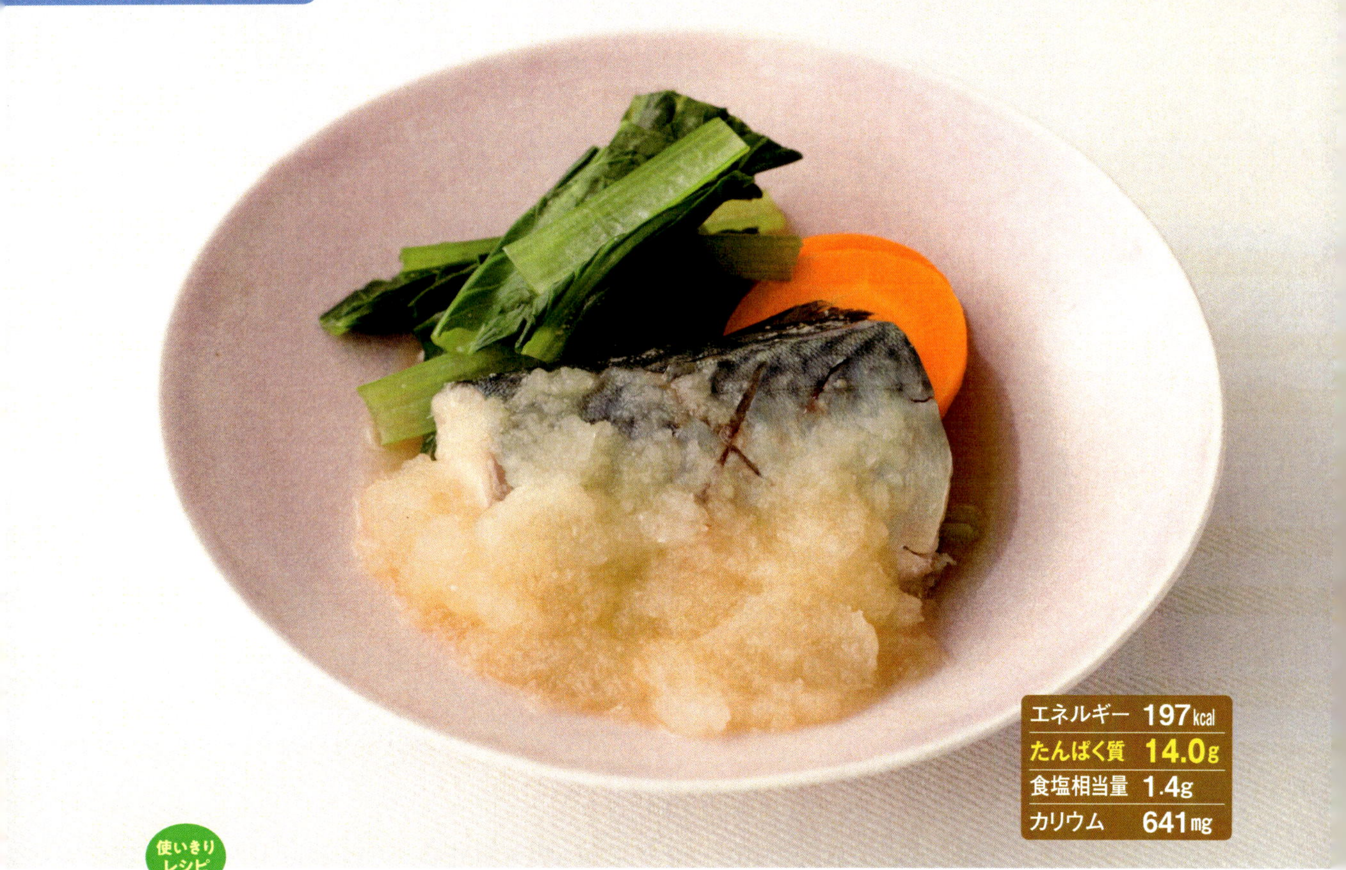

エネルギー	197kcal
たんぱく質	14.0g
食塩相当量	1.4g
カリウム	641mg

使いきりレシピ

1/2量

仕上げに加えた大根おろしであっさり味に

さばのみぞれ煮

さば1切れ120gを2等分して半量を使う

材料（1食分）

さば……60g×1
にんじん……30g
小松菜……30g
A ┌めんつゆ（3倍濃縮）……大さじ1
　│酒……小さじ2
　└水……1カップ
水どきかたくり粉……小さじ1
大根おろし（軽く水けをきる）……80g

作り方

1. さばは皮目に十文字の切り込みを入れる。にんじんは5㎜厚さの輪切りにし、1分ほど下ゆでする。小松菜は4㎝長さに切る。
2. なべに**A**とにんじんを入れて火にかけ、煮立ったらさばを加え、落とし蓋をして3分煮る。小松菜も加え、2分ほど煮たら煮汁を残して器に盛る。
3. 2の煮汁をあたため、水どきかたくり粉でとろみをつける。大根おろしを加えて1分ほど煮て、2にかける。

MEMO 大根おろしは軽く水けをきって使うので、実際のカリウム量は2割ほど減ります。さらにカリウムを減らす場合は、カリウムが溶け出た煮汁は残します。

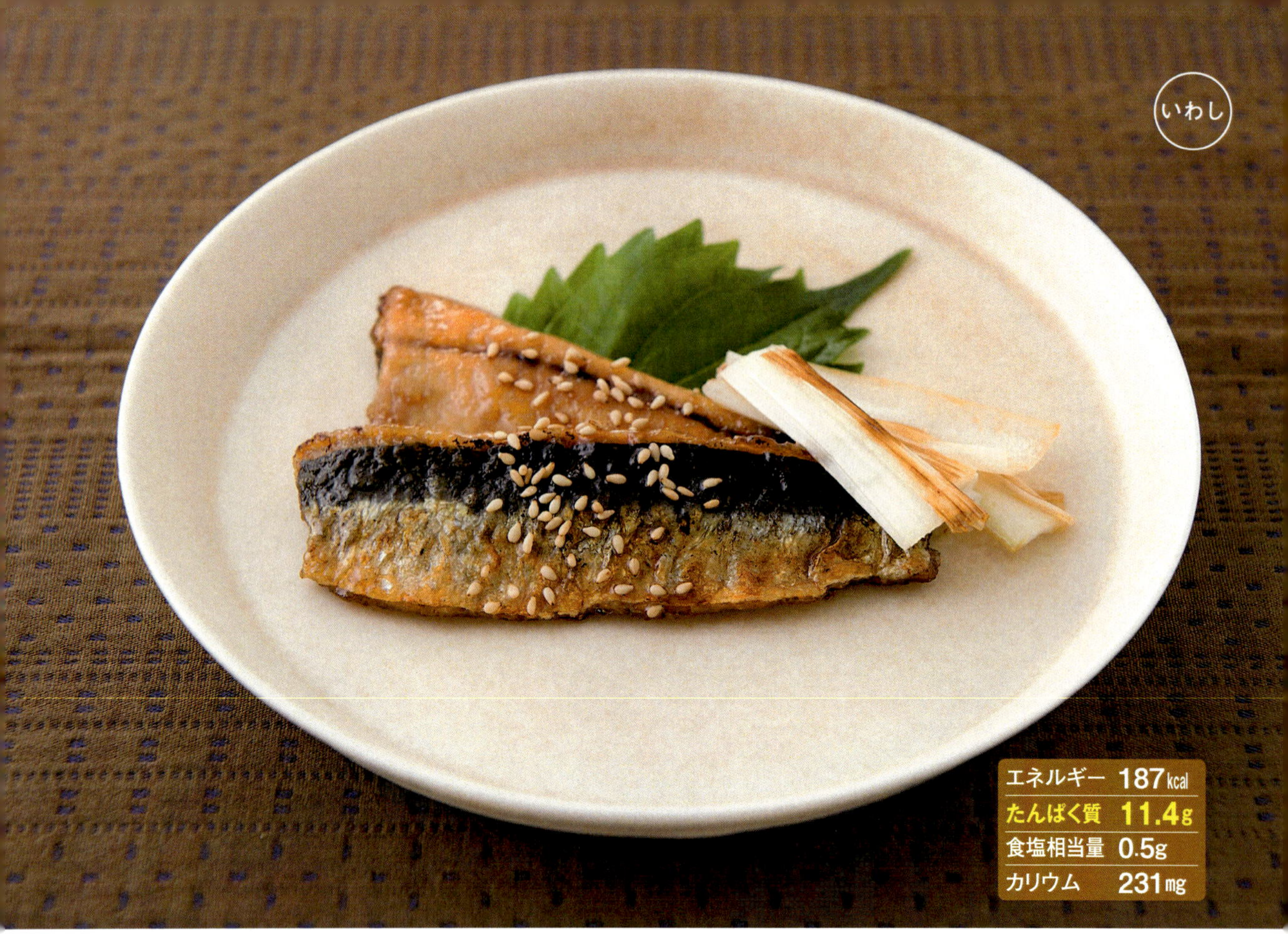

エネルギー	187kcal
たんぱく質	11.4g
食塩相当量	0.5g
カリウム	231mg

定番の甘辛い味をいわしで作ります

いわしのかば焼き

材料（１人分）

いわし…………大１尾（55g）
かたくり粉….大さじ1/2強
ねぎ……………………………30g
植物油………………小さじ１
A
- だしわりしょうゆ …………………小さじ１
- 酒……………小さじ１強
- みりん…………小さじ１
- 砂糖…………小さじ1/2

いり白ごま………小さじ1/6
青じそ………………………１枚

作り方

1. いわしは三枚におろして腹骨をそぎとり、冷水で洗って水けをふき、かたくり粉をまぶす。
2. ねぎは４㎝長さに切り、太ければ縦半分に切る。
3. フライパンに油を熱していわしを皮目を下にして入れ、焼き色がついたら返して身の側にも焼き色をつける。ねぎも横でいっしょに焼く。
4. ねぎに火が通ったらとり出し、フライパンに出た脂をふきとる。火を止めて**A**を入れ、フライパンを揺すりながらいわしにからめ、一度返して皮目にも味をなじませる。
5. 器に青じそを敷き、いわしを盛ってごまを振り、ねぎを添える。

主菜 魚介・いわし、さんま

(さんま)

エネルギー	101 kcal
たんぱく質	6.1 g
食塩相当量	0.9 g
カリウム	448 mg

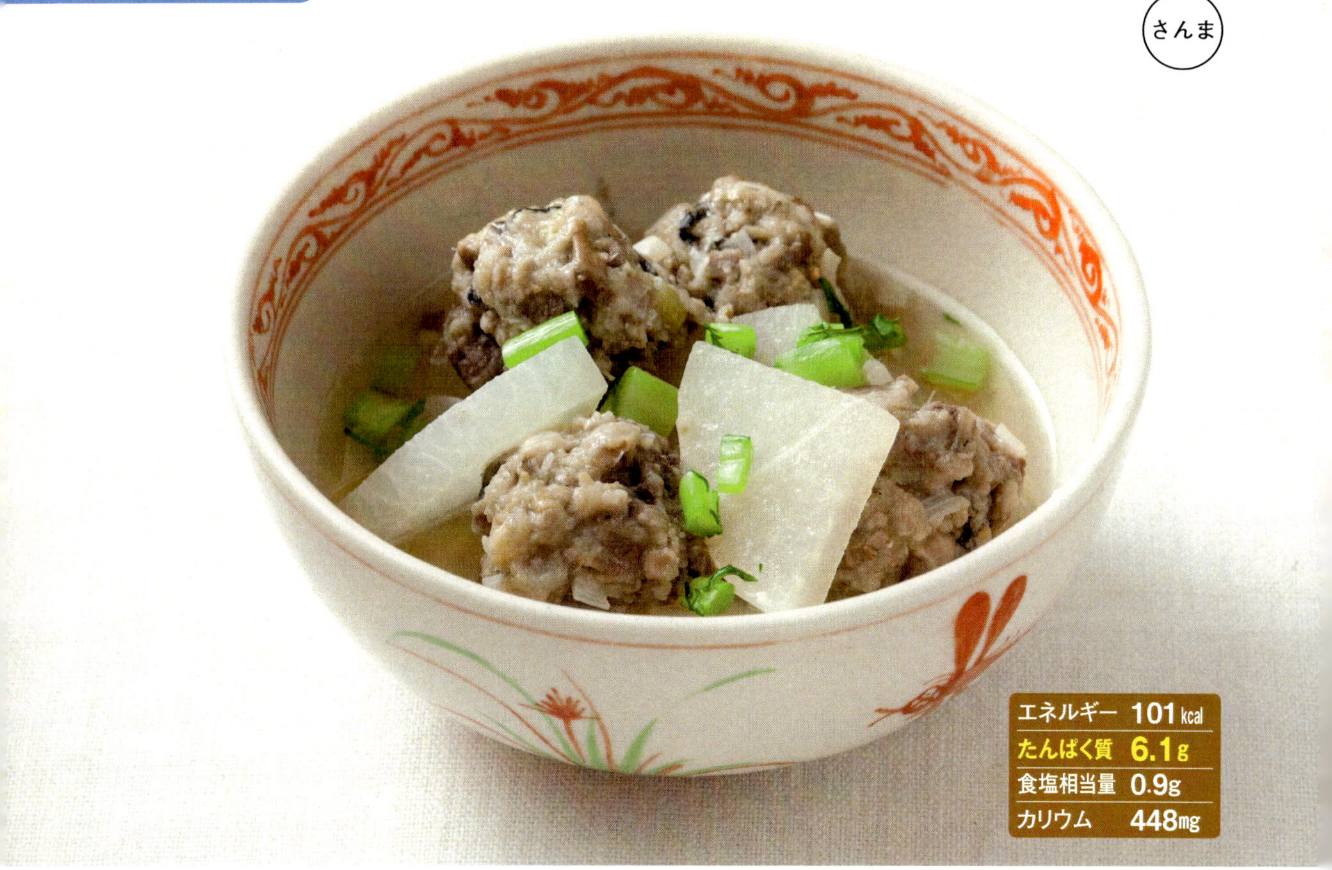

脂の乗ったさんまでコクが増しておいしい
さんまのつみれ汁風

材料（2人分）
- さんま（三枚おろし）……1/2尾分（50g）
- A
  - みそ……小さじ1/3
  - ねぎ（みじん切り）……10g
  - かたくり粉……小さじ1/2
  - おろししょうが……2g
- 大根（葉も少々）……120g
- B
  - こんぶだし（または水）…1カップ
  - 酒……小さじ2
  - 塩……0.5g
  - 薄口しょうゆ……少々

作り方
1. さんまは細く切ってからあらくたたき、**A**とまぜ合わせる。
2. 大根は5mm厚さのいちょう切りにし、葉はゆでて刻む。
3. なべに**B**と大根を入れて火にかけ、煮立ったら火を弱めて10分ほど煮る。
4. ①を3〜4等分して丸め、③に落とし入れ、火が通るまで2〜3分煮る。仕上げに大根の葉を加える。

MEMO さんま1/2尾でたんぱく質量は8.8g。1尾だと多いので、店頭で三枚におろしてもらうのがおすすめ。1食分の調理がしやすくなります。汁は半分残して減塩を。

1食40gと少ない量を甘辛い味で補って

ぶりの照り焼き

ぶり

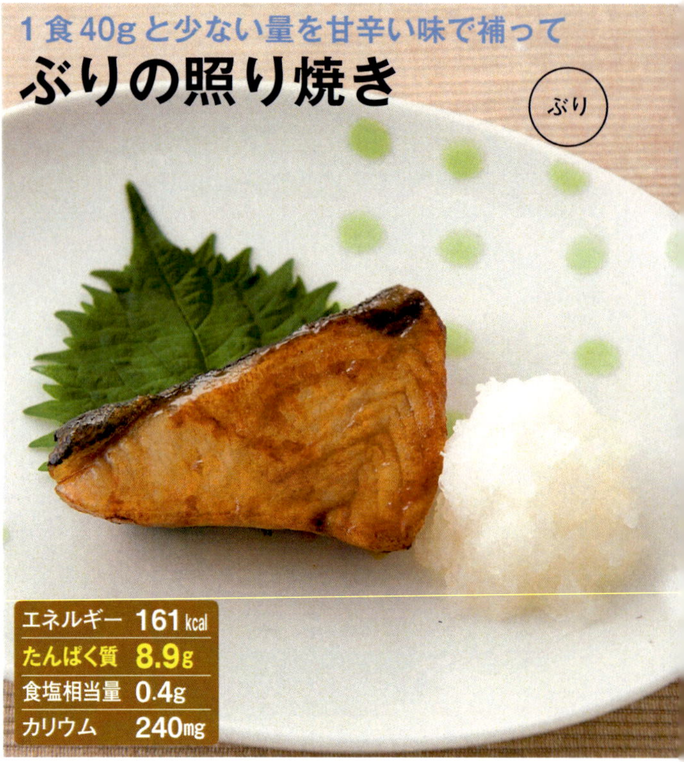

エネルギー	161kcal
たんぱく質	8.9g
食塩相当量	0.4g
カリウム	240mg

材料（1人分）

- ぶり……1/3切れ(40g)
- かたくり粉……大さじ1/2強
- 植物油…小さじ3/4
- A
  - だしわりしょうゆ、みりん
  - ….各小さじ1弱
- 青じそ…………1枚
- 大根おろし……30g

作り方

1. ぶりは水けをふいてかたくり粉をまぶす。
2. フライパンに油を熱し、ぶりを入れて両面を焼き、焼き色がついたら火を弱めて火を通す。
3. Aを加えて火を強め、途中で返して両面にからめる。
4. 器に青じそを敷いて3を盛り、大根おろしを添える。

たっぷり野菜でボリュームを出して

かつおの中国風たたき

かつお

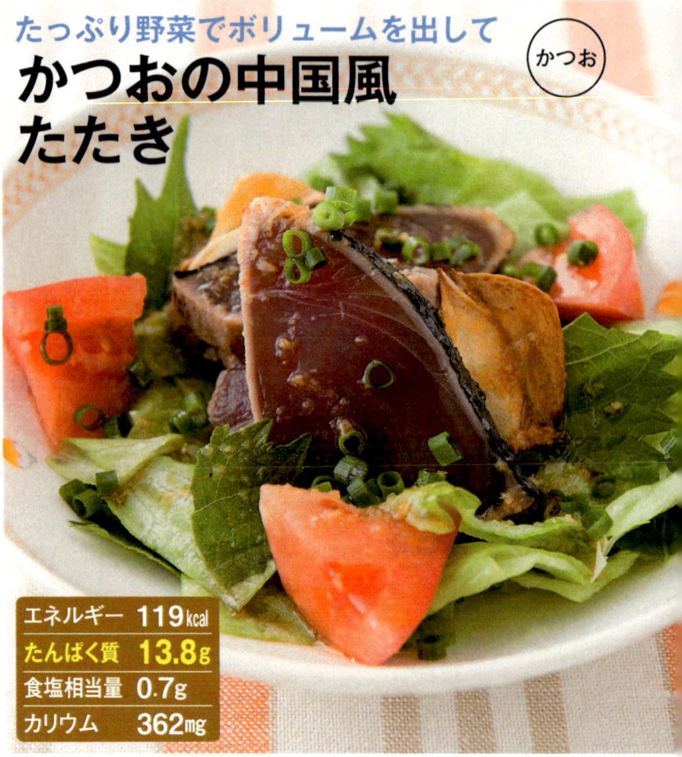

エネルギー	119kcal
たんぱく質	13.8g
食塩相当量	0.7g
カリウム	362mg

材料（1人分）

- かつお(春獲り・生食用)……50g
- にんにく（薄切り）……1～2枚
- ごま油…小さじ1/2
- A
  - レタス（ちぎる）……30g
  - トマト（乱切り）……20g
  - 小ねぎ(小口切り)……3g
- B
  - 青じそ（ちぎる）……1枚
  - おろししょうが….小さじ1/4弱
  - 酢……小さじ1
  - だしわりしょうゆ….大さじ1/2強
  - ごま油….小さじ3/4

作り方

1. フライパンに油を熱してにんにくを入れ、香りが立ったらとり出す。
2. 1にかつおを皮目から入れて表面を軽く焼き、冷水にとって冷ます。水けをふき、5～6mm厚さに切る。
3. かつおとAの野菜を盛り合わせ、Bをかけ、にんにくを散らす。

さばのうまみで風味よく焼き上がります

さば缶とねぎのシンプルグラタン

さば水煮缶

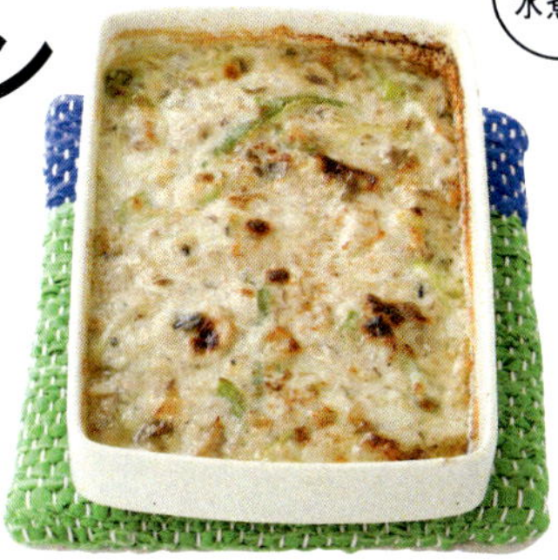

材料（2～3人分）

さば水煮缶…小1缶（80g）
ねぎ（薄切り）………1本分
ピーマン（薄切り）…1個分
A 塩……………………0.5g
A こしょう…………少々
A ホワイトソース（市販）…100g
バター……………………4g

作り方

1. ボウルにさば缶を缶汁ごと入れ、野菜とAを加えてまぜる。
2. 耐熱容器に薄くバターを塗って1を流し入れ、バターをのせ、200度のオーブンで10分（オーブントースターで6～7分）、焼き色がつくまで焼く。

エネルギー	108kcal
たんぱく質	6.7g
食塩相当量	0.9g
カリウム	178mg

あたたかくても冷たくしてもおいしい

さば缶と小松菜の煮びたし

さば水煮缶

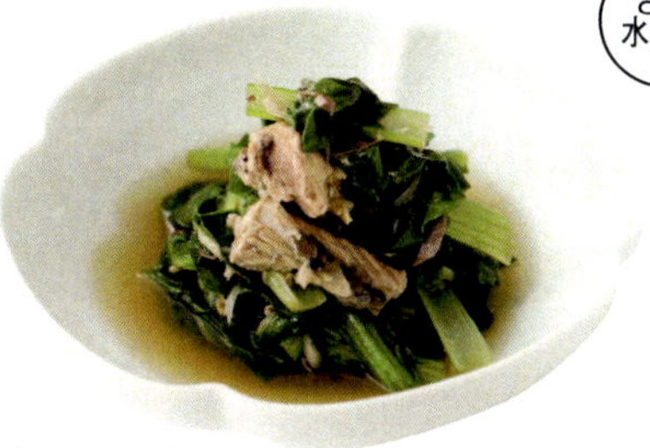

材料（1人分）

さば水煮缶……………50g
小松菜…………………80g
みょうが………………1本
A だし…………………120mℓ
A さば水煮缶の汁…30mℓ
A 酒…………………小さじ2
A しょうゆ……小さじ1
A 削りがつお…………2g

作り方

1. 小松菜は3～4cm長さに切り、みょうがは斜め切りにする。
2. なべにAを入れてあたため、さばと1を加えて5分ほど煮含める。

エネルギー	102kcal
たんぱく質	11.9g
食塩相当量	1.1g
カリウム	633mg

缶の油でソテーして栄養を逃さない

オイルサーディンとズッキーニのソテー

オイルサーディン

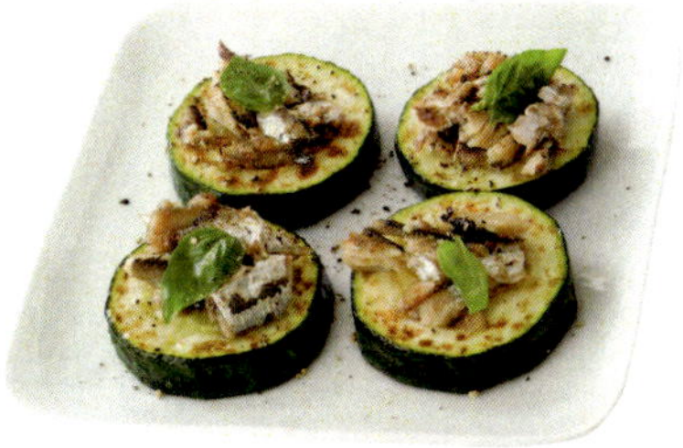

材料（2人分）

オイルサーディン缶
……………2尾分（50g）
オイルサーディン缶の油
…………………大さじ1
ズッキーニ…………100g
塩、あらびき黒こしょう
…………………各少々
バジル…………………適量

作り方

1. ズッキーニは厚さ1cmの輪切りにし、缶の油で両面を焼き、塩、こしょうを振る。とり出して器に盛る。
2. 1の油でオイルサーディンを軽くいためてほぐし、2にのせ、バジルを飾る。

エネルギー	98kcal
たんぱく質	5.8g
食塩相当量	0.6g
カリウム	238mg

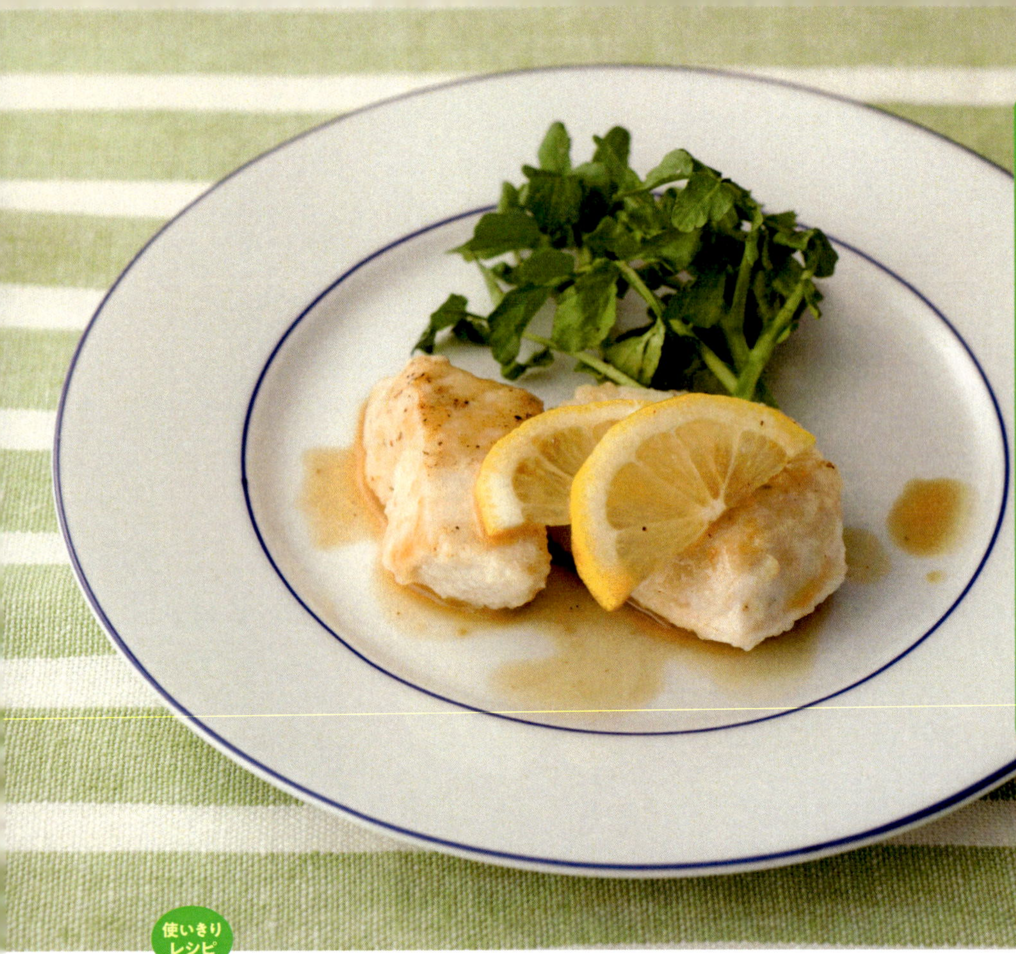

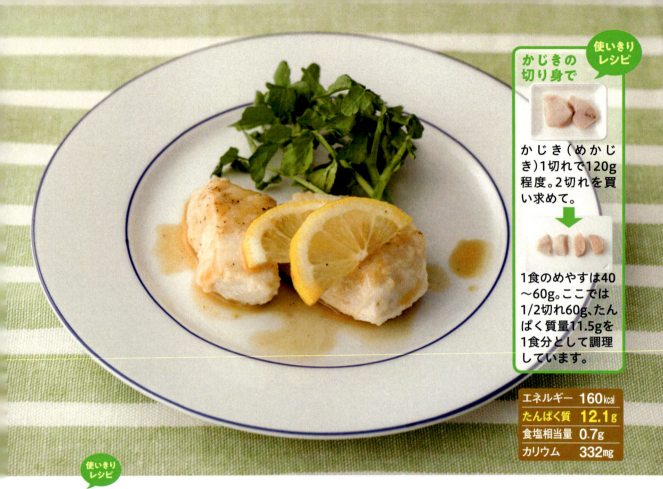

使いきりレシピ

かじきの切り身で

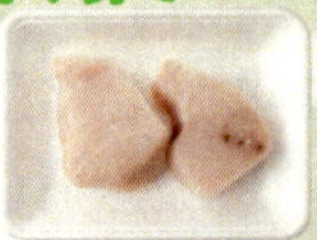

かじき（めかじき）1切れで120g程度。2切れを買い求めて。

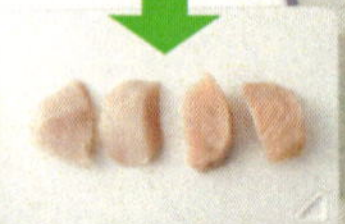

1食のめやすは40～60g。ここでは1/2切れ60g、たんぱく質量11.5gを1食分として調理しています。

エネルギー	160kcal
たんぱく質	12.1g
食塩相当量	0.7g
カリウム	332mg

使いきりレシピ

1/2量

バターでコクをレモンで香りをプラス

かじきのレモンバター焼き

かじき1切れ120gを2等分にしたうえで2食分を作る

材料（2食分）

- **かじき（めかじき）……60g×2**
- 塩……0.8g
- こしょう、小麦粉……各少々
- 植物油……小さじ2
- A
  - レモン汁、白ワイン……各大さじ1
  - みりん……小さじ1/2
- B
  - バター（食塩不使用）……小さじ1
  - しょうゆ……小さじ1/2
  - 黒こしょう……少々
- レモン（半月切り）……4枚
- クレソン……20g

作り方

1. かじきは塩、こしょうを振り、小麦粉を薄くまぶす。
2. フライパンに油を熱してかじきを入れ、両面を焼く。焼き色がついたら**A**を加えて蓋をし、1分ほど蒸し焼きにする。蓋をとって**B**を加えてからめる。
3. 器に盛り、レモンをのせ、クレソンを添える。

MEMO かじきは小麦粉を薄くまぶしてから焼くと、少ない調味料でも味がからみやすくなり、減塩に。さらに、バターでコクを出すことでエネルギーもアップします。

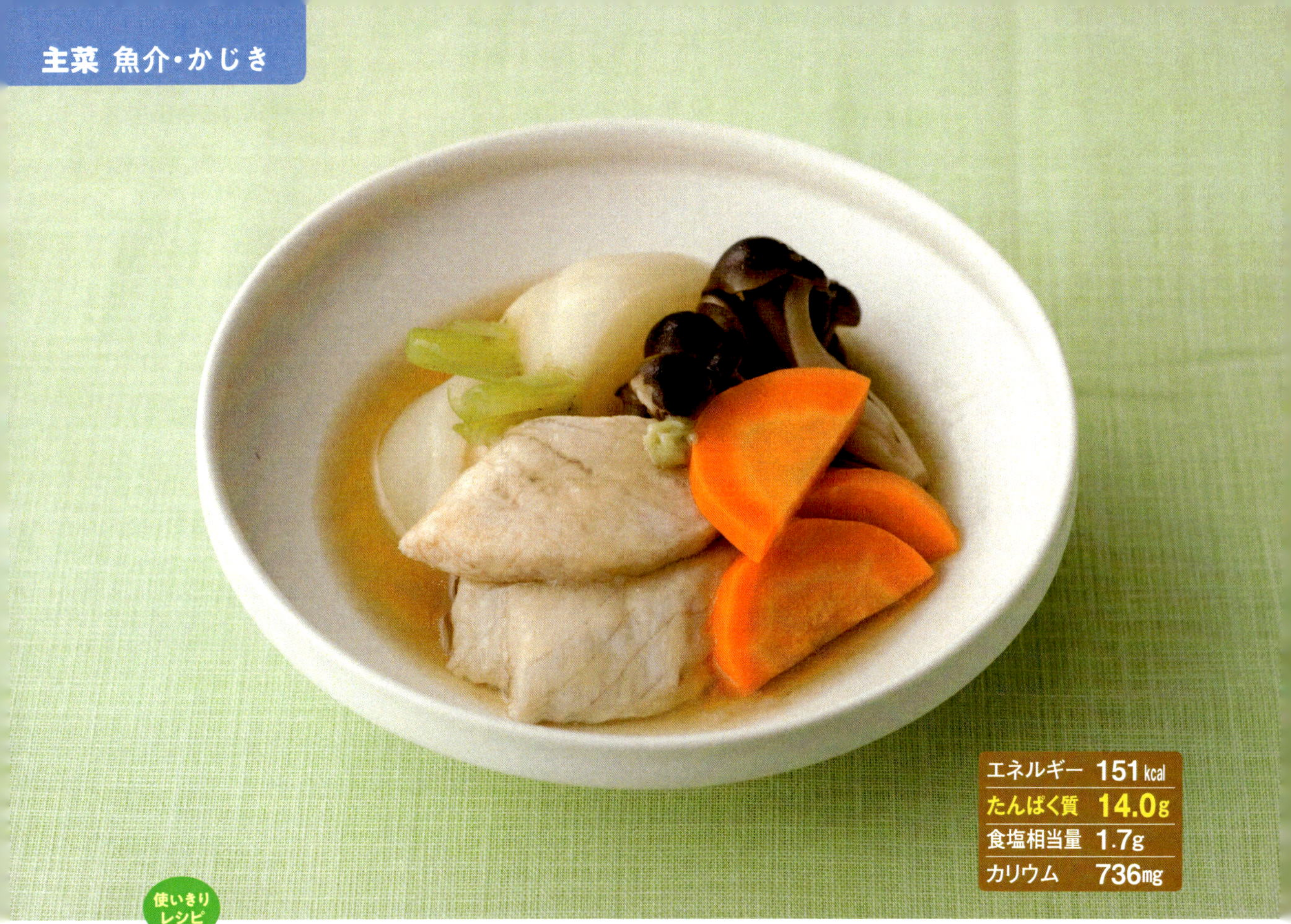

エネルギー	151kcal
たんぱく質	14.0g
食塩相当量	1.7g
カリウム	736mg

使いきりレシピ

1/2量

かたくり粉をまぶすとしっとり煮上がります

かじきの野菜入り治部《じぶ》煮

かじき1切れ120gを2等分にしたうえで2食分を作る

材料（2食分）

かじき（めかじき）……………60g×2
かぶ…………………………2個（140g）
しめじ………………………………50g
にんじん……………………………60g
A［だし…………………………250mℓ
　 酒、みりん、しょうゆ…各大さじ1
かたくり粉…………………………少々
ねりわさび…………………………少々

作り方

1. かじきは半分のそぎ切りにする。かぶは茎を2cmほど残してくし形に切り、にんじんは5mm厚さの半月切りに、しめじは小房に分ける。
2. なべに**A**を入れて火にかけ、かぶとにんじんを加えて中火で6～7分煮る。
3. かじきに薄くかたくり粉をまぶして入れ、しめじも加えてさらに2～3分煮る。
4. 器に盛り、わさびを添える。

MEMO 治部《じぶ》煮は、肉や魚にかたくり粉をまぶしてから煮た、やさしい口あたりが特徴。かじきもしっとりと煮上がります。カリウムを減らす場合は、煮汁は残します。

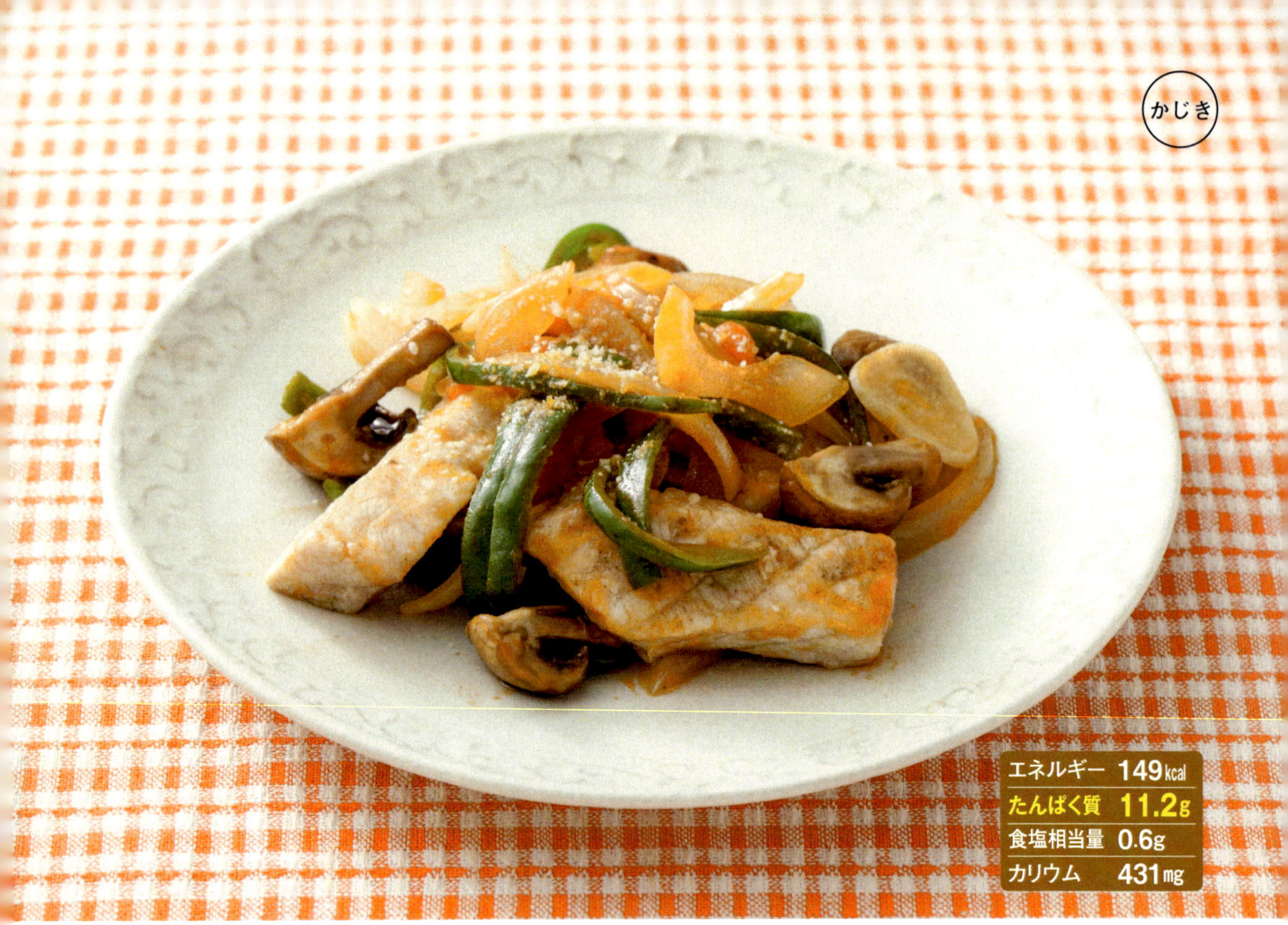

エネルギー	149kcal
たんぱく質	11.2g
食塩相当量	0.6g
カリウム	431mg

かじきは下ゆですることでふわふわに

かじきのナポリタン風いため物

材料（2人分）

- かじき（めかじき）……100g
- ミニトマト……3個
- ピーマン……1個
- 玉ねぎ……50g
- マッシュルーム……2～3個
- A
  - にんにく（みじん切り）……1/2かけ分
  - オリーブ油……小さじ2
- B
  - トマトケチャップ……大さじ1
  - 塩、黒こしょう……各少々
- 粉チーズ……少々

作り方

1. かじきはそぎ切りにし、さっとゆでる。
2. 玉ねぎとピーマンは細切りに、マッシュルームは四つ割りにする。
3. フライパンに**A**を入れて弱火にかけ、半分に切ったトマトをつぶしながらいためる。玉ねぎ、ピーマン、マッシュルームの順に入れていため、**B**で調味する。
4. 3にかじきを加えて手早くいためる。器に盛り、粉チーズを振る。

MEMO かじきはさっとゆでてから手早くいためるのが、コツ。ふんわりとやわらかく仕上がります。色どりがよいのでお弁当に入れるのもよいでしょう。

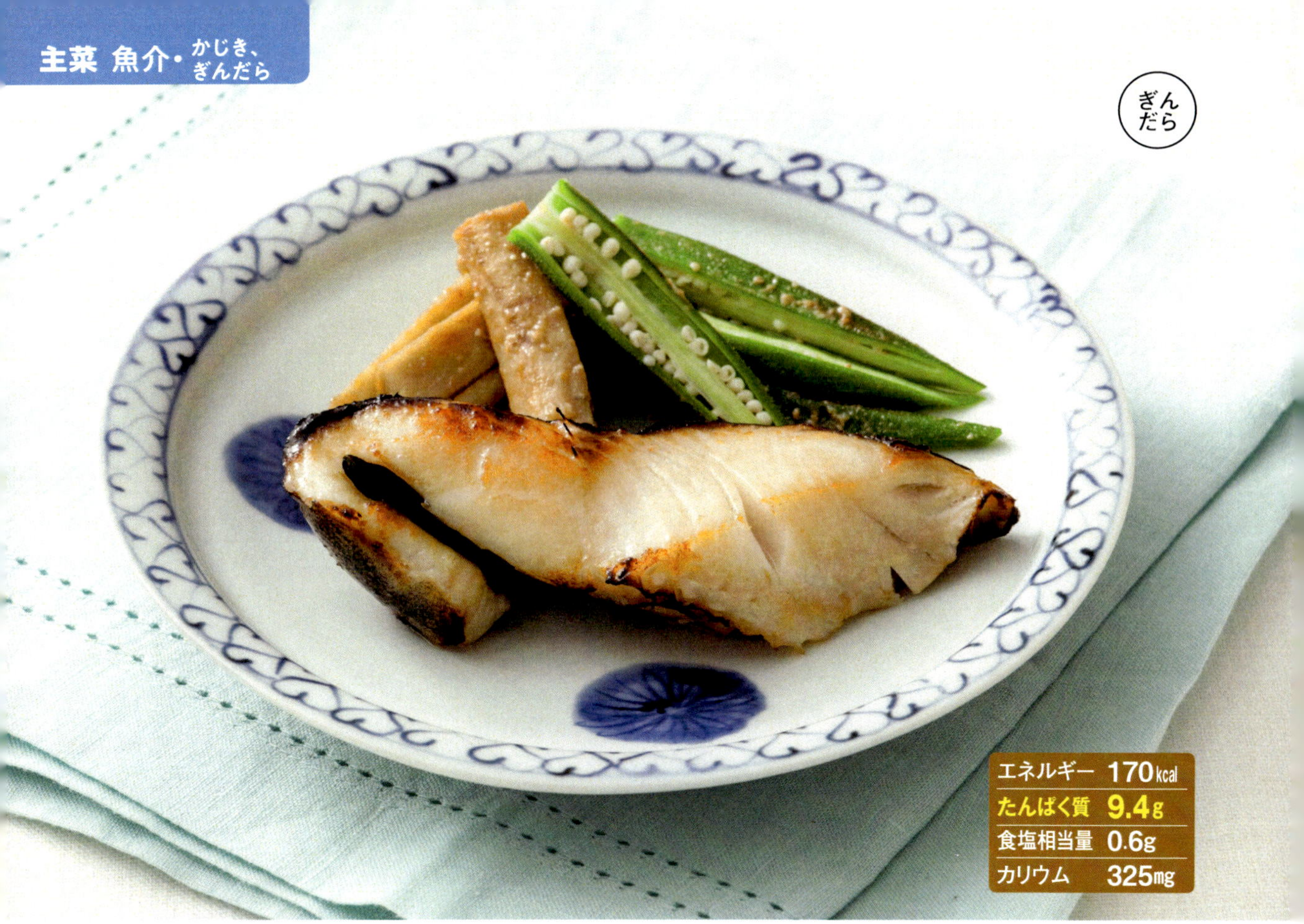

エネルギー	170kcal
たんぱく質	9.4g
食塩相当量	0.6g
カリウム	325mg

みその風味が移って薄味でもおいしい

ぎんだらのみそ漬け焼き

材料（1人分）

ぎんだら……小1切れ（60g）
A［みそ……………小さじ2/3
　 みりん…………小さじ2/3
ごぼう…………………5cm（20g）
オクラ……………………………2本

作り方

1. ごぼうは縦四つ割りにして水にさらし、ゆでる。オクラもさっとゆでる。
2. Aはよくまぜ、ぎんだらの表面に塗る。野菜も残りのみそをからめる。以上をそれぞれラップに包んでから密閉袋に入れ、冷蔵庫に半日ほどおく。
3. 2のみそをふきとり、グリルでこんがりと焼き、オクラは縦半分に切る。以上を盛り合わせる。

MEMO ぎんだら60gでたんぱく質量は8.2g。小1切れが1食のめやすです。少ない調味料でも味をなじませるには、下味をつけたらラップでぴったりと包むのがコツです。

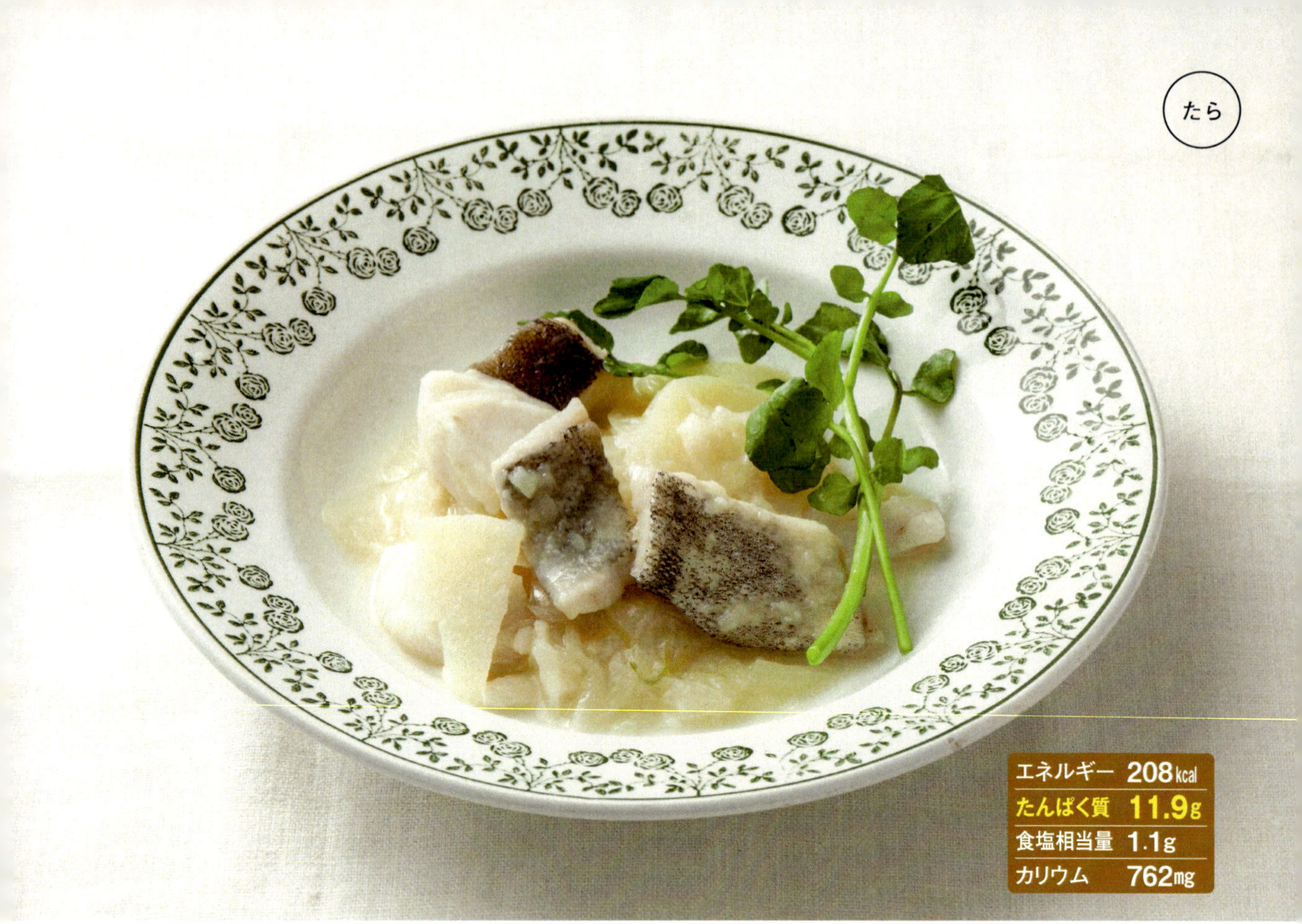

エネルギー	208kcal
たんぱく質	11.9g
食塩相当量	1.1g
カリウム	762mg

じゃがいもを合わせてボリュームをプラス

たらとじゃがいものクリーム煮

材料（1人分）

たら……………………1/2切れ（50g）
じゃがいも……………………100g
玉ねぎ……………………50g
A
- 水……………………1/2カップ
- 顆粒コンソメ……………………小さじ1/4
- にんにく……………………1/2かけ
- 白ワイン……………………大さじ1

生クリーム……………………大さじ1
塩、こしょう……………………各少々
クレソン……………………2本

作り方

1. たらは4等分にして塩少々を振り、しばらくおいて水けをふく。じゃがいもは皮をむいて1cm厚さに切り、玉ねぎは薄切りにする。
2. 小さめのなべに❶と**A**を入れ、煮立ったら弱火にしてふたをし、じゃがいもに火が通るまで10分ほど蒸し煮にする。
3. 塩、こしょうで味をととのえ、好みで生クリームを加えてひと煮する。器に盛り、クレソンを添える。

MEMO たらは1食分50gでたんぱく質量は8.8g。量が少ないので、じゃがいもと煮てボリュームをプラスし、生クリームでコクを出すので満足感が得られます。

主菜 魚介・たら、まぐろ

まぐろ
エネルギー 147kcal
たんぱく質 14.5g
食塩相当量 0.7g
カリウム 461mg

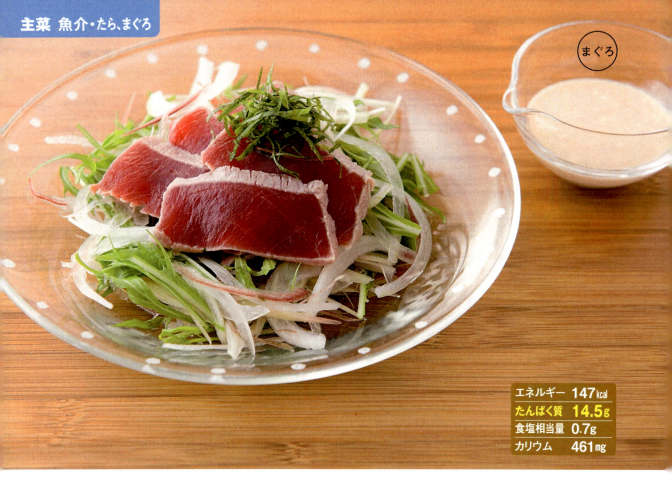

刺し身はサラダ仕立てにして減塩を

まぐろの湯引きサラダ

材料（1人分）

まぐろ（生食用・赤身）……………60g
玉ねぎ……………………………………30g
水菜、みょうが……………………各20g
青じそ…………………………………1枚
A
- おろしにんにく…………………少々
- おろししょうが……小さじ1/2弱
- だし、ポン酢しょうゆ………各5g
- マヨネーズ………小さじ2と1/2

作り方

1. まぐろはさくのまま熱湯にさっとくぐらせ、すぐに冷水にとって水けをふく。
2. 玉ねぎは薄切りに、水菜は4㎝長さに、みょうがは斜め薄切りにし、冷水に放してシャキッとしたら水けをきる。
3. 2をざっとまぜて器に敷き、まぐろを4～5㎜厚さに切って盛る。青じそをせん切りにしてのせ、Aをまぜ合わせて食卓でかけて食べる。

MEMO まぐろの刺し身は低エネルギー＆高塩分。野菜たっぷりのサラダに仕立てましょう。トロを選ぶとエネルギー量は3～4倍になりますが、たんぱく質はほぼ同じです。

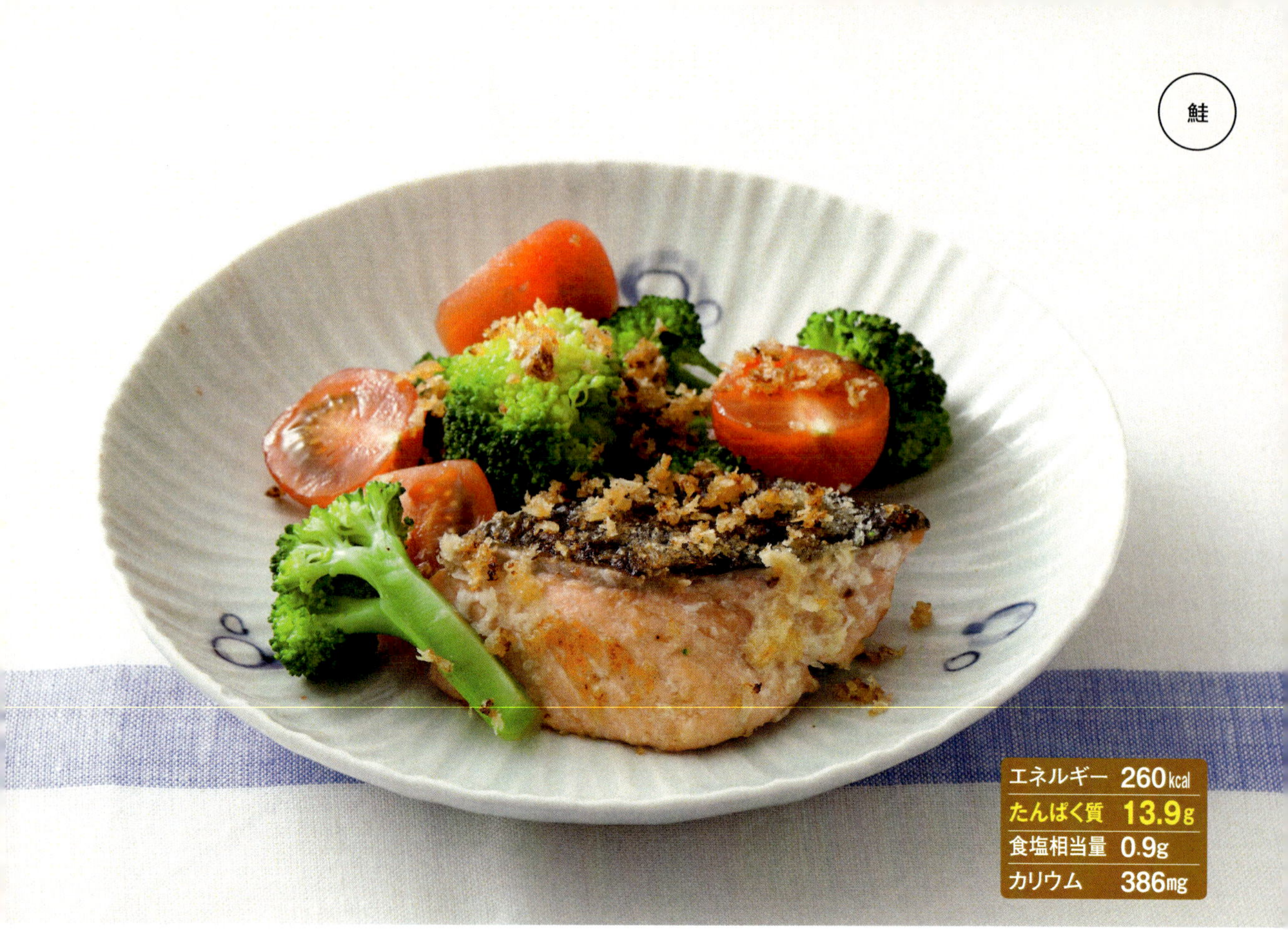

エネルギー	260kcal
たんぱく質	13.9g
食塩相当量	0.9g
カリウム	386mg

マヨネーズで油分を補うことで食べやすい

生鮭のマヨパン粉焼き

材料（1人分）

生鮭……1/2切れ（50g）
塩……少々
小麦粉……小さじ1/4
A［マヨネーズ……大さじ1/2
　 みそ……小さじ1/4
パン粉（こまかいもの）……5g
ブロッコリー……3～4房
ミニトマト……2個
オリーブ油……大さじ1

作り方

1. 鮭は塩を振って5分ほどおく。水けをふいて小麦粉を薄くまぶし、**A**を表面に塗ってパン粉をまぶす。
2. フライパンに油を熱し、鮭を入れて中火で焼く。焼き色がついたら返し、弱火で3～4分焼いて火を通す。
3. 器に盛り、ゆでたブロッコリーと半分に切ったミニトマトを添える。2のフライパンに残ったパン粉があれば、野菜に散らす。

MEMO 鮭の切り身1/2切れ50gで、たんぱく質量は11.2g。使う量が少ないので、マヨネーズとみそでコクを出し、マヨネーズで油分を補うとともにエネルギーをアップ。

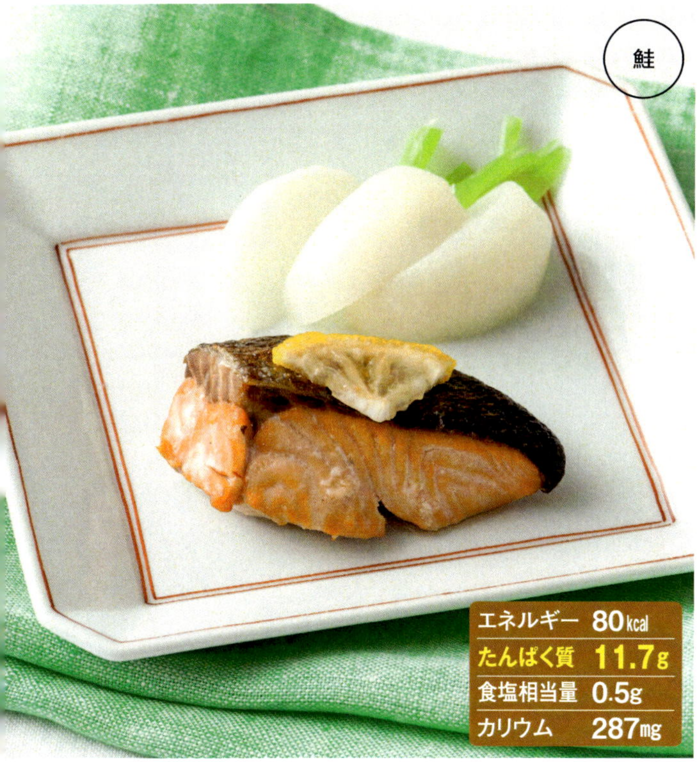

鮭

エネルギー	80kcal
たんぱく質	11.7g
食塩相当量	0.5g
カリウム	287mg

ゆずの香りで薄味でもおいしい

鮭のゆずしょうゆ漬け焼き

材料（1人分）

生鮭
……1/2切れ(50g)

A ┌酒、しょうゆ、
　│ゆず果汁
　└……各小さじ1/2

ゆず（いちょう切り）
……………………1枚

かぶ…………1/2個

作り方

1. 鮭は**A**に漬け、ときどき返しながら味をなじませる。かぶは茎を1cmほど残してくし形に切り、ゆでる。
2. 鮭の汁けをきり、グリルにのせ、漬け汁を塗りながらこんがりと焼く。
3. 器に盛ってゆずをのせ、かぶを添える。

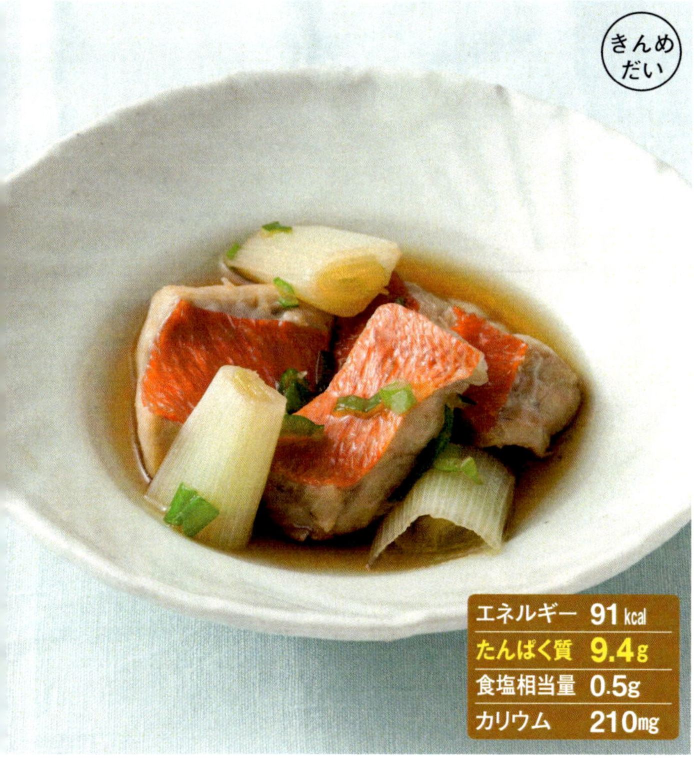

きんめだい

エネルギー	91kcal
たんぱく質	9.4g
食塩相当量	0.5g
カリウム	210mg

調味料は控えめにして減塩を

きんめだいの煮物

材料（1人分）

きんめだい
……1/2切れ(50g)

ねぎ（青い部分も少々）……………10cm

A ┌水………大さじ2
　│みりん
　│……小さじ1/2
　│酒、しょうゆ
　└…各小さじ1/2

作り方

1. きんめだいは3等分に切る。ねぎは4等分に切る。
2. 小なべに**A**を入れて火にかけ、煮立ったら1を入れ、落とし蓋をして7～8分煮る。

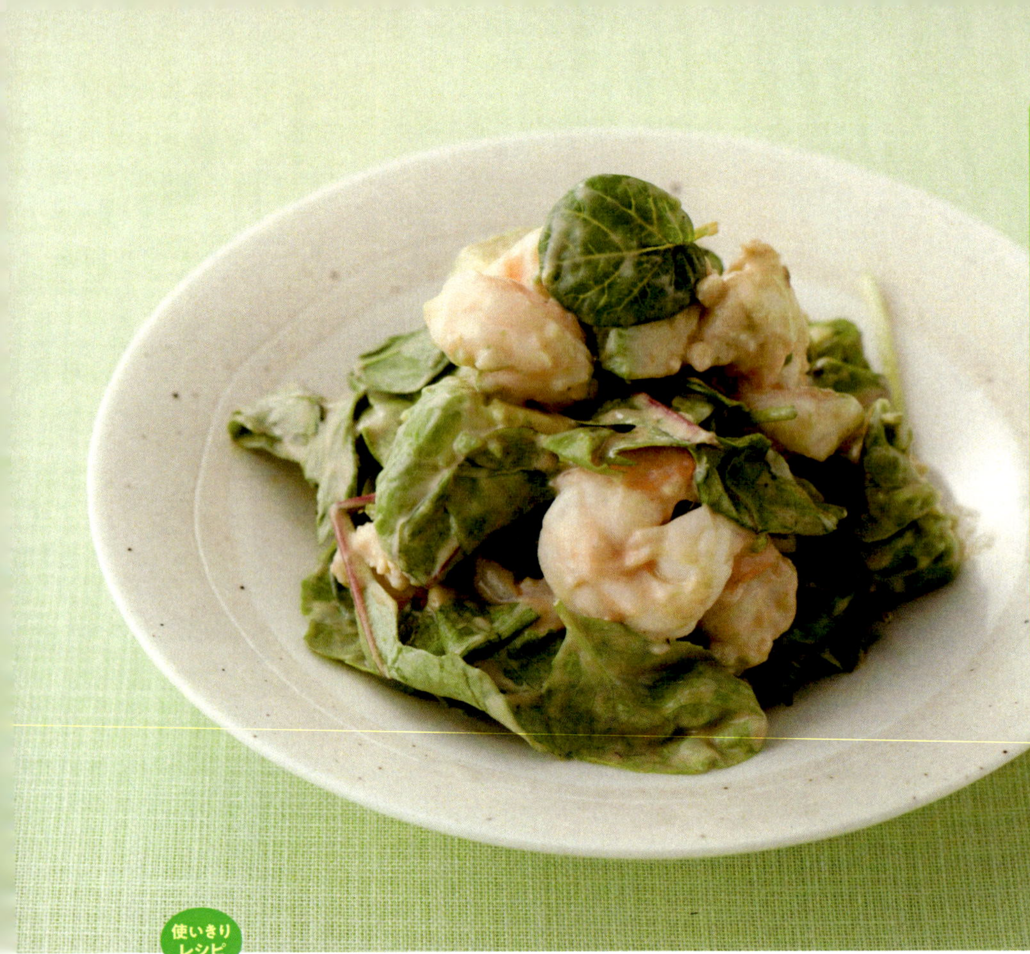

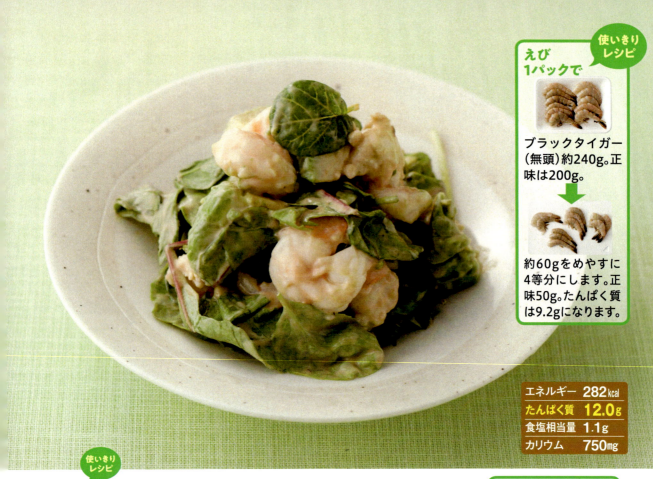

使いきりレシピ

えび
1パックで

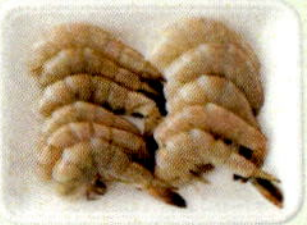

ブラックタイガー（無頭）約240g。正味は200g。

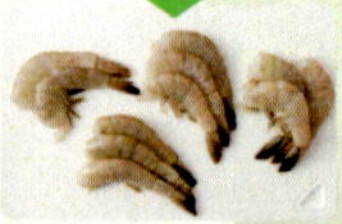

約60gをめやすに4等分にします。正味50g。たんぱく質は9.2gになります。

エネルギー	282kcal
たんぱく質	12.0g
食塩相当量	1.1g
カリウム	750mg

使いきりレシピ

1/4量

タバスコの辛みがアクセントに

アボカド入りえびマヨサラダ

ブラックタイガー200g（正味）を4等分したうちの1食分50gを使う

材料（1食分）

えび（ブラックタイガー）…3尾（50g）

A ┌ 酒……小さじ1
　└ かたくり粉……小さじ1/2

アボカド……1/2個（70g）

ベビーリーフ……15g

B ┌ マヨネーズ……大さじ1
　│ トマトケチャップ……大さじ1/2
　│ 加糖練乳……小さじ1/2
　│ タバスコ、塩、黒こしょう
　└ ……各少々

作り方

1. えびは尾を残して殻、背わたを除き、洗って水けをきる。**A**をからめてからゆで、水けをきる。
2. アボカドは一口大に切る。
3. ボウルに**B**をまぜ合わせ、1と2、ベビーリーフを加えてあえ、器に盛る。

MEMO アボカド100gでたんぱく質量は2.5g、エネルギーは187kcal。たんぱく質をふやさずにエネルギーを高める食材として最適です。

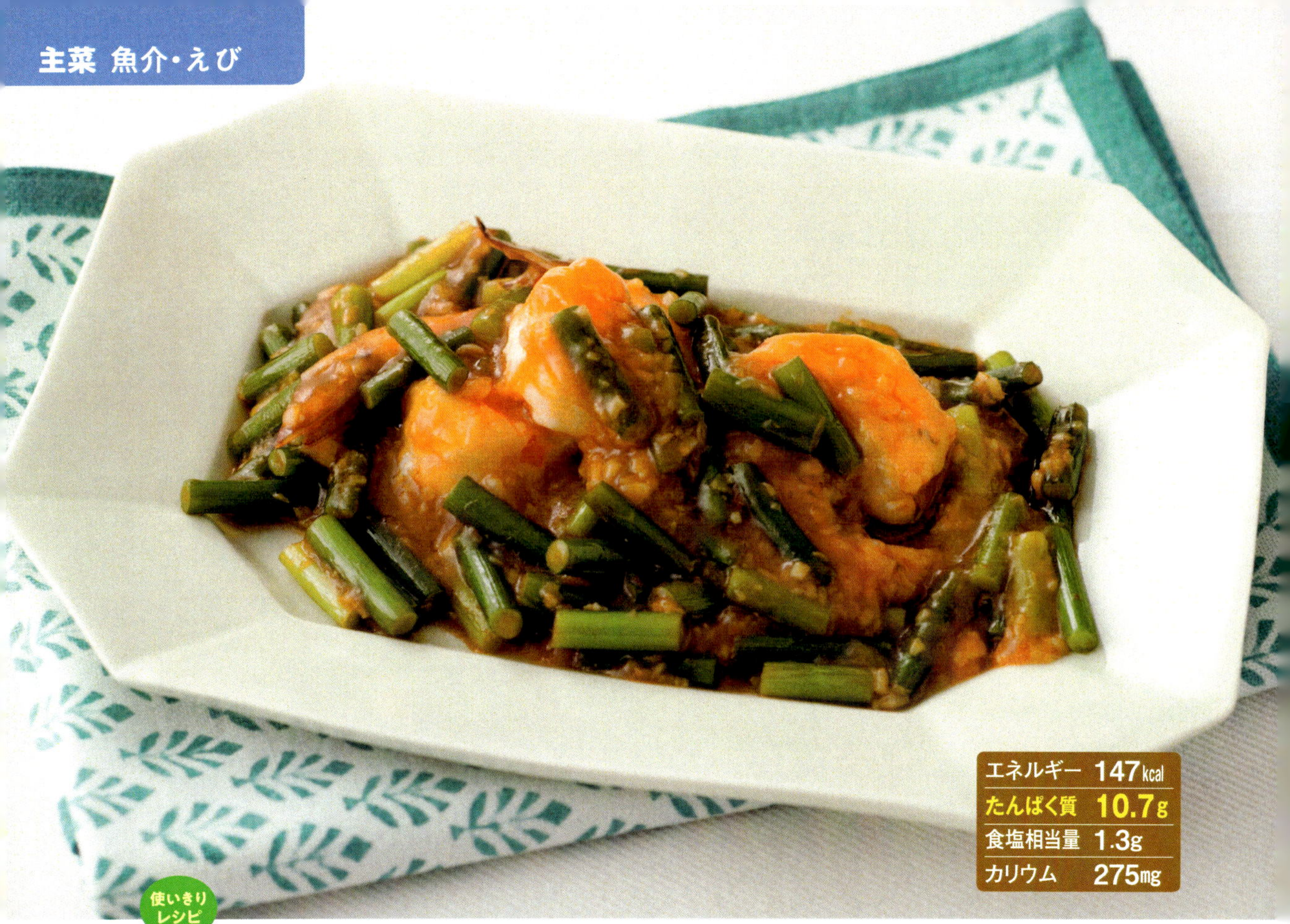

エネルギー	147kcal
たんぱく質	10.7g
食塩相当量	1.3g
カリウム	275mg

使いきりレシピ

2/4量

少し手間はかかりますが味は本格派

えびチリいため

ブラックタイガー 200g（正味）を4等分したうちの2食分を使う

材料（2食分）

えび（ブラックタイガー）…6尾（100g）

A
- 塩……少々
- かたくり粉……小さじ1

B
- 酒……小さじ2
- かたくり粉……小さじ1

にんにくの芽……80g

C
- 豆板醤……小さじ1/2
- にんにく（みじん切り）…1かけ分
- しょうが（みじん切り）……10g
- ごま油……大さじ1
- 酒、水……各大さじ1

D
- トマトケチャップ…大さじ1と1/2
- しょうゆ、かたくり粉…各小さじ1

作り方

1. えびは尾を残して殻と背わたをとり除き、**A**をよくもみ込む。洗って水けをふき、**B**をまぜ合わせる。
2. にんにくの芽は3cm長さに切る。
3. フライパンに**C**を入れて弱火にかけ、香りが立ったら1と2を加えていためる。**D**をまぜたものを加え、味をからめる。

MEMO 人気の中華おかずも手作りして、塩分を抑えましょう。使いがってがよいにんにくの芽を合わせれば、ボリュームも出ます。

使いきりレシピ

1/4量

レモンを加えると味が引き締まります

えび

えびといんげんのいため レモン風味

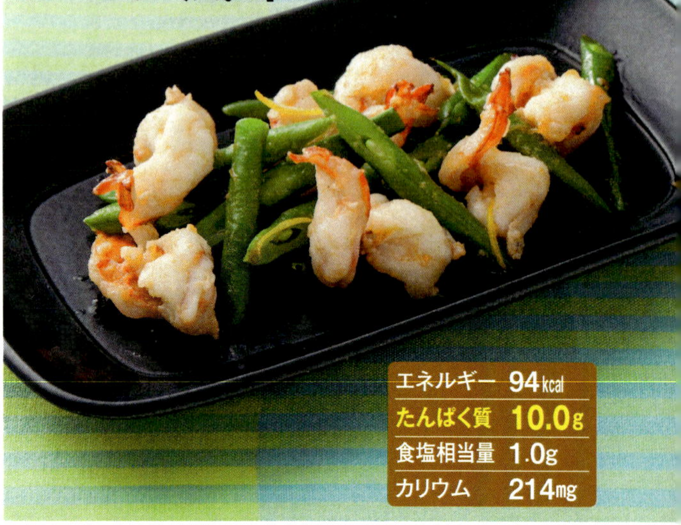

エネルギー	94kcal
たんぱく質	10.0g
食塩相当量	1.0g
カリウム	214mg

材料（1食分）

えび（ブラックタイガー）……3尾（50g）

さやいんげん…3本

A
- オリーブ油…………小さじ1
- にんにく（みじん切り）…………1かけ分

B
- 酒……小さじ1/2
- 塩……………0.8g
- 黒こしょう……………少々

C
- レモン果汁………小さじ1/4
- レモンの皮（せん切り）……………少々

作り方

1. えびは殻をとって厚みを半分に開き、背わたを除き、洗って水けをふく。いんげんは斜め切りにし、さっとゆでる。
2. フライパンに**A**を熱し、香りが立ったらえび、いんげんの順にいためる。
3. えびの色が変わったら**B**で調味し、仕上げに**C**を加えてひといためする。

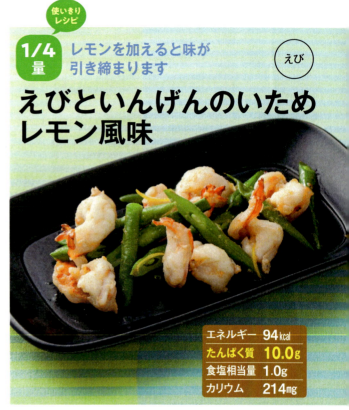

卵なしの衣でたんぱく質をカット

むきえび

えびとセロリのかき揚げ

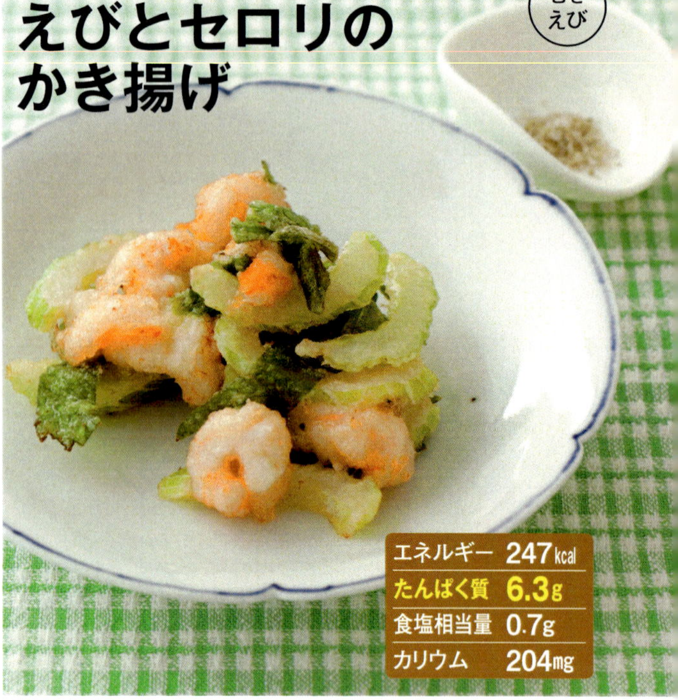

エネルギー	247kcal
たんぱく質	6.3g
食塩相当量	0.7g
カリウム	204mg

材料（1人分）

むきえび………3尾（30g）

セロリ…………30g

A
- 小麦粉…小さじ2と1/2
- かたくり粉……小さじ1/2
- 水……小さじ2強

揚げ油…………適量

B
- 粉ざんしょう……………少々
- 塩……………0.6g

作り方

1. えびは厚みを半分に切り、あれば背わたを除く。セロリは斜め薄切りにする。
2. ボウルに**A**を合わせてさっくりとまぜる。
3. 揚げ油を170度に熱し、1に2の衣をからめて木べらに一口大ずつのせ、揚げ油にすべり込ませてカラリと揚げる。**B**を合わせたさんしょう塩を添える。

むき えび

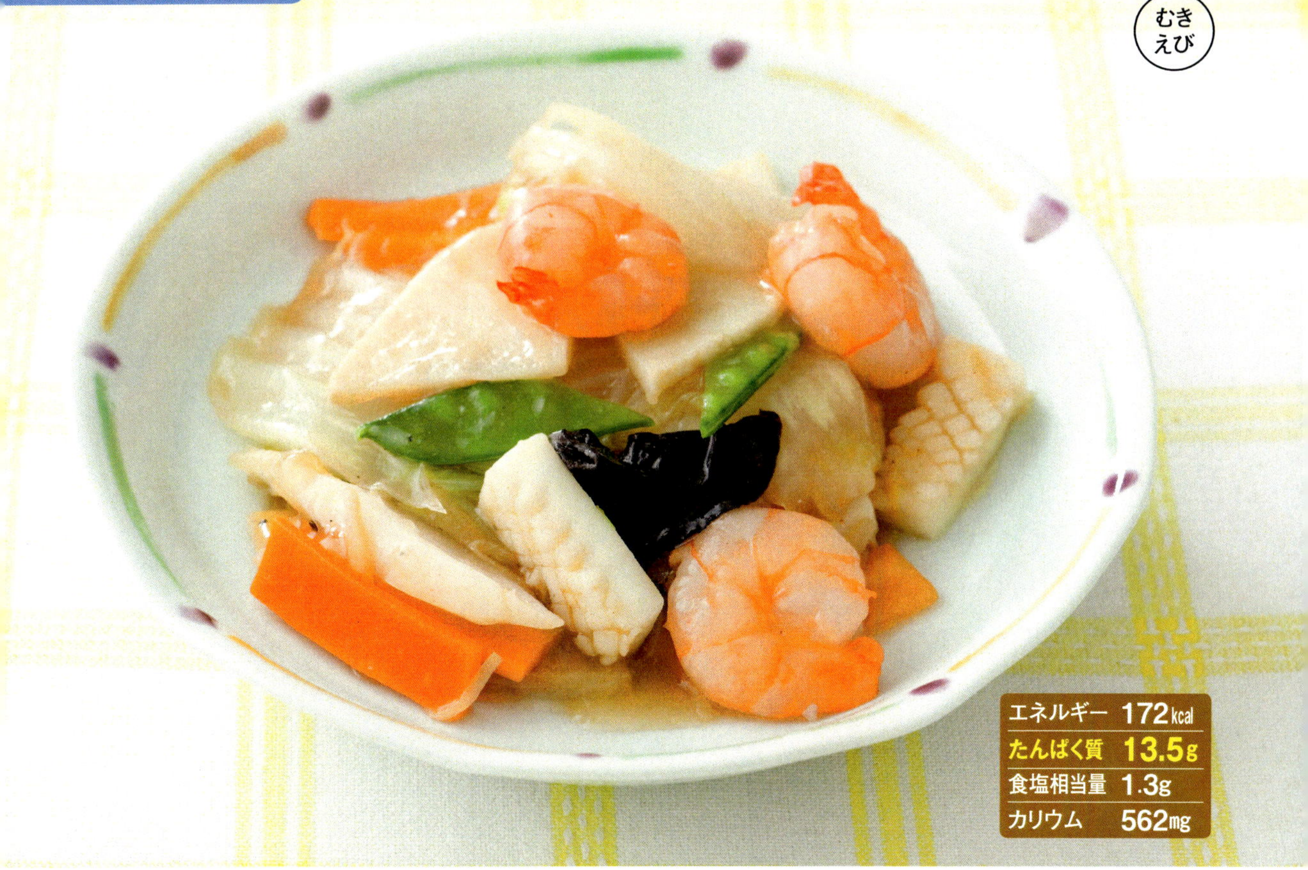

エネルギー	172kcal
たんぱく質	13.5g
食塩相当量	1.3g
カリウム	562mg

手間がかかりますが、おいしさは格別です

八宝菜

材料（1人分）

むきえび……30g
いか（胴）……30g
酒……小さじ2
白菜（そぎ切り）……80g
ゆでたけのこ（薄切り）……25g
にんじん（短冊切り）……20g
さやえんどう（半分に切る）……2枚
きくらげ（乾燥・もどす）……0.5g
A ごま油……小さじ2
A しょうが（せん切り）……5g
B 酒、オイスターソース‥各小さじ1
B 鶏ガラスープのもと…小さじ1/4
B 黒こしょう……少々
水どきかたくり粉……小さじ2と2/3

作り方

1. えびは背わたを除き、いかは皮をむいて格子状に切り目を入れ、短冊に切る。以上に酒をからめる。
2. フライパンに**A**を入れて火にかけ、香りが立ったら1を入れてさっといためる。色が変わったら野菜ときくらげを加えていため合わせる。
3. 全体に油が回ったら水大さじ4を注いで**B**を加え、再び煮立ったら水どきかたくり粉を回し入れてまぜ、とろみをつける。

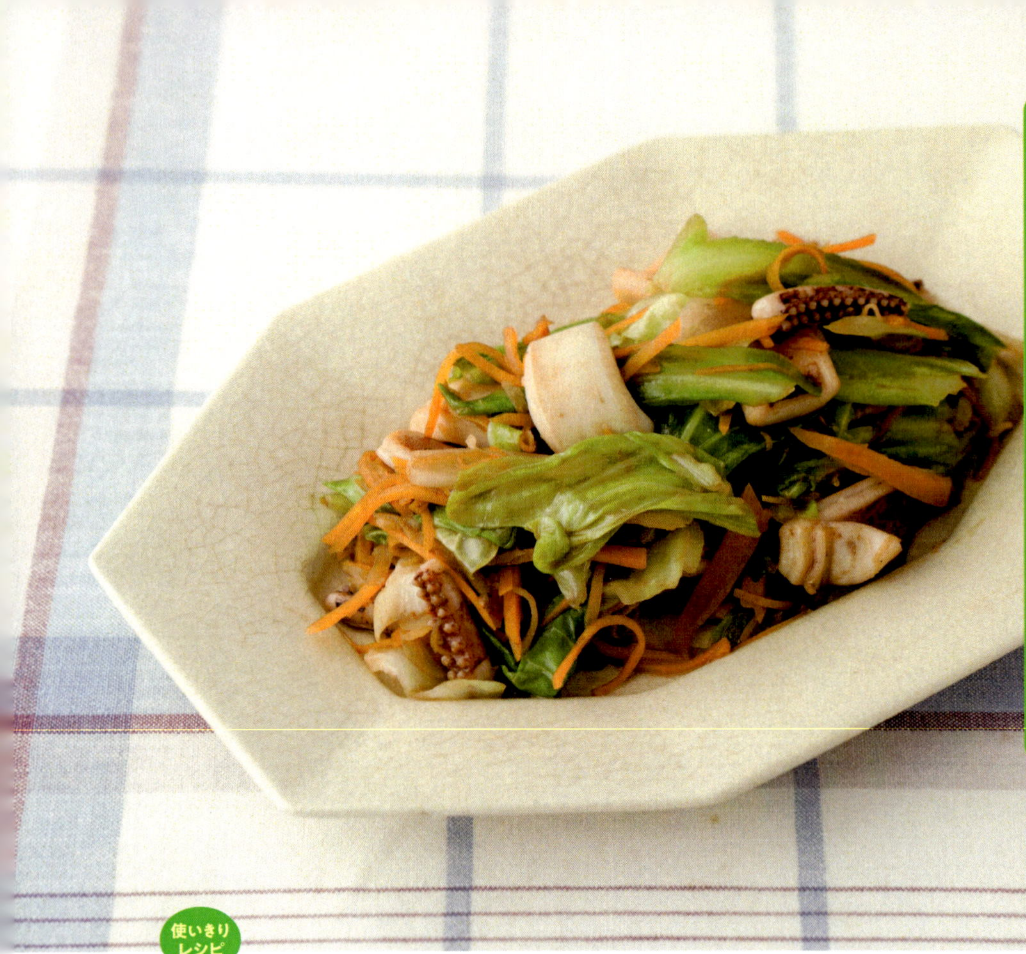

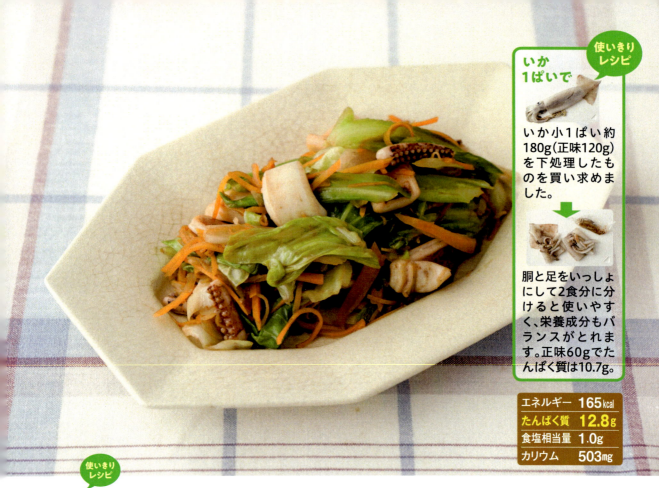

使いきりレシピ

いか1ぱいで

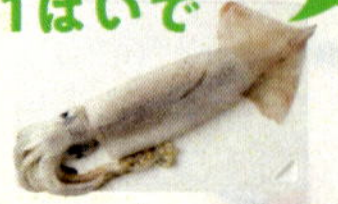

いか小1ぱい約180g(正味120g)を下処理したものを買い求めました。

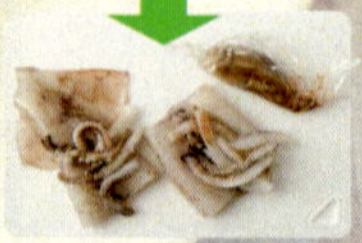

胴と足をいっしょにして2食分に分けると使いやすく、栄養成分もバランスがとれます。正味60gでたんぱく質は10.7g。

エネルギー	165kcal
たんぱく質	12.8g
食塩相当量	1.0g
カリウム	503mg

使いきりレシピ

1/2量

わたも活用してコクのあるいため物に

いかとキャベツのわたいため

いか小1ぱい120g（正味）の半量を使う

材料（1食分）

いか……………………1/2ぱい分（60g）
しょうが（せん切り）…………………8g
キャベツ…………………………大1枚
にんじん………………………………25g
植物油……………………………小さじ2
A ┌酒……………………………大さじ1
　│いかのわた…………いか1ぱい分
　└ポン酢しょうゆ……………小さじ2

作り方

1. いかの胴と足は食べやすい大きさに切る。キャベツは食べやすい大きさにちぎり、にんじんはせん切りにする。
2. フライパンに油を熱してしょうがをいため、香りが立ったらキャベツとにんじんを加えていため、少ししんなりしてきたらいかも加えていため合わせる。
3. Aを加え、味がなじむように手早くいため合わせる。

MEMO いかのわたは独特のうまみがあり、料理にコクと風味を生み出します。少ない調味料でもおいしくできるので、減塩にもつながります。

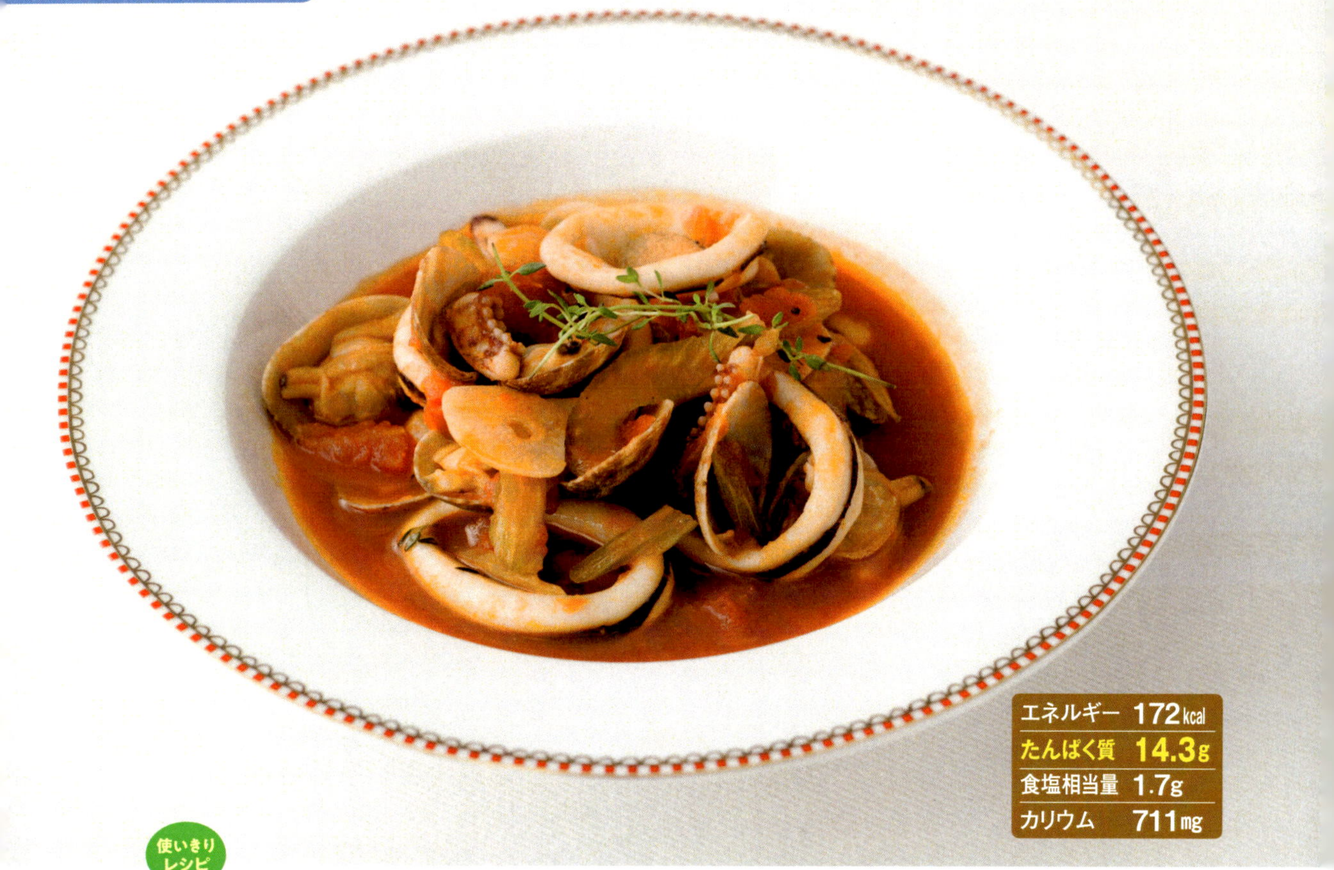

エネルギー	172kcal
たんぱく質	14.3g
食塩相当量	1.7g
カリウム	711mg

使いきりレシピ

1/2量

あさりも加えてうまみを出します

簡単ブイヤベース

いか小1ぱい120g(正味)の半量を使う

材料(1食分)

- **いか……1/2ぱい(60g)**
- あさり(殻つき・砂出ししたもの)…90g
- セロリ……1/3本
- A
  - にんにく(薄切り)……1/2かけ分
  - オリーブ油……小さじ2
- B
  - トマト缶(ホール)……100g
  - 顆粒コンソメ……0.8g
  - 水……30mℓ
  - 白ワイン……大さじ1
  - タイム……1枝
- 塩、こしょう……各少々
- タイム……適量

作り方

1. いかは輪切りにし、あさりは水洗いする。セロリは薄切りにする。
2. なべにAを入れて弱火にかけ、香りが立ったら中火にし、セロリを加えていためる。
3. あさりとBを加え、煮立ったらアクをとり除き、いかを加えて中火で4～5分煮る。
4. 塩、こしょうで味をととのえ、器に盛り、あればタイムを添える。

MEMO いかだけではうまみが足りないので、あさりを加えます。その分、全体のたんぱく量と塩分量がふえるので、副菜で調整して献立のバランスをとりましょう。

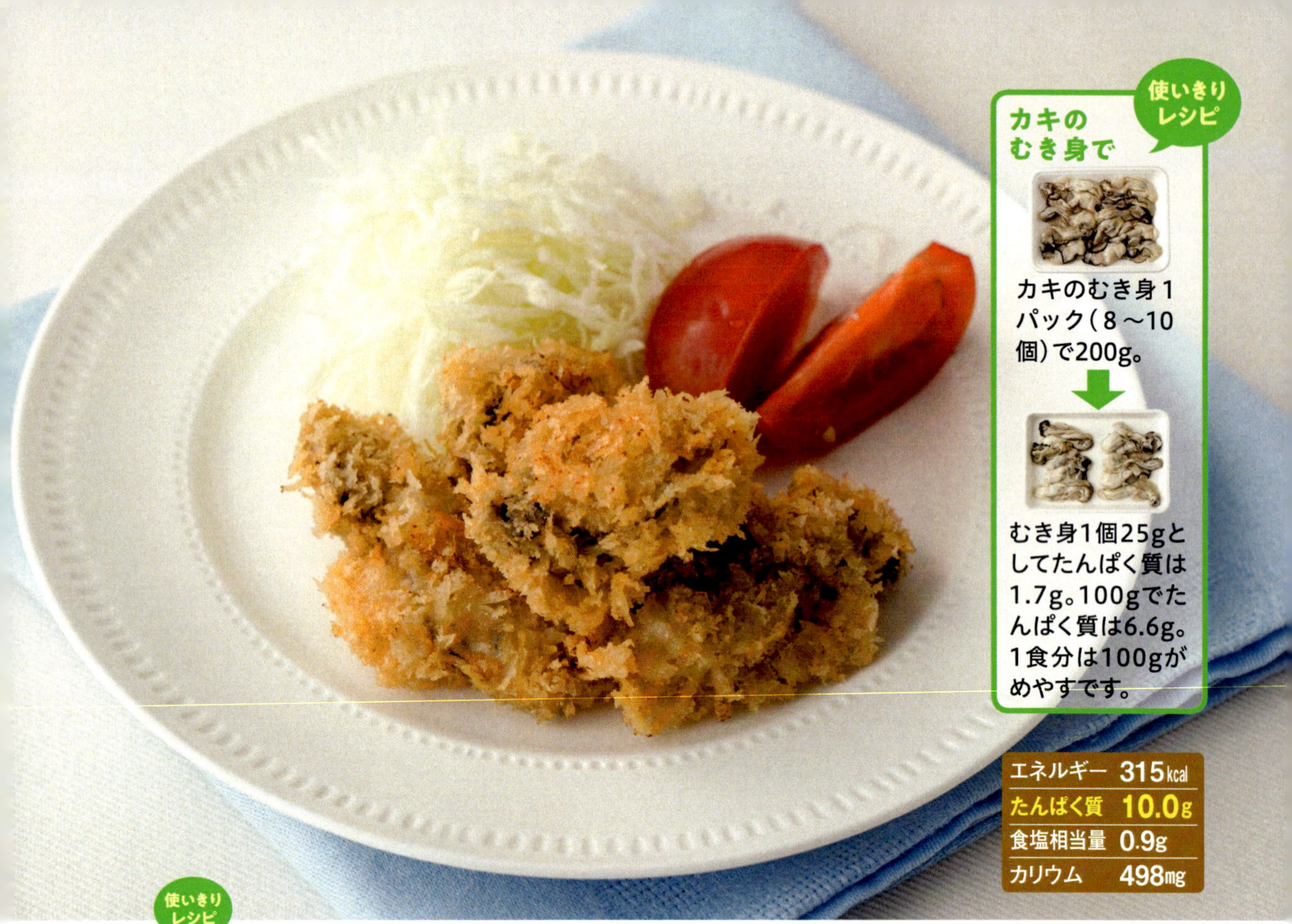

使いきりレシピ

カキのむき身で

カキのむき身1パック（8～10個）で200g。

むき身1個25gとしてたんぱく質は1.7g。100gでたんぱく質は6.6g。1食分は100gがめやすです。

エネルギー	315kcal
たんぱく質	10.0g
食塩相当量	0.9g
カリウム	498mg

使いきりレシピ

1/2量

卵なしのフライ衣でもサクサクッ！

カキフライ

カキのむき身200gの半量を使う

材料（1食分）

カキ（むき身）……………4個（100g）

A
- 小麦粉……………………………小さじ2
- 水…………………………………小さじ1
- 塩…………………………………少々

パン粉……………………………………10g

揚げ油……………………………………適量

キャベツ（せん切り）……………1枚分

トマト（くし形切り）………………2個

作り方

1. カキは水でよく振り洗いをして、水けをきる。
2. **A**をまぜ合わせ、カキを入れてからめてから、パン粉をまぶす。
3. 揚げ油を170度に熱し、2を入れてカラッと揚げる。
4. 油をきって器に盛り、キャベツのせん切りとトマトを添える。

MEMO フライ衣には、本来なら卵を使いますが、卵はたんぱく質量が多い食材なので、小麦粉だけで仕上げます。それでも、サクサクッとジューシーに揚がります。

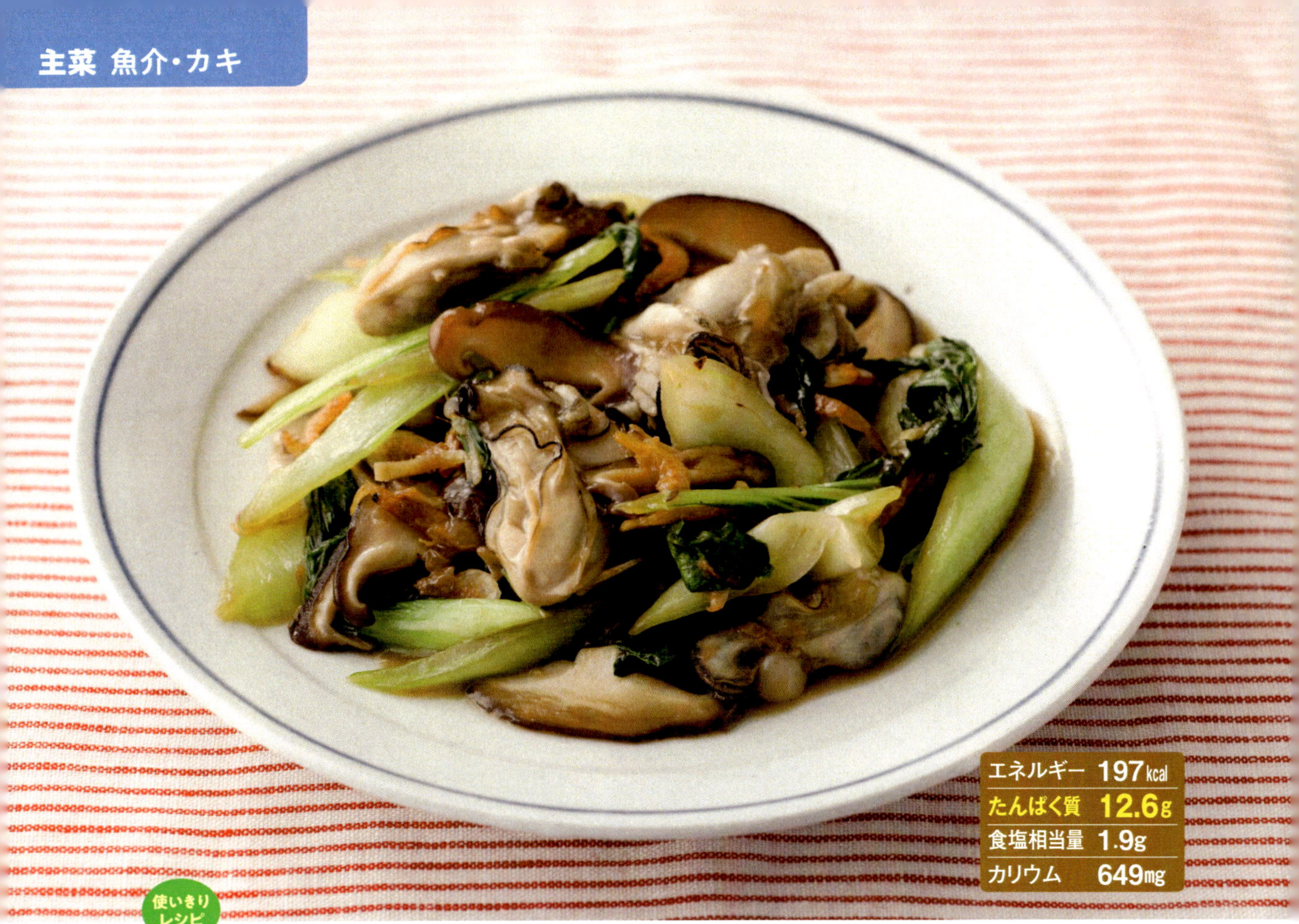

エネルギー	197kcal
たんぱく質	12.6g
食塩相当量	1.9g
カリウム	649mg

使いきりレシピ

1/2量

オイスターソースの風味とコクで本格的な味わい

カキのオイスターソースいため

カキのむき身200gの半量を使う

材料（1食分）

カキ（むき身）……………**4個（100g）**
かたくり粉……………………………少々
しいたけ………………………………2枚
チンゲンサイ…………………………1株
A
- しょうが（せん切り）……………8g
- 桜えび……………………………6g
- ごま油……………………小さじ2

B
- 酒…………………………小さじ2
- 水…………………………大さじ1
- オイスターソース、しょうゆ、みりん……………………各小さじ1

作り方

1. カキは水でよく振り洗いをして水けをきり、薄くかたくり粉をまぶす。しいたけは薄切りにし、チンゲンサイは縦4等分に切って斜め切りにする。
2. フライパンにAを入れて弱火にかけ、香りが立ったら中火にし、しいたけとチンゲンサイを加えていためる。
3. カキも加えていため、火が通ったらBを加え、全体をからめるようにいため合わせる。

MEMO カキに火を通しすぎないのが、おいしく作るコツ。カリウムを減らす場合は、チンゲンサイはさっとゆでてからいためます。

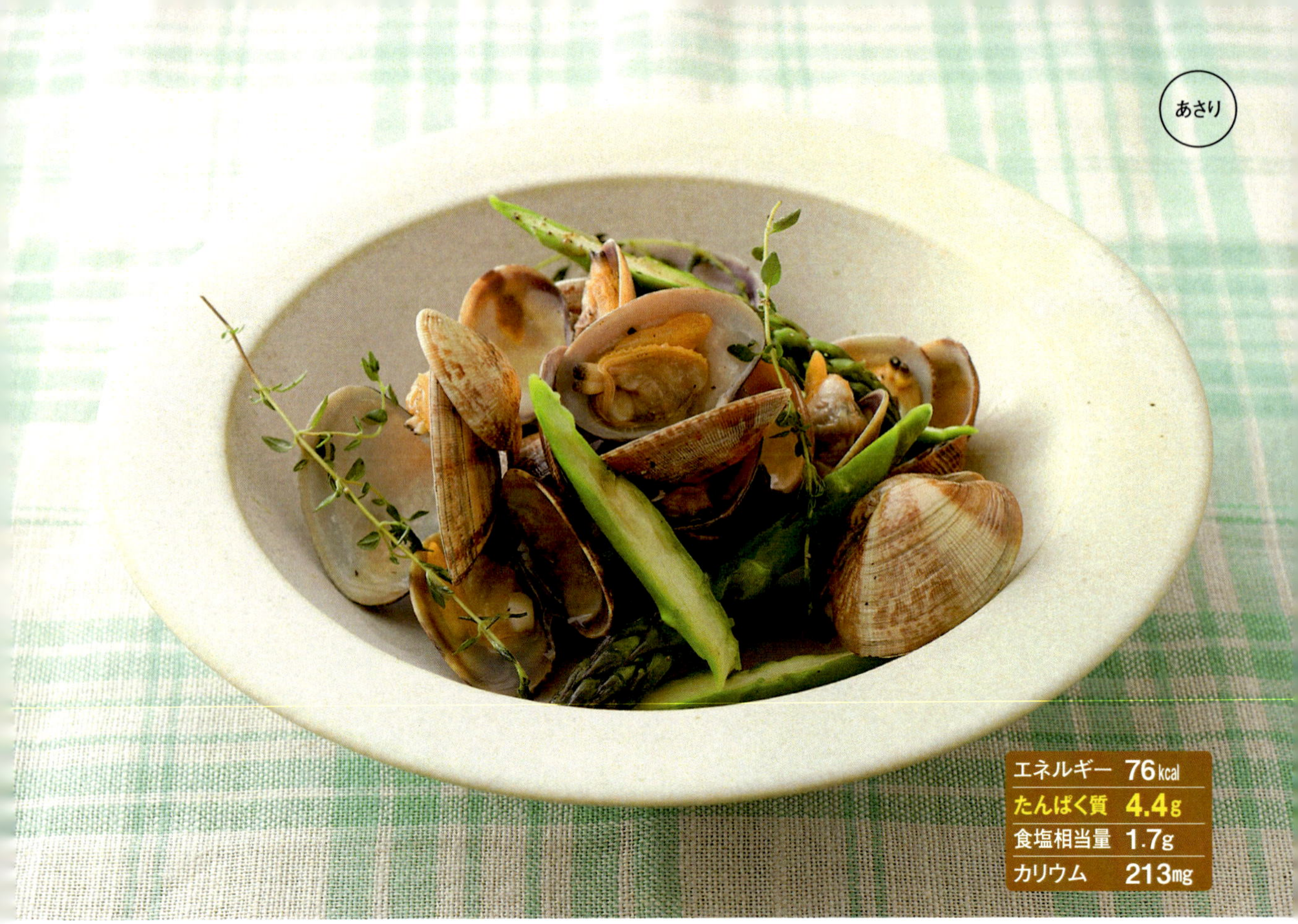

エネルギー	76kcal
たんぱく質	4.4g
食塩相当量	1.7g
カリウム	213mg

アスパラを合わせて彩りとビタミンをプラス

あさりとアスパラのハーブ蒸し

材料（2人分）

あさり（殻つき・砂抜きしたもの）
……………………250g（正味100g）
グリーンアスパラガス……………4本
A
- タイム（生）………………………2枝
- 白ワイン……………………大さじ2
- バター………………………大さじ1
- しょうゆ……………………小さじ1
- 塩、こしょう…………………各少々

作り方

1. あさりは洗ってざるに上げる。アスパラは大きく斜め3等分に切る。
2. フライパンにあさりと**A**を入れて強火にかけ、ふたをして5分ほど蒸し煮にする。
3. 貝の口があいたらアスパラを加え、火を止めて2分ほどふたをして蒸らす。

MEMO あさりは100gでたんぱく質量は6.0g。1食分の食べごたえはありますが、塩分が多いので注意が必要。ハーブなどの香りをきかせて、調味料は控えめにします。

ほたて

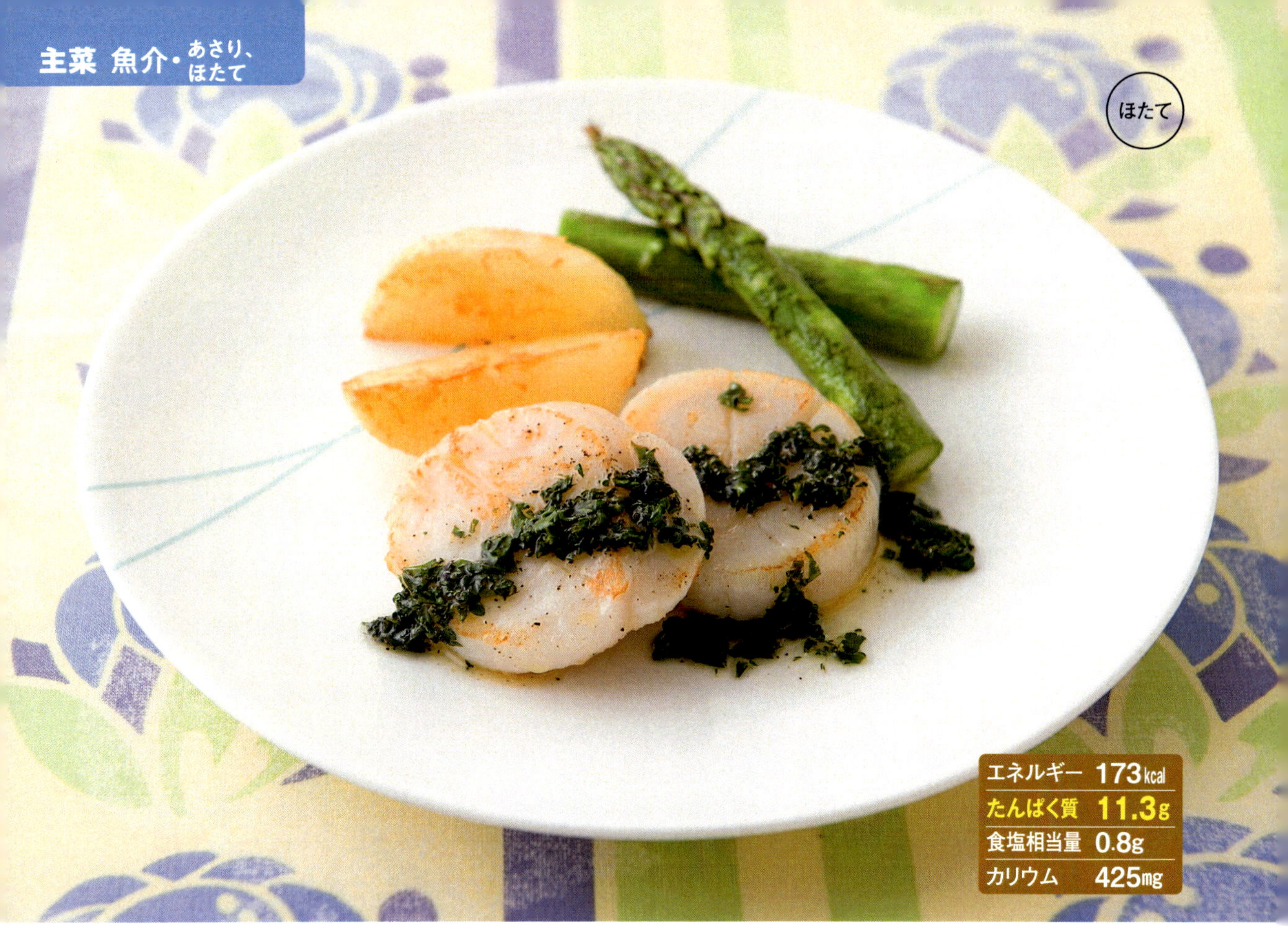

エネルギー 173kcal
たんぱく質 11.3g
食塩相当量 0.8g
カリウム 425mg

パセリバターのソースで香りよく

ほたて貝柱のソテー

材料（1人分）

ほたて貝柱……60g
塩、こしょう……各少々
グリーンアスパラガス……1本（20g）
じゃがいも……30g
オリーブ油……小さじ1と1/4
A バター……小さじ1と1/2
A パセリのみじん切り……小さじ1
A レモンのしぼり汁……小さじ1弱

作り方

1. ほたては厚みを半分に切って塩とこしょうを振る。
2. アスパラは長さを半分に切る。じゃがいもはまるごとラップで包み電子レンジで30秒加熱し、皮をむいてくし形に切る。
3. フライパンにオリーブ油を熱して1、2を入れる。ほたてとじゃがいもは表面に焼き色をつけ、アスパラは転がしながら火を通す。器に盛り、あたためたAのソースをかける。

MEMO パセリとバター、レモンのソースが淡泊なほたての味をカバー。ソースだけの食塩相当量は0.2gと低塩。カキ、えび、たらなどのソテーにも合います。

卵、大豆製品の選び方 ポイント

卵、豆腐などの大豆製品は、良質のたんぱく質を確保するために欠かせない食材です。
主菜が肉や魚に偏らないように、献立に上手にとり入れましょう。

高たんぱく・低カロリー食品！

大豆製品

たんぱく質は主に肉や魚などの動物性の食品に多く含まれています。植物性食品のなかでは、大豆や大豆製品がたんぱく質を豊富に含んでいます。食物繊維も豊富で、腎臓病の悪化につながる肥満の予防にも効果があります。

豆腐の種類によって、たんぱく質の含有量は異なります。絹ごし豆腐と木綿豆腐では1.7gもの差があり、納豆や油揚げも大豆製品のなかではたんぱく質が多い食品です。量をかげんして上手に活用しましょう。

豆腐100gでたんぱく質量をくらべると

絹ごし豆腐 4.9g ＜ 充てん豆腐 5.0g ＜ 木綿豆腐 6.6g ＜ 焼き豆腐 7.8g

豆腐以外の大豆製品50gでくらべると

厚揚げ 5.4g ＜ がんもどき 7.7g ＜ 納豆 8.3g ＜ 油揚げ 11.7g

1日25〜50gをめやすにとりすぎない！

卵

卵には、ビタミンC以外のすべての栄養成分が含まれ、栄養価の高い食材です。特にアミノ酸のバランスがよく、良質なたんぱく質を豊富に含んでいます。その分高たんぱくですから、たんぱく質制限が必要な腎蔵病の人は、1日25〜50gをめやすにとるのが賢明です。

L、M、S、選ぶとしたら？

卵のサイズによって、たんぱく質の含有量は異なります。卵1個をMサイズとLサイズでくらべると、Lサイズのほうがたんぱく質が0.8gも多くなります。たんぱく質制限がある場合は、サイズの選択もポイントになります。

卵1個のたんぱく質量をサイズでくらべると

S玉 50g（正味43g）5.3g ＜ M玉 60g（正味51g）6.3g ＜ L玉 68g（正味58g）7.1g

＊鶏卵は農林水産省によって、全体重量で規格が決まっています。
LL玉（70〜76g未満）、L玉（64〜70g未満）、M玉（58〜64g未満）、MS玉（52〜58g未満）、S玉（46〜52g未満）、SS玉（40〜46g未満）

卵料理（正味50g）でたんぱく質量をくらべると？

生	6.2g	卵豆腐	3.2g（－3.0g）
ゆで卵	6.5g（＋0.3g）	厚焼き卵	5.4g（－0.8g）
ポーチドエッグ	6.2g（同じ）	だし巻き卵	5.6g（－0.4g）

＊カッコ内は生卵との比較です。

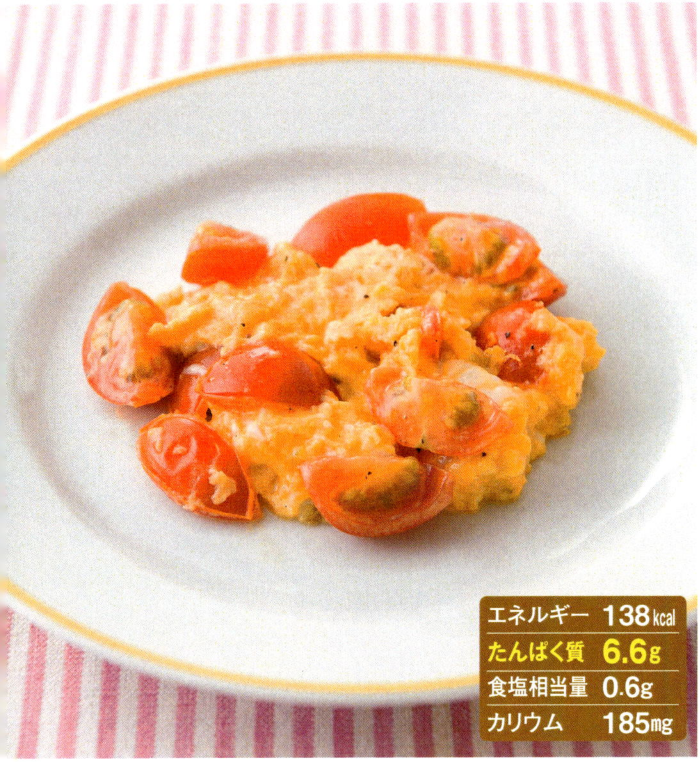

エネルギー	138kcal
たんぱく質	6.6g
食塩相当量	0.6g
カリウム	185mg

トマトで彩りとボリュームをプラス

スクランブルエッグ

材料（1人分）

卵………1個（50g）	ミニトマト……40g
塩…………………0.3g	植物油…小さじ3/4
こしょう………少々	バター…小さじ3/4

作り方

1. ボウルに卵を割りほぐし、塩とこしょうを振る。
2. ミニトマトはへたを除き、縦4つに切る。
3. フライパンに油を熱し、トマトを入れてさっといためる。トマトに油が回ったらバターを加え、❶を流して火を止め、大きくまぜ、ふんわりと仕上げる。

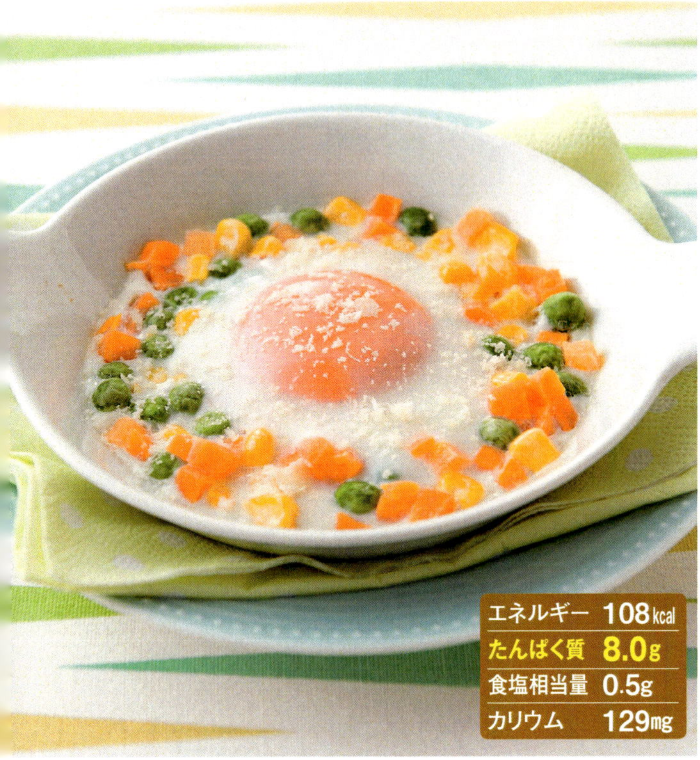

エネルギー	108kcal
たんぱく質	8.0g
食塩相当量	0.5g
カリウム	129mg

冷凍の野菜を使った簡単レシピ

卵のココット

材料（1人分）

卵………1個（50g）	塩…………………0.2g
ミックスベジタブル（冷凍）………30g	粉チーズ…………2g

作り方

1. 耐熱皿に植物油少々（分量外）を薄く塗り、ミックスベジタブルを入れて塩を振る。平らにならして中央をくぼませ、卵を割り入れる。
2. 高温に熱したオーブントースターに入れて焼き、卵が半熟状になったらとり出して粉チーズを振る。

しょうゆ味ですがパンにも合います

にんじんのしりしり

材料（1人分）

卵…………………1個
にんじん………60g
ごま油…小さじ3/4
植物油…小さじ1/2
だしわりしょうゆ
…………小さじ1
和風顆粒だし
……小さじ1/4
いり白ごま
……小さじ1/3

作り方

1. にんじんは4cm長さの棒状に切る。
2. フライパンにごま油、植物油を熱し、にんじんをいためる。にんじんがしんなりしたら、和風だしとだしわりしょうゆで調味する。
3. 卵を割りほぐして2に回しかけ、大きくいため合わせる。
4. 器に盛ってごまを散らす。

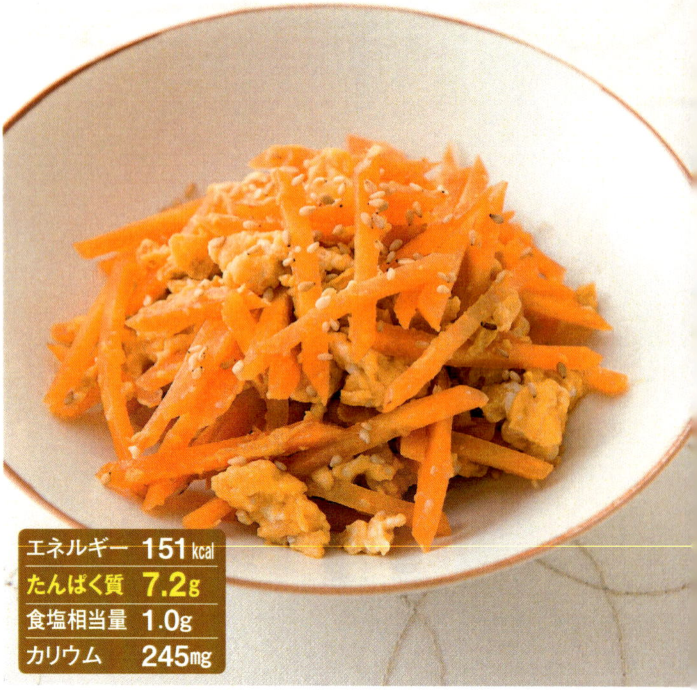

エネルギー	151kcal
たんぱく質	7.2g
食塩相当量	1.0g
カリウム	245mg

にらをたっぷり使ってチヂミ風に

チヂミ風あさりとにらの卵焼き

材料（1人分）

卵…………………1個
あさり(むき身・水煮缶)
…………………30g
にら……………50g
A ┌すり白ごま
……小さじ1
└塩…………少々
かたくり粉 小さじ1
ごま油……小さじ1

作り方

1. 卵は割りほぐし、Aをまぜ合わせる。
2. にらは3cm長さに切ってボウルに入れ、あさりの汁けをきって加え、かたくり粉を振りまぜ、1に加えてさっくりとまぜる。
3. フライパンを熱して油をなじませ、2を平らに流し入れ、両面をこんがりと焼く。食べやすく切って器に盛る。

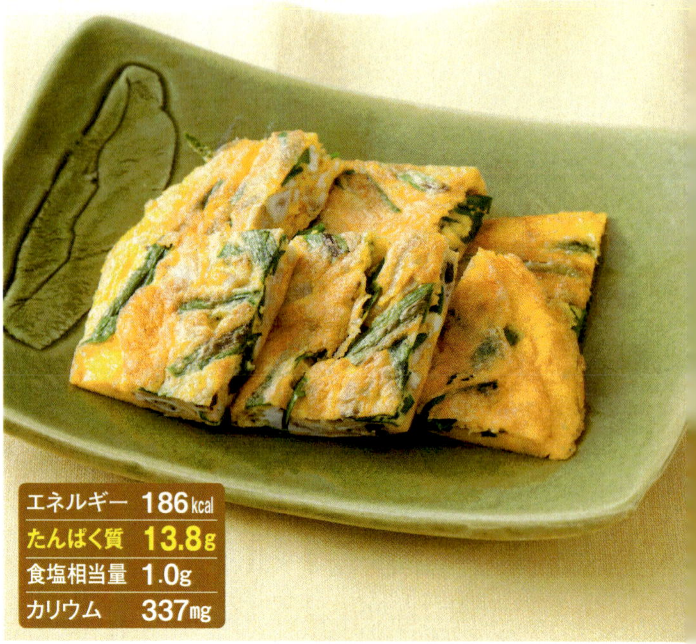

エネルギー	186kcal
たんぱく質	13.8g
食塩相当量	1.0g
カリウム	337mg

ゆで卵は野菜といっしょにとって

焼きアスパラのゆで卵添え

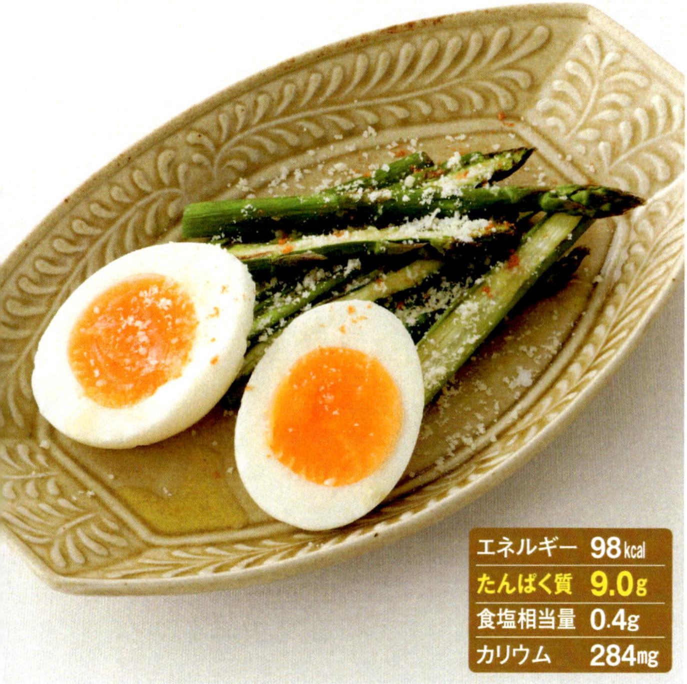

エネルギー 98kcal
たんぱく質 9.0g
食塩相当量 0.4g
カリウム 284mg

材料（2人分）

ゆで卵…………2個
グリーンアスパラガス
…………………8本

A
塩…………0.5g
こしょう、粉チーズ、パプリカパウダー
…………各少々

作り方

1. アスパラは根元のかたい部分を切り、縦半分に切る。グリルかフライパンで香ばしく焼き、半分に切る。
2. 卵と1を盛り合わせ、Aを振る。

まとめて作っておくと重宝

漬け卵

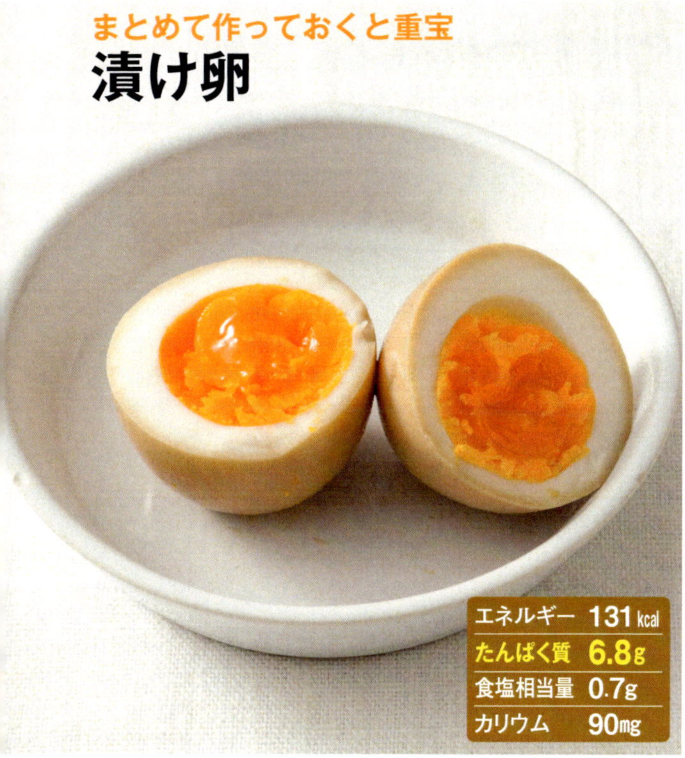

エネルギー 131kcal
たんぱく質 6.8g
食塩相当量 0.7g
カリウム 90mg

材料（8個分）

卵（室温にもどす）
…………………8個

A
しょうゆ
………大さじ3
ウスターソース
………小さじ1
酒……1/2カップ
こんぶ
……5cm角1枚
みりん
…1と1/2カップ

作り方

1. Aはひと煮立ちさせ、冷ます。
2. なべに卵がかぶるぐらいの水を入れ、塩と酢各少々（分量外）を加えて煮立て、卵を6分30～40秒ゆでる。冷水にとって殻をむき、1に加えて冷蔵庫に一晩おく。

MEMO

密閉袋を使うと少ない漬け汁でもしっかりと味がつきます。冷蔵で4～5日保存が可能。

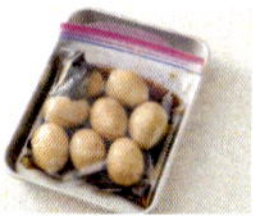

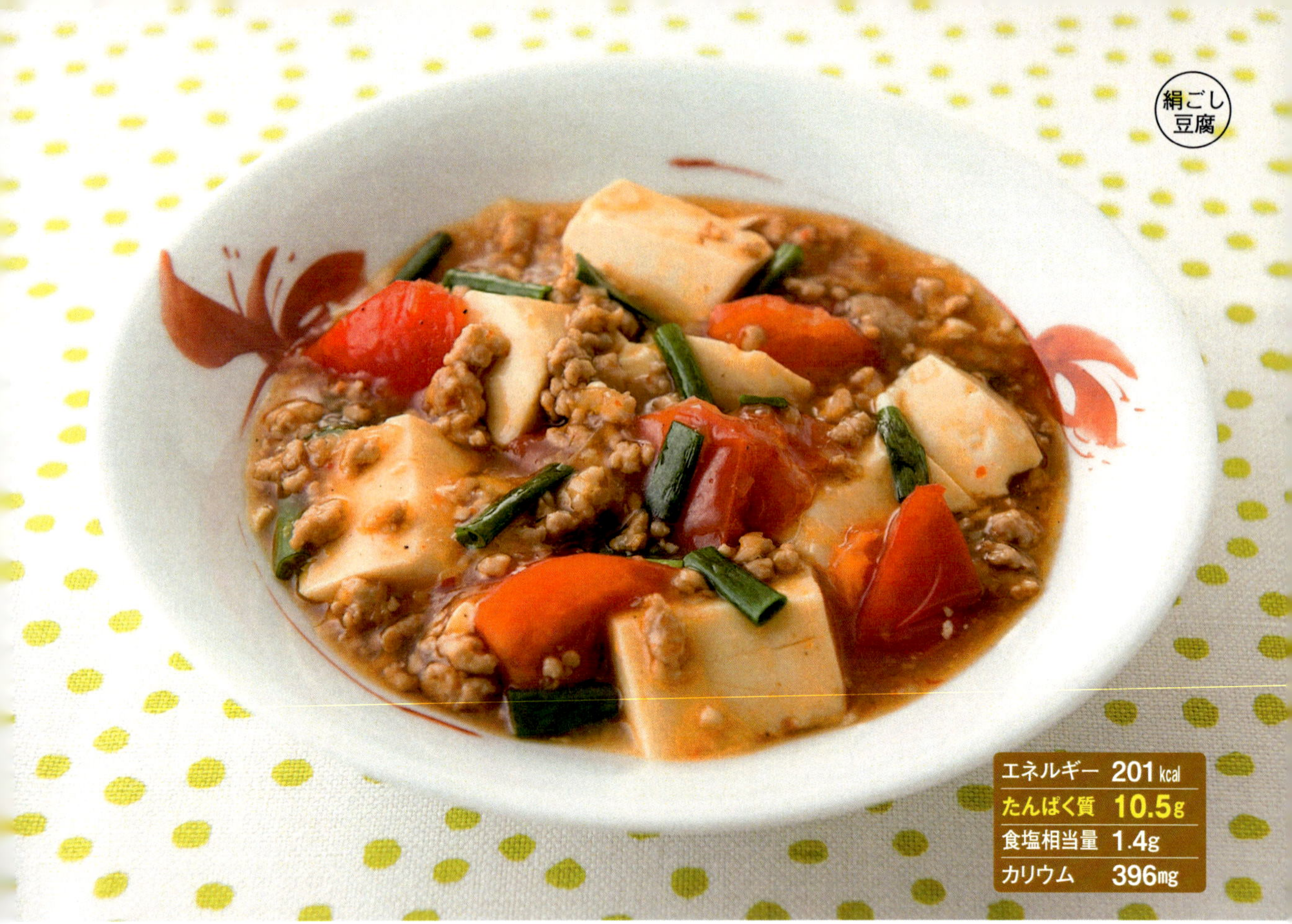

エネルギー	201 kcal
たんぱく質	10.5g
食塩相当量	1.4g
カリウム	396mg

豆腐とひき肉の量は控えてトマトをプラス

トマト味マーボー豆腐

材料（1人分）

絹ごし豆腐……80g
トマト……50g
豚ひき肉……30g
A ねぎ（みじん切り）……10g
A にんにく（みじん切り）……少々
A しょうが（みじん切り）……少々
植物油……小さじ1と1/4
豆板醤……少々
B 水……1/4カップ
B 鶏ガラスープのもと……小さじ3/4
B だしわりしょうゆ……小さじ1と1/3
B 酒……小さじ1強
B 砂糖……小さじ2/3
かたくり粉……小さじ2/3
小ねぎ（3cm長さに切る）……3g

作り方

1. 豆腐は水きりして1cm厚さ3cm角に切り、キッチンペーパーにのせてさらに水けをきる。トマトは2cm角に切る。
2. フライパンに油を熱して**A**をいため、香りが立ったら豆板醤、ひき肉の順に加えていためる。ひき肉がポロポロとほぐれたらトマトを加え、いため合わせる。
3. **B**を加えて煮立て、豆腐を入れて味がなじむまで煮る。倍量の水でといたかたくり粉を回し入れ、とろみがついたら小ねぎを散らし、ひとまぜする。

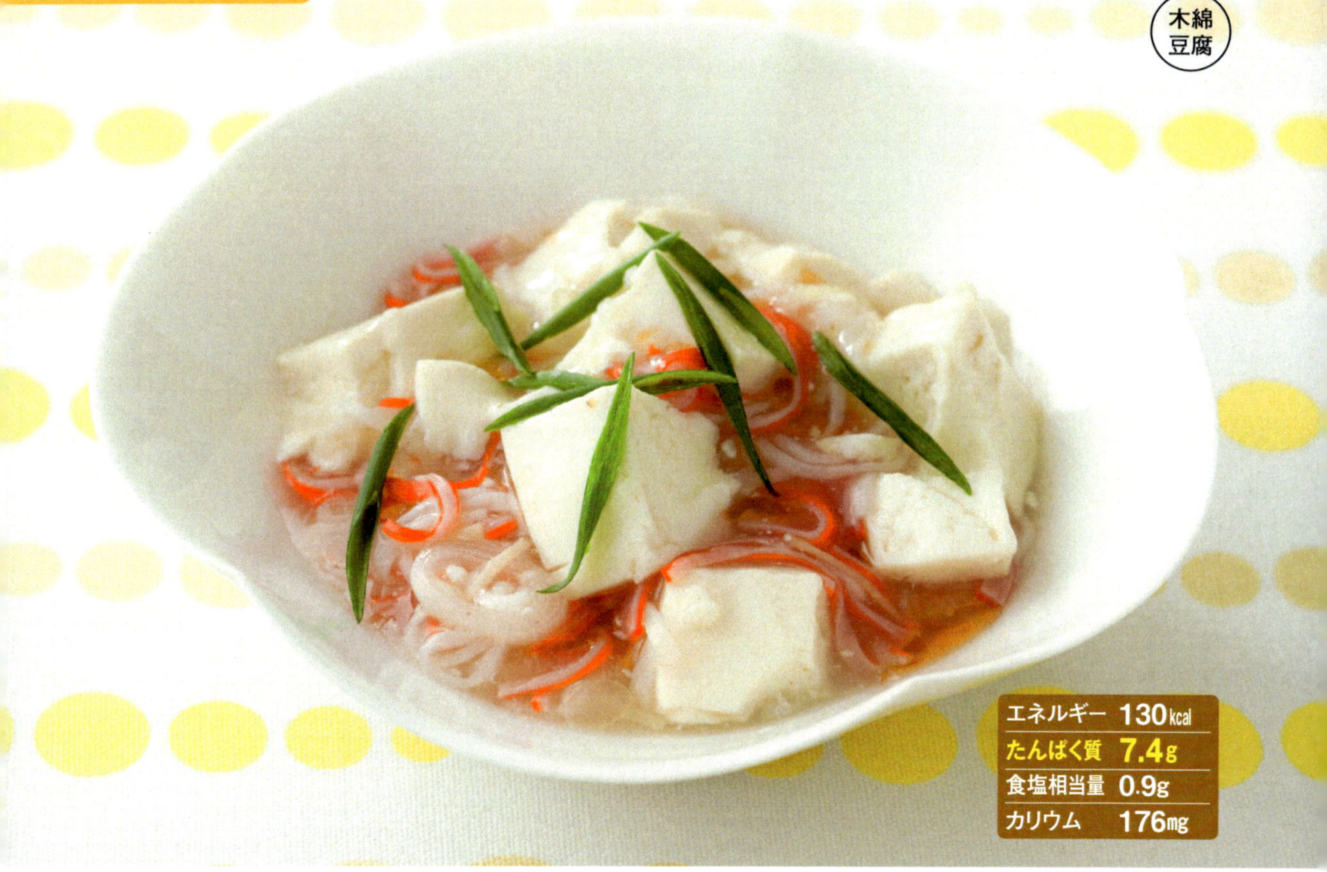

木綿豆腐

エネルギー	130kcal
たんぱく質	7.4g
食塩相当量	0.9g
カリウム	176mg

かにかまのうまみを生かした一品

豆腐とかにかまのくず煮

材料（1人分）

木綿豆腐……………………………90g
かに風味かまぼこ……10g（1本）
ねぎ（小口切り）…………………10g
しょうが（せん切り）……………5g
A
- 水…………………………大さじ4
- 酒…………………………小さじ1
- 塩……………………………0.4g
- 砂糖…………………小さじ1/3
- 鶏ガラスープのもと……0.5g

かたくり粉……………小さじ1/3
ごま油…………………………小さじ1
小ねぎ……………………………1/2本

作り方

1. 豆腐は1.5㎝角に切る。かにかまは細く裂く。
2. なべにAを合わせ、ねぎとしょうがを加えて火にかける。煮立ったら1を加え、再び煮立ったら、倍量の水でといたかたくり粉を加えてとろみをつける。
3. 器に盛ってからごま油を回しかけ、小ねぎを斜めに細く切って散らす。

MEMO　かに風味かまぼこのうま味を生かした1品ですが、かまぼこやちくわでもかまいません。煮汁にねぎとしょうがの風味を加えることで、減塩でもおいしく食べられます。

木綿
豆腐

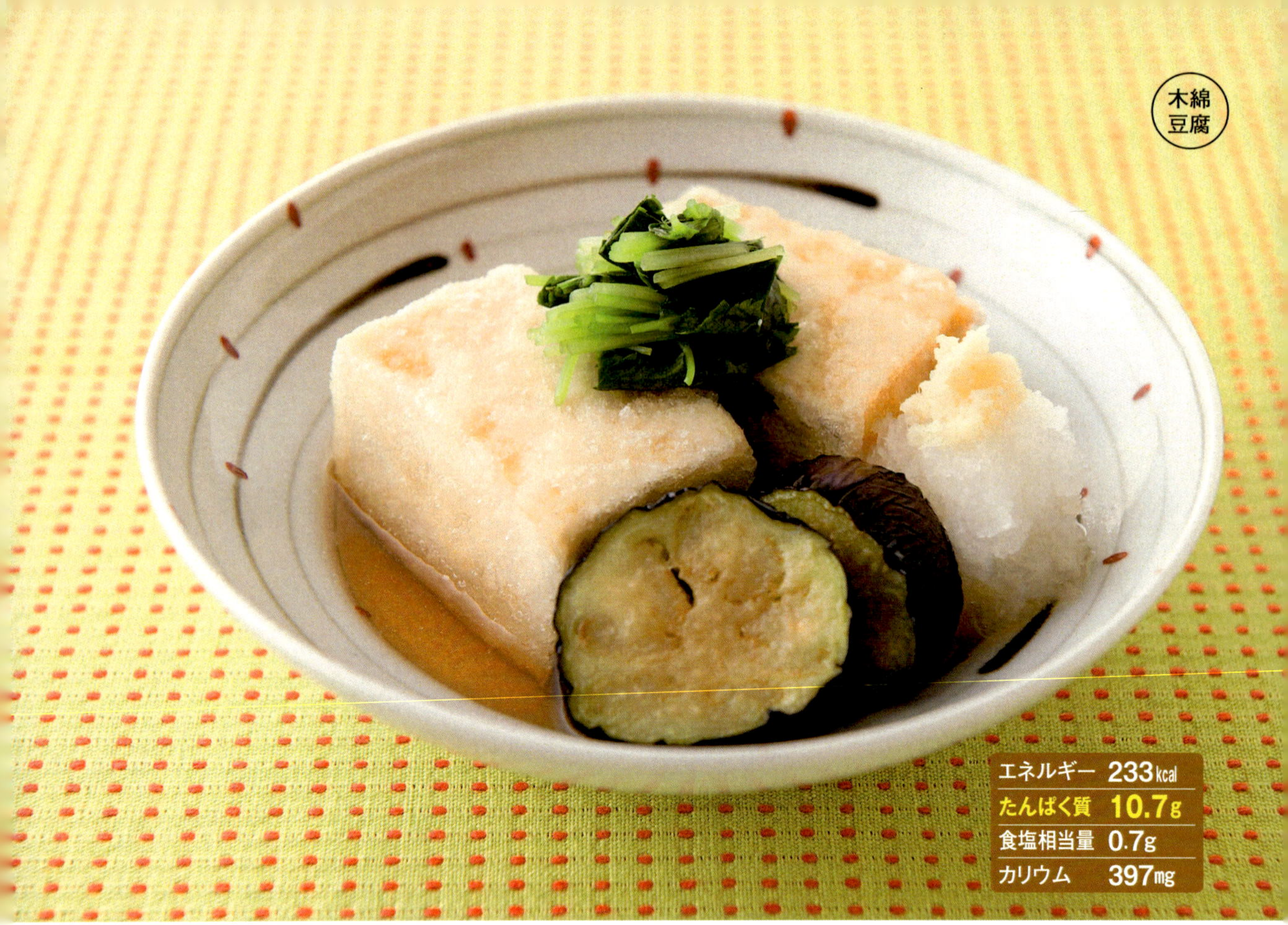

エネルギー	233kcal
たんぱく質	10.7g
食塩相当量	0.7g
カリウム	397mg

豆腐は揚げることでエネルギーを確保

揚げ出し豆腐

材料（1人分）

木綿豆腐……………………1/2丁（150g）
かたくり粉……………………大さじ1強
なす………………………………………30g
揚げ油……………………………………適量
三つ葉……………………………………10g
大根おろし………………………………20g
おろししょうが……………………………3g
A ┌めんつゆ（3倍濃縮）
　 │　…………………………小さじ1（6g）
　 └湯…………………………………大さじ2

作り方

1. 豆腐は2つに切り、キッチンペーパーに包んで水きりする。なすは輪切りにする。
2. 揚げ油を160度に熱し、なすを入れてさっと揚げ、とり出す。油の温度を170度に上げ、かたくり粉をまぶした豆腐を入れ、きつね色に揚げ、油をきる。
3. 三つ葉は熱湯でゆで、3㎝長さに切る。
4. 器に豆腐となすを盛り合わせて三つ葉を添える。大根おろしにおろししょうがをのせて添え、Aのつゆを張る。

MEMO たんぱく質を抑え、エネルギーをアップするには揚げ物も効果的です。表示のエネルギー量は、油の吸油量は8gで算出しています。

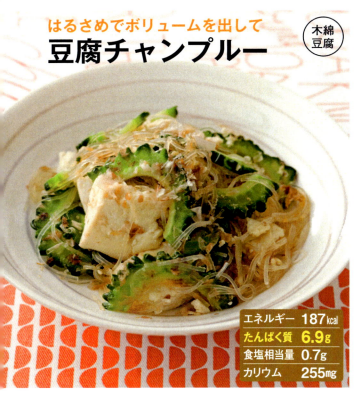

はるさめでボリュームを出して

豆腐チャンプルー

木綿豆腐

エネルギー	187kcal
たんぱく質	6.9g
食塩相当量	0.7g
カリウム	255mg

材料（2人分）

- 木綿豆腐………80g
- ゴーヤー………40g
- はるさめ（乾燥）10g
- A
  - にんにく（薄切り）……………1枚
  - ごま油、植物油……各小さじ1
- B
  - しょうゆ………小さじ2/3
  - みりん………小さじ1/2
  - こしょう……少々
- 削りがつお………………小さじ2

作り方

1. 豆腐はキッチンペーパーに包み、10分おいて水けをきる。ゴーヤーは薄い半月切りにし、はるさめは熱湯でもどして食べやすく切る。
2. フライパンにAを熱し、香りが立ったらにんにくをとり出す。豆腐を手で割って加え、きつね色に焼きつける。
3. ゴーヤー、はるさめの順に加えていため、Bで調味し、削りがつおを散らす。

きくらげの食感が楽しい

豆腐の落とし焼き

木綿豆腐

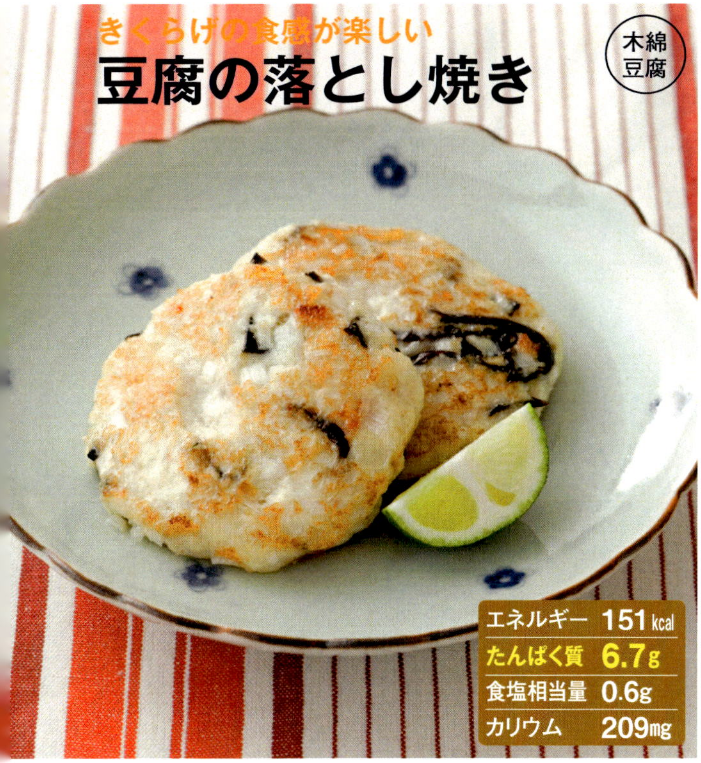

エネルギー	151kcal
たんぱく質	6.7g
食塩相当量	0.6g
カリウム	209mg

材料（1人分）

- 木綿豆腐………80g
- A
  - かたくり粉………小さじ1
  - すり白ごま、みりん……各小さじ1/2
  - 塩……………0.5g
- きくらげ（乾燥）………………1g（もどしてせん切り）
- B
  - ねぎ（あらみじん）……………40g
  - 桜えび（あらみじん）………………1g
- 植物油……小さじ1と1/2
- すだち………1/2個

作り方

1. 豆腐はキッチンペーパーに包んで10分おき、水けをきる。
2. 1をボウルに移してつぶし、Aを加えてなめらかにまぜ、Bも加えてまぜる。半量ずつ楕円形にまとめる。
3. フライパンに油を熱して2を並べ、中火で蒸し焼きにし、返して同様に焼く。器に盛り、すだちを添える。

材料（1人分）

厚揚げ…………50g
玉ねぎ…………50g
にんじん………25g
植物油……小さじ1
赤とうがらし（小口切り）……………1/4本
だし……1/2カップ
A
- 酒……小さじ1
- みりん……小さじ2/3
- しょうゆ………小さじ1

作り方

1. 厚揚げは熱湯にくぐらせて油抜きをし、4～5㎜厚さに切る。玉ねぎはくし形に、にんじんは2～3㎜厚さの短冊形に切る。
2. なべに油を熱し、玉ねぎとにんじんをいためる。油がなじんだら、赤とうがらしとだし、Aを加える。
3. 煮立ったら厚揚げを入れて中火にし、5～6分、味がなじむまで煮る。

玉ねぎの甘みがほどよいしょうゆ味

厚揚げと玉ねぎのピリ辛煮

厚揚げ

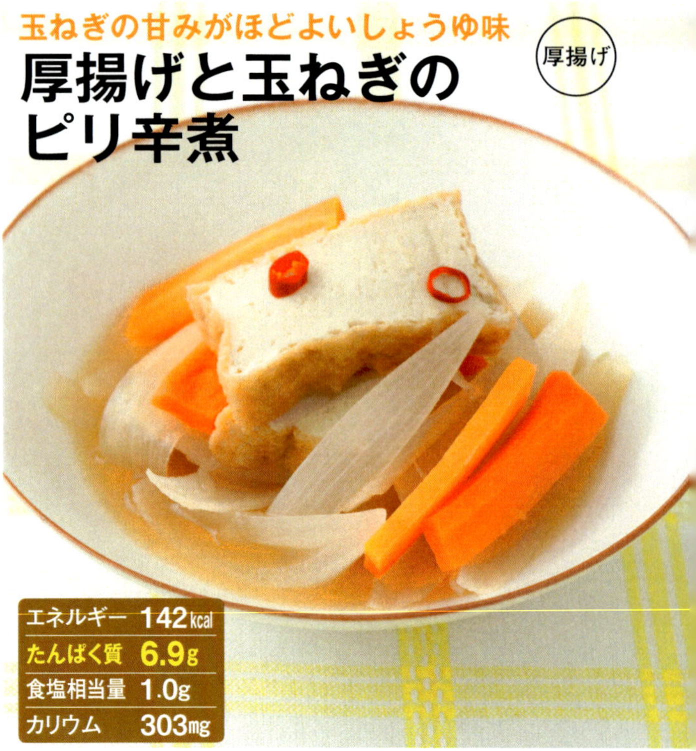

エネルギー	142kcal
たんぱく質	6.9g
食塩相当量	1.0g
カリウム	303mg

ねばねば食材で健康効果大

オクラ納豆

納豆

材料（2人分）

納豆……………30g
めかぶ（生）……20g
オクラ…………20g
ねぎ………………2g
削りがつお……0.3g
だしわりしょうゆ………小さじ1/2

作り方

1. 納豆とめかぶはそれぞれよくまぜて粘りを出し、器に盛る。
2. オクラとねぎは小口切りにする。
3. 器に1とオクラを盛り合わせ、ねぎをのせ、削りがつおを添える。
4. 食卓でだしわりしょうゆをかけ、全体をまぜ合わせて食べる。

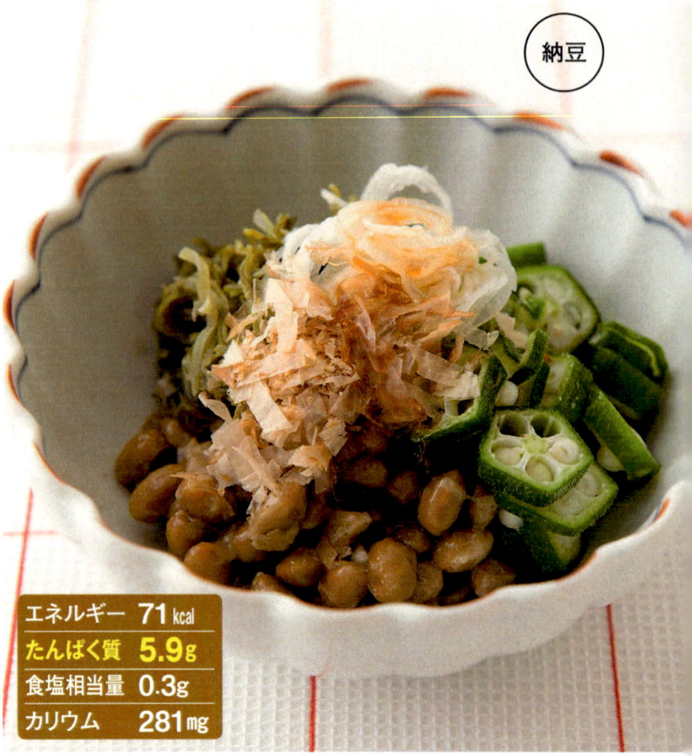

エネルギー	71kcal
たんぱく質	5.9g
食塩相当量	0.3g
カリウム	281mg

作りおきしておくと重宝

五目いりおから

おから・油揚げ

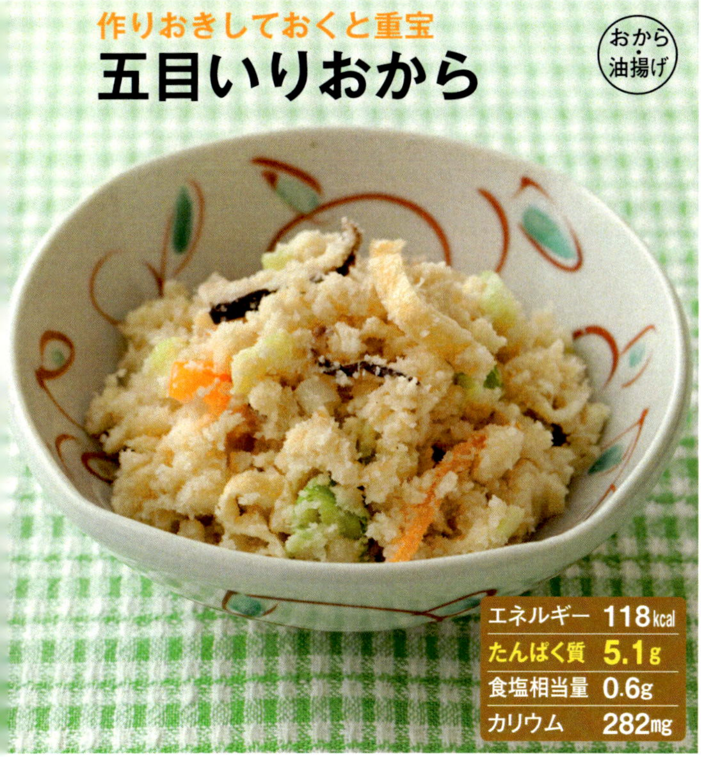

エネルギー	118kcal
たんぱく質	5.1g
食塩相当量	0.6g
カリウム	282mg

材料（作りやすい分量・3食分）

おから…………150g
油揚げ…………1/2枚
干ししいたけ…1個
ねぎ（小口切り）…………………40g
にんじん（せん切り）…………………20g
植物油………小さじ2
A だし…1/2カップ
A 砂糖、しょうゆ………各小さじ2

作り方

1. 油揚げは熱湯をかけて油抜きし、薄切りにする。干ししいたけは水でもどし薄切りにする。
2. なべに油を熱してねぎをいため、香りが立ったらにんじんとしいたけをいためる。しんなりしたらおからと油揚げも加えていため合わせ、Aを加え、弱めの中火で味がなじむまでいり煮する。

五目いりおからでもう一品！

おからコロッケ

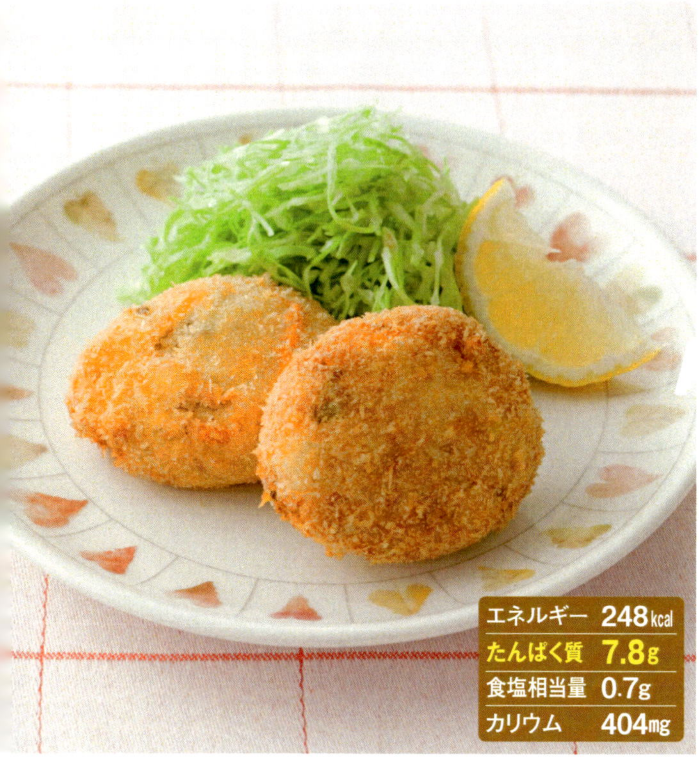

エネルギー	248kcal
たんぱく質	7.8g
食塩相当量	0.7g
カリウム	404mg

材料（2人分）

五目いりおから………………1食分
小麦粉………小さじ1
とき卵……1/5個分
パン粉（こまかめのドライタイプ）…大さじ1と1/2
揚げ油……………適量
キャベツ…………40g
レモン（くし形切り）………………1切れ

作り方

1. いりおからは2等分してそれぞれ楕円形に丸め、小麦粉、とき卵、パン粉を順にまぶし、170度に熱した揚げ油できつね色に揚げる。
2. キャベツのせん切りとレモンを添えて器に盛り、レモン汁をかけて食べる。

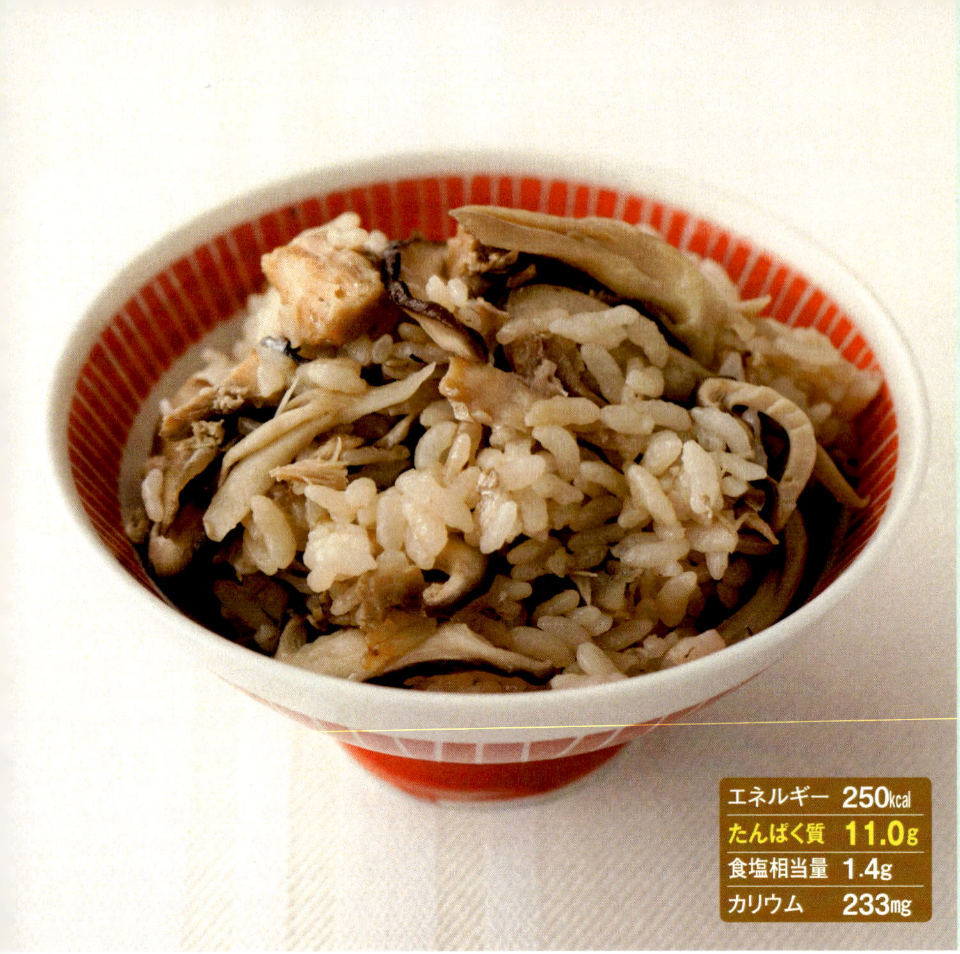

エネルギー	250kcal
たんぱく質	11.0g
食塩相当量	1.4g
カリウム	233mg

主食

主食となるご飯やめん、パンにはたんぱく質も含まれています。たんぱく質の制限量がオーバーしない範囲で、どんぶりやチャーハン、ナポリタン、サンドイッチなどワンディッシュメニューも楽しみましょう。また、たんぱく質を調整した食品も上手に活用すれば、献立の幅が広がります。

きのこでうまみがアップ

さば缶ときのこの炊き込みご飯

材料（作りやすい分量：6人分）

米……360mℓ（2合）
さば水煮缶……1缶（200g）
しいたけ……6枚
まいたけ……100g
梅肉……2個分（16g）
A［酒……大さじ1
　 薄口しょうゆ……大さじ1

作り方

1. 米は炊く30分前に洗い、水けをきる。
2. しいたけは薄切りに、まいたけはほぐす。梅肉はよくたたく。
3. 炊飯器の内がまに米を入れ、さば缶の汁とAを含めて2合の目盛りまで水を入れる。きのことさば缶の身を入れ、ふつうに炊く。
4. 炊き上がったら梅肉を加え、さっくりとまぜる。

MEMO　さばの栄養が凝縮した水煮缶はうまみも十分。ただし、たんぱく質は100gで20.9gと多めです。量はかげんして上手にとり入れましょう。

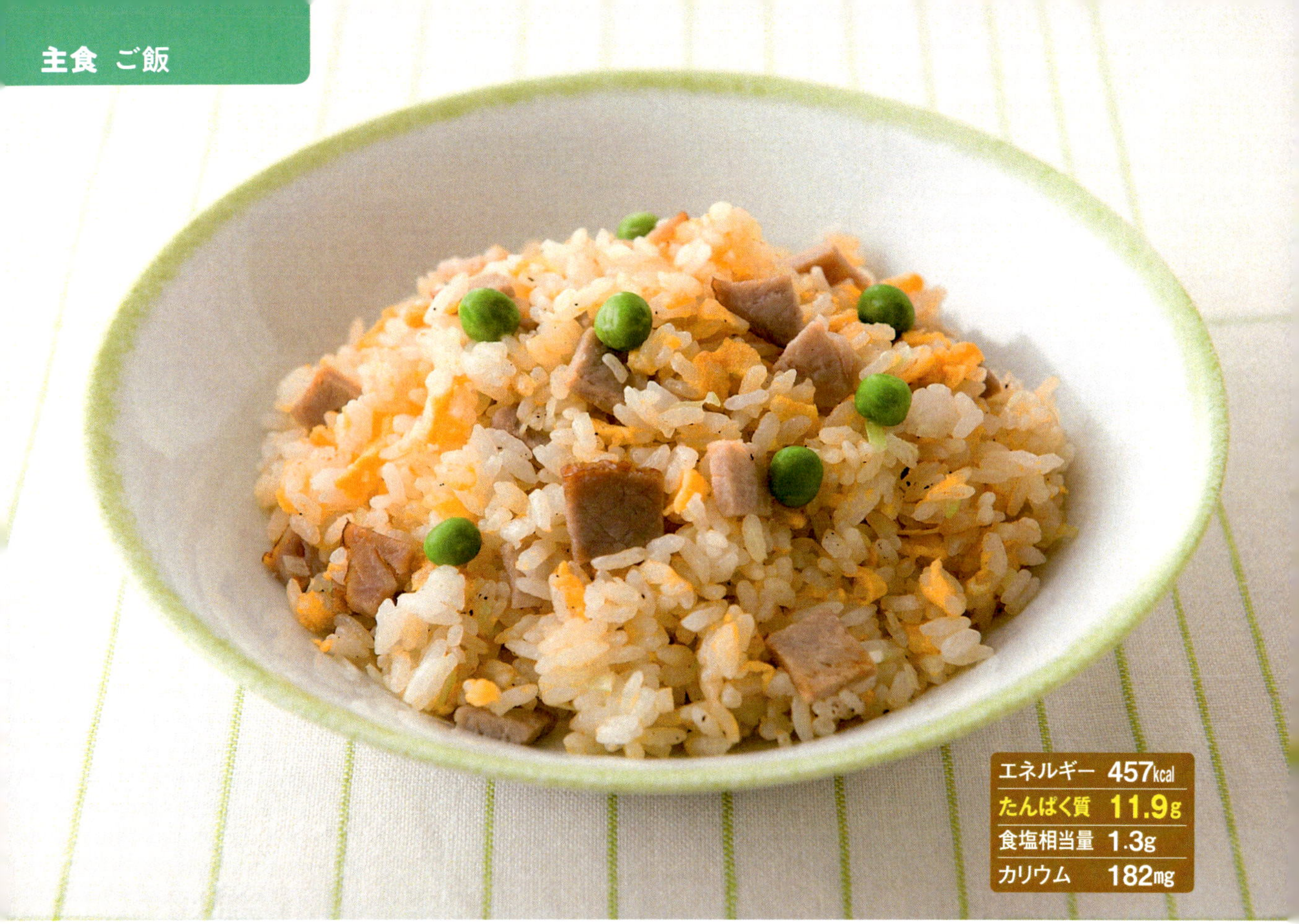

エネルギー 457kcal
たんぱく質 11.9g
食塩相当量 1.3g
カリウム 182mg

人気の味を塩分控えめに仕上げます

卵チャーハン

材料（1人分）

ご飯……180g
とき卵……1/2個分
焼き豚（市販品）……20g
ねぎ（あらみじん）……10g
グリンピース（冷凍）……3g
植物油……小さじ1と1/4
A
- 塩……0.4g
- だしわりしょうゆ……小さじ1/3
- 鶏ガラスープのもと……0.4g
- こしょう……少々

ごま油……小さじ3/4

作り方

1. ご飯は冷めていたらあたためる。
2. 焼き豚は1㎝角に切る。
3. グリンピースは熱湯に通して水けをきる。
4. フライパンに植物油小さじ1/4を熱し、2とねぎを入れ、さっといためてとり出す。
5. あいたフライパンに残りの植物油小さじ1を熱し、とき卵を流してご飯をのせ、手早くいため合わせる。4を戻し入れてAで調味し、ごま油をフライパンの縁から回しかけて大きくまぜて香りを出す。
6. 器に盛り、グリンピースを散らす。

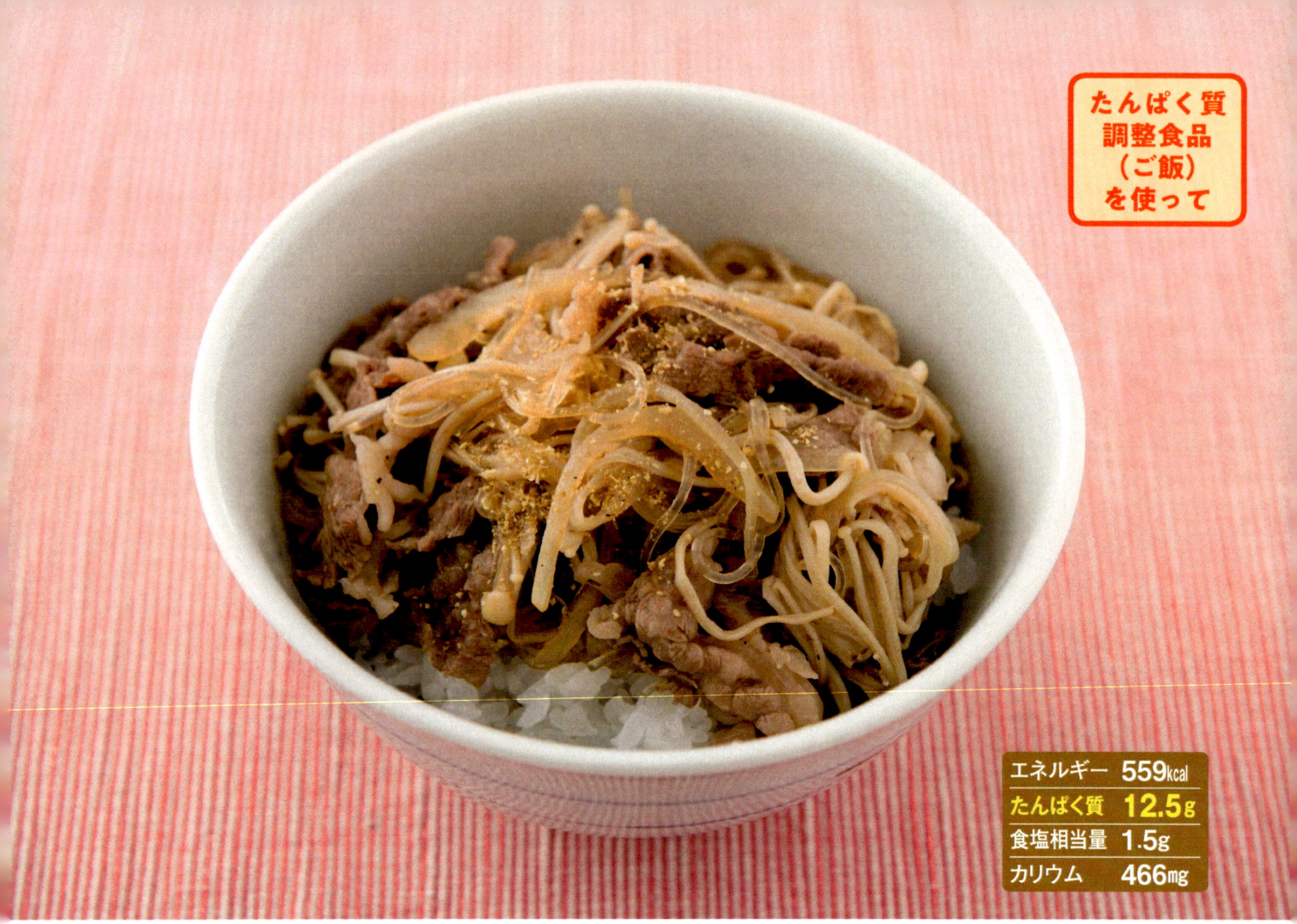

たんぱく質
調整食品
（ご飯）
を使って

エネルギー	559kcal
たんぱく質	12.5g
食塩相当量	1.5g
カリウム	466mg

人気の味を塩分控えめに仕上げます

牛丼

材料（1人分）

1/25越後ごはん……………………180g
牛肩ロース薄切り肉………………60g
玉ねぎ…………………………………25g
えのきだけ……………………………40g
はるさめ（乾燥）……………………10g
だし……………………………3/4カップ
A 酒………………………………小さじ1
　 みりん…………………………小さじ1
　 しょうゆ……………………大さじ1/2
粉ざんしょう…………………………少々

1/25越後ごはん
180gのたんぱく質量は0.18g。普通のご飯より－4.3gとかなり少ないのが特徴（栄養価はP100参照）。

作り方

1. 牛肉は一口大に切る。玉ねぎは薄切りにする。えのきは根元を落としてほぐす。
2. はるさめは熱湯にひたしてもどし、食べやすい長さに切る。
3. なべにだしとAを合わせ、玉ねぎを加えて火にかける。煮立ったら牛肉を入れてほぐしながら煮、ざっと色が変わったら、えのきとはるさめを加え、アクを除きながら4～5分、味がなじむまで煮る。
4. 器にあたためたご飯を盛り、3をのせ、さんしょうを振る。

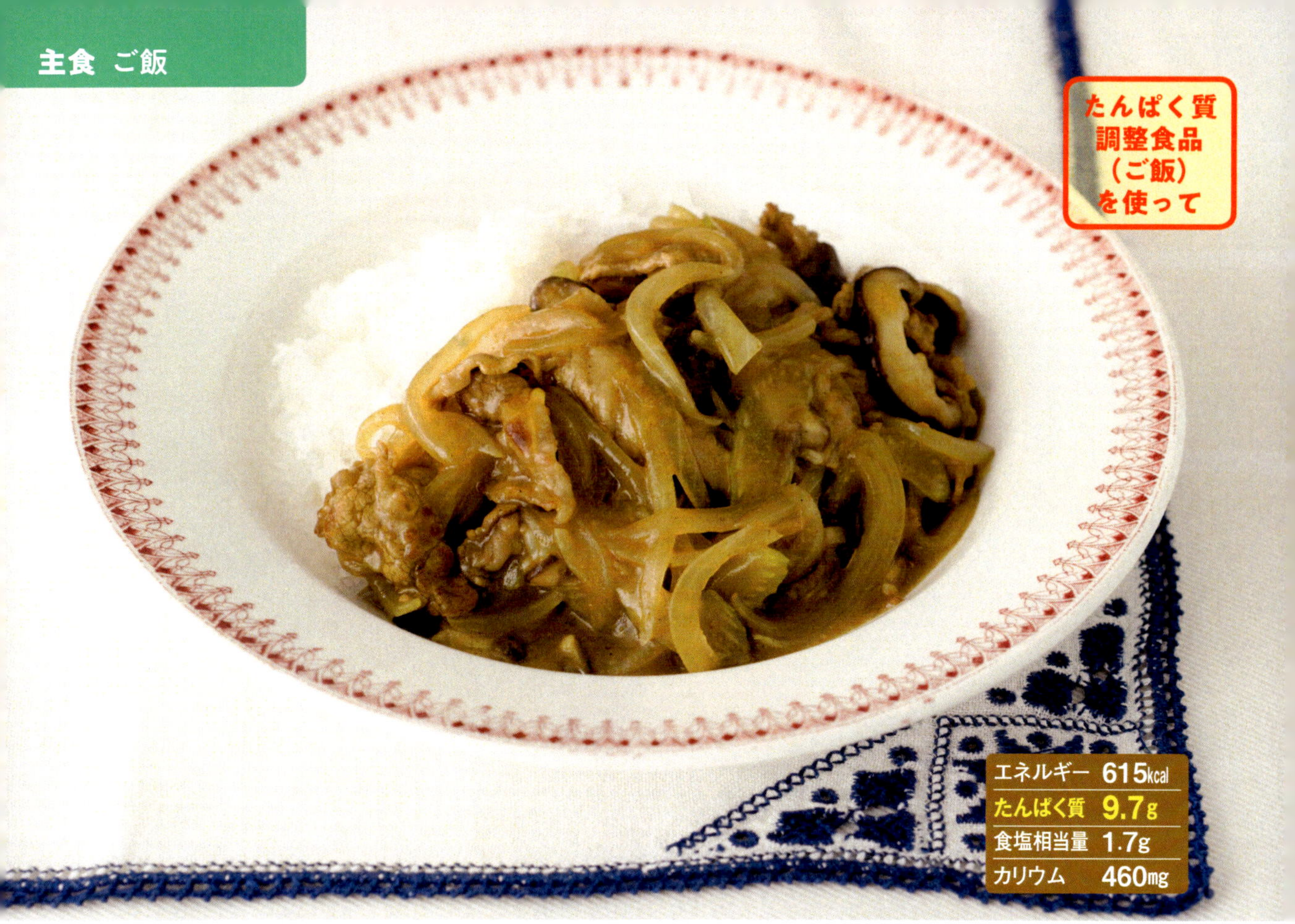

たんぱく質調整食品（ご飯）を使って

エネルギー	615kcal
たんぱく質	9.7g
食塩相当量	1.7g
カリウム	460mg

市販のルーを使わずにかたくり粉でとろみをアップ

スパイシーカレー

材料（1人分）

1/25越後ごはん……180g
牛バラ薄切り肉……50g
玉ねぎ……50g
セロリ……20g
しいたけ……3枚
植物油……小さじ1
A ┌カレー粉……大さじ1/2
　└小麦粉……小さじ1/2
B ┌顆粒コンソメ……小さじ1/3
　│めんつゆ（3倍濃縮）……小さじ2
　└水……1カップ
水どきかたくり粉……大さじ1/2

作り方

1. 牛肉は一口大に切る。玉ねぎとセロリ、しいたけは薄切りにする。
2. なべに油を熱し、1を入れていため合わせる。肉の色が変わってきたらAを振り入れ、粉っぽさがなくなるまでいためる。
3. Bを加え、アクをすくいながら、さらに4～5分煮る。
4. 倍量の水でといたかたくり粉を回し入れ、とろみがつくまで1～2分煮る。
5. 器にご飯を盛り、4をかける。

MEMO カレールーを使わずに仕上げると、コクが出ないのが難点。肉は牛バラ肉を使ってうまみを出し、香りのよいセロリを合わせると味のバランスがよくなります。

| --- | --- |
| 食塩相当量 | 2.9g |
| カリウム | 334mg |

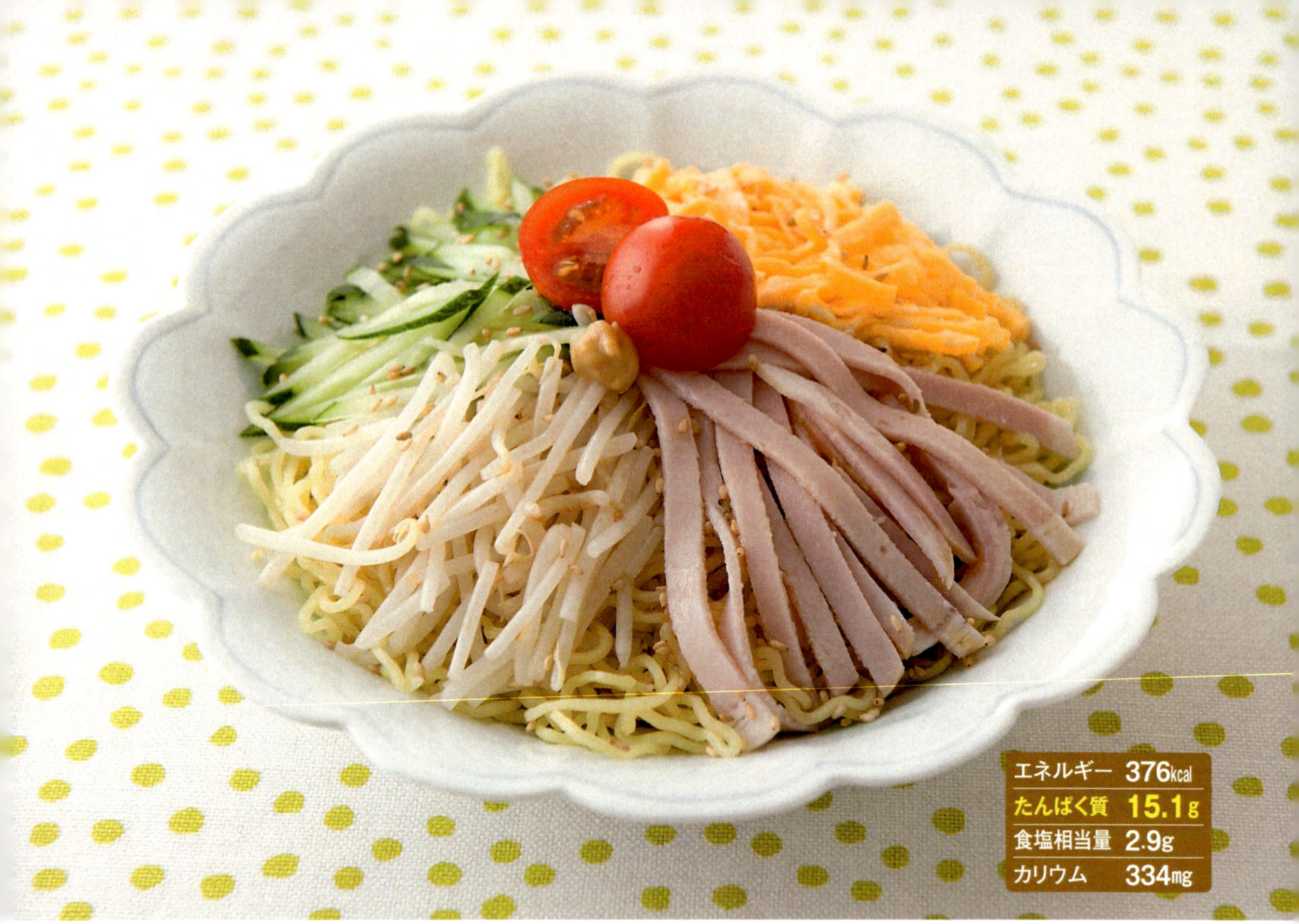

野菜たっぷり使って味もボリュームも大満足
冷やし中華そば

材料（1人分）

- ゆで中華めん……………150g
- ごま油………………小さじ1/2
- A
  - とき卵…………………15g
  - 植物油………………小さじ1/2
- ロースハム………………25g
- きゅうり…………………25g
- もやし……………………20g
- B
  - ごま油…………大さじ1と1/4
  - 酢………………………大さじ1
  - だしわりしょうゆ……小さじ2
  - 砂糖………………小さじ1弱
  - 鶏ガラスープのもと
    　　　　　　　　小さじ1/2強
  - 水………………………大さじ2
  - いり白ごま……………小さじ1/3
- ミニトマト………………1個
- ねりがらし…………小さじ1/2弱

作り方

① めんは熱湯にさっと通して水けをきり、ごま油をまぶす。

② 錦糸卵を作る。フライパンにAの油を熱してとき卵を薄く流し、火が通ったらとり出し、あら熱がとれたら細く切る。

③ ハムはせん切りにする。きゅうりは斜め薄切りにしてせん切りにする。もやしはさっとゆで、水けをきって冷ます。

④ Bをボウルに合わせてよくまぜ、ごまだれを作る。

⑤ 器にめんを盛り、②と③を彩りよくのせ、ミニトマトを2つに切ってのせる。④のごまだれを回しかけ、からしを添える。

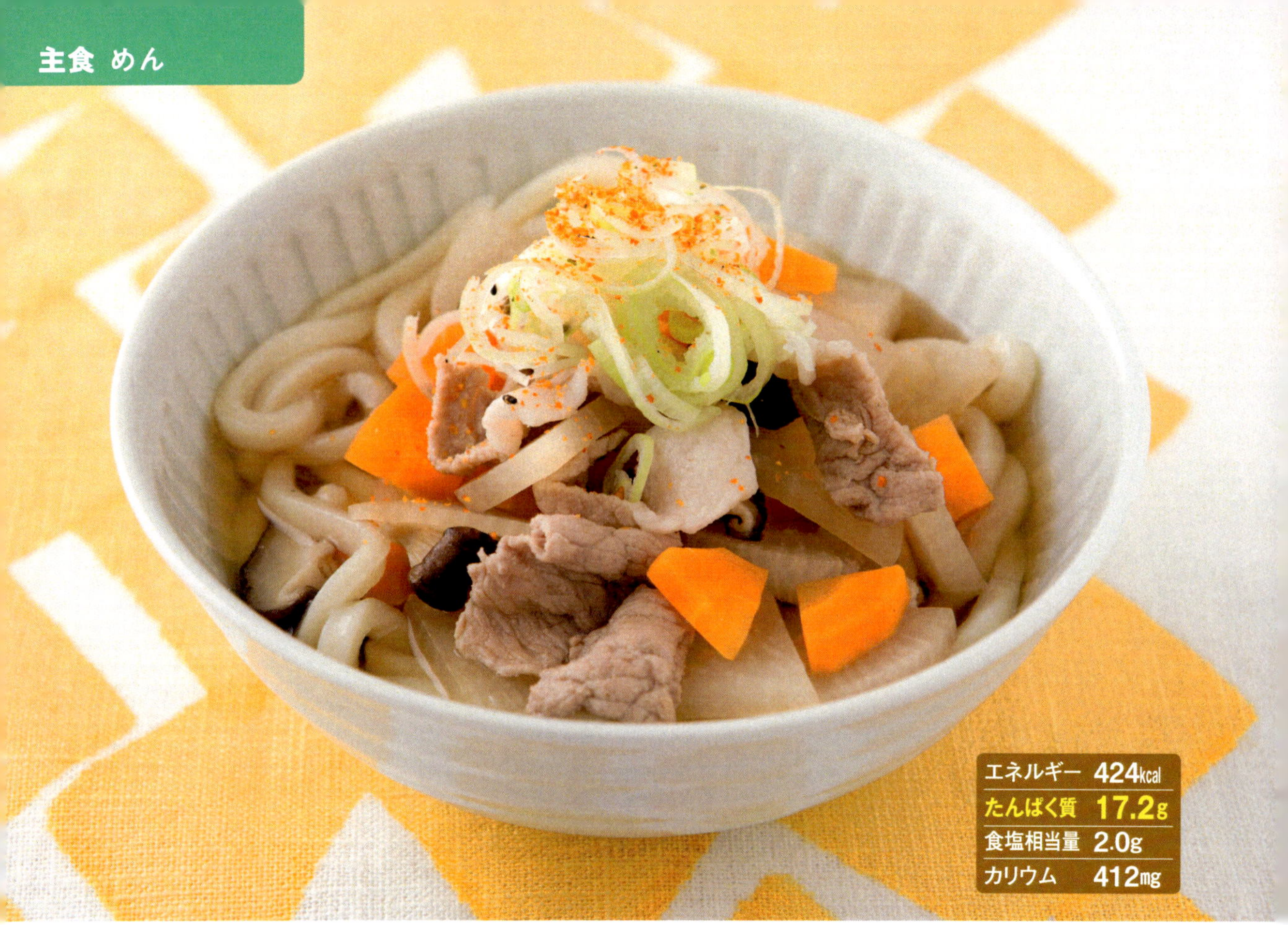

エネルギー 424kcal
たんぱく質 17.2g
食塩相当量 2.0g
カリウム 412mg

汁は飲み干さないのが減塩のコツ

豚汁うどん

材料（1人分）

ゆでうどん	240g
豚もも薄切り肉	40g
大根	80g
にんじん	30g
しいたけ	1枚
ごま油	小さじ2
だし	1カップ
A 酒	大さじ1
A みりん	大さじ1
A しょうゆ	大さじ1
ねぎ（小口切り）	15g
七味とうがらし	少々

作り方

1. 豚肉は一口大に切る。大根とにんじんはいちょう切りに、しいたけは石づきを除いて4つに切る。
2. なべにごま油を熱し、豚肉、大根、にんじんを入れていため合わせる。豚肉の色が変わったら、だしと**A**を加え、しいたけも加える。
3. 煮立ったら中火にして5～6分煮、うどんも加えてさらに1分煮る。
4. 煮汁ごと盛り合わせ、ねぎをのせ、七味とうがらしを振る。

＊汁は飲み干さない。栄養価は汁を2/3量として算出

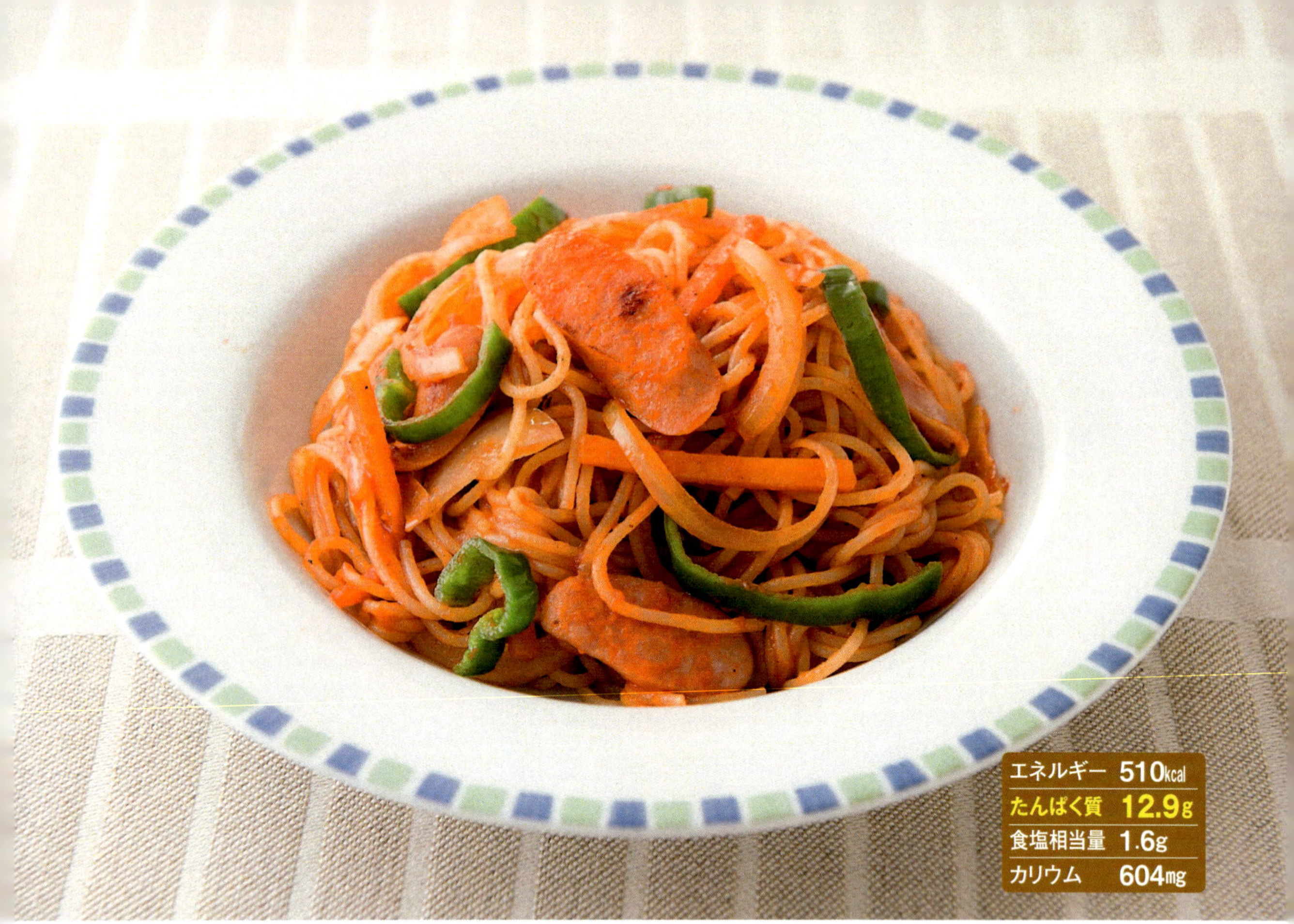

エネルギー 510kcal
たんぱく質 12.9g
食塩相当量 1.6g
カリウム 604mg

トマトピュレを加えると深い味わいに

スパゲッティナポリタン

材料（1人分）

- スパゲッティ……80g
- ウインナソーセージ……10g
- 玉ねぎ……30g
- ピーマン……10g
- にんじん……5g
- オリーブ油……小さじ3/4
- バター……10g
- A
  - トマトピュレ……大さじ2
  - トマトケチャップ……大さじ2

作り方

1. スパゲッティは塩を入れずにたっぷりの熱湯でゆで、湯をきる。
2. ソーセージは斜めに4㎜厚さに切り、玉ねぎは薄切りに、ピーマンとにんじんはそれぞれ細く切る。
3. フライパンにオリーブ油とバターを熱し、❷を入れていためる。野菜に火が通ったらスパゲッティを加えていため合わせ、**A**を加えてからめる。

MEMO ウインナソーセージは1本20gで、含まれるたんぱく質量は2.6g。パスタにもたんぱく質が含まれるので、ウインナの量はかげんしましょう。

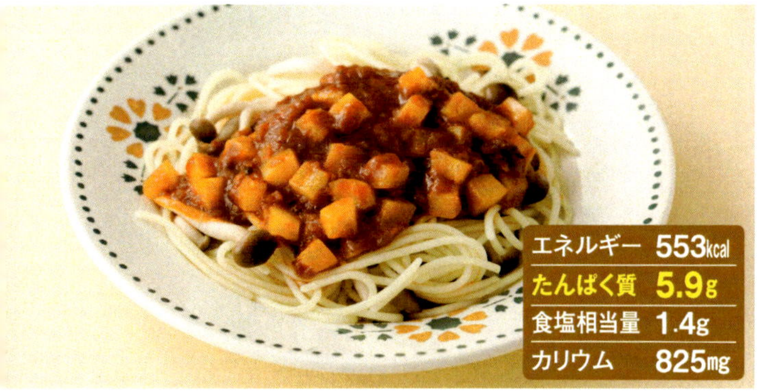

エネルギー	553kcal
たんぱく質	5.9g
食塩相当量	1.4g
カリウム	825mg

たんぱく質調整食品（めん）を使って2品

ソースはレトルトを使えば簡単

スパゲッティミートソース

材料（1人分）

アプロテンたんぱく調整スパゲッティタイプ……90g
しめじ（ほぐす）……1パック
バター（食塩不使用）……小さじ1
イベリコ豚のミートソース……1パック
パプリカ（黄・1.5cm角）……60g

作り方

1. 熱湯を沸かし、パスタを表示どおりにゆでる。途中でしめじを加え、ざるに上げ、ボウルにとってバターをからめる。
2. パプリカはさっとゆで、残りの湯でミートソースを袋ごとあたためる。
3. 器に1を盛り、あいたボウルにパプリカを入れ、ソースをあけてざっとまぜ、パスタにかける。

アプロテンたんぱく調整 スパゲッティタイプ
主原料はコーンスターチなどでんぷん。食感はパスタそのもの（栄養価はP101参照）。

イベリコ豚のミートソース
イベリコ豚を完熟トマトで煮たパスタソース。ハインツたんぱく質調整「大人むけパスタ」パスタソース。

●1袋（100g）あたり
167kcal
たんぱく質 2.3g
食塩相当量 1.4g
カリウム 310mg

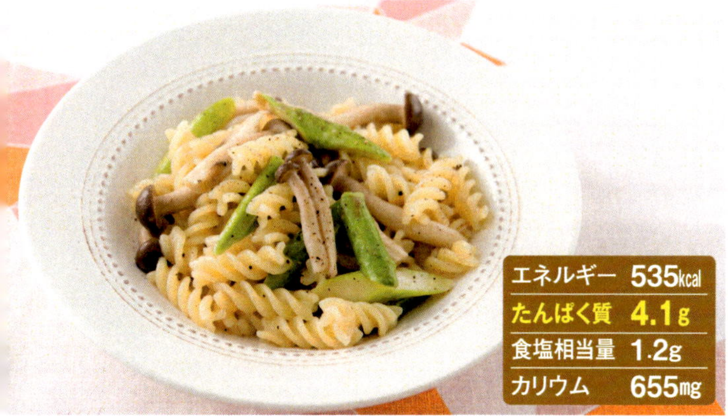

エネルギー	535kcal
たんぱく質	4.1g
食塩相当量	1.2g
カリウム	655mg

うまみとコクが満点のクリームパスタ

アスパラとしめじのチーズクリームパスタ

材料（1人分）

アプロテンたんぱく調整マカロニタイプ……80g
グリーンアスパラガス……2本
しめじ（ほぐす）……50g
バター（食塩不使用）……小さじ1
きのこのチーズクリームポルチーニ仕立て……1袋（100g）
あらびき黒こしょう……少々

作り方

1. 熱湯を沸かし、パスタを表示どおりにゆでる。途中で乱切りにしたアスパラを加え、ざるに上げる。
2. フライパンにバターをとかし、しめじをしんなりといため、ソースを加えてあたためる。1を加えて黒こしょうを振り、全体をからめる。

アプロテンたんぱく調整マカロニタイプ
らせん状の形なので、ソースがからみやすい（栄養価はスパゲッティタイプと同じ。P101参照）。

きのこのチーズクリームポルチーニ仕立て
ハインツたんぱく質調整「大人むけパスタ」パスタソース。エリンギも入っており、食感も楽しめる。

●1袋（100g）あたり
200kcal
たんぱく質 1.4g
食塩相当量 1.2g
カリウム 110mg

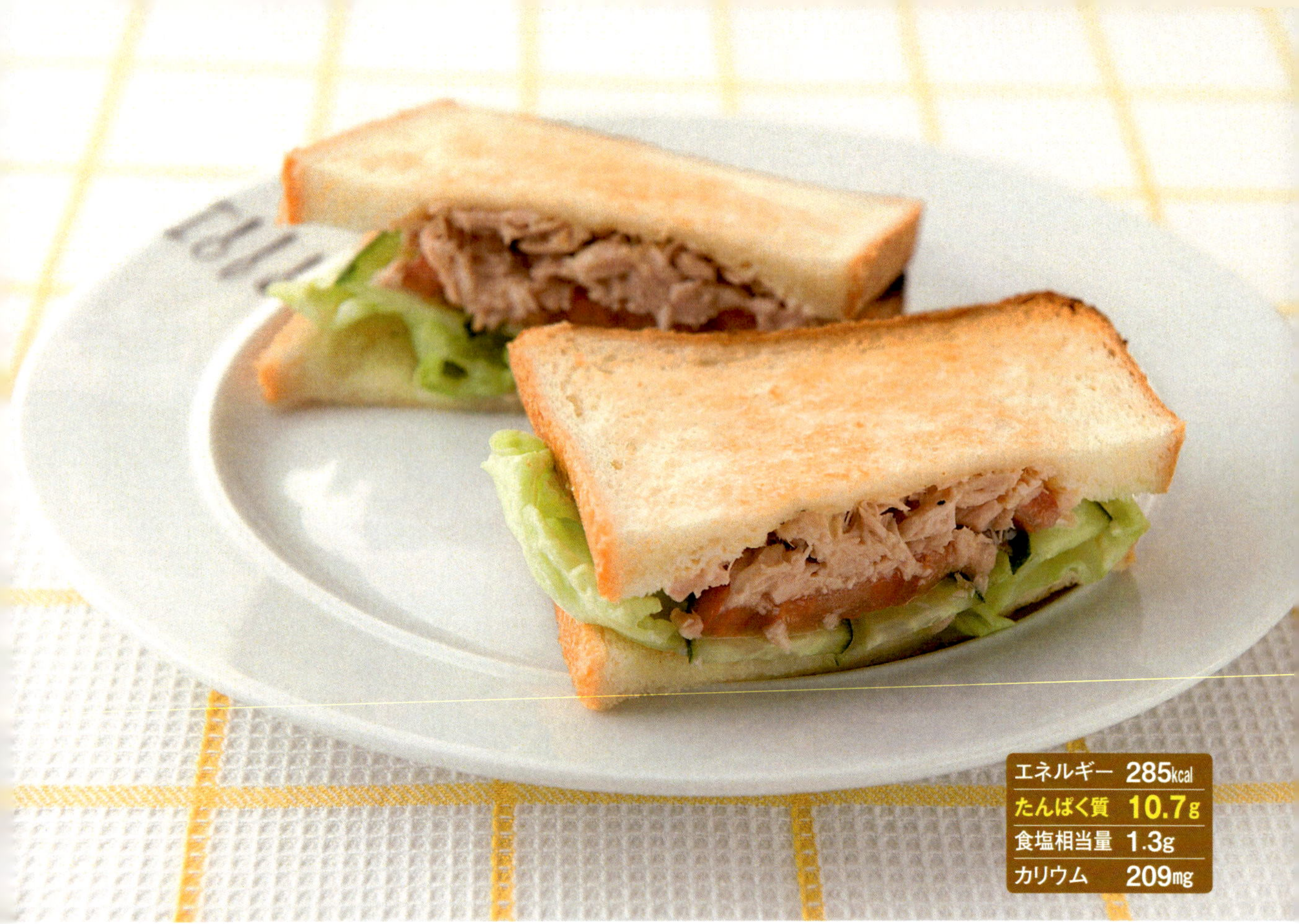
エネルギー 285kcal
たんぱく質 10.7g
食塩相当量 1.3g
カリウム 209mg

ツナは手軽なたんぱく源。上手に活用を

ツナのトーストサンド

材料（1人分）

食パン（10枚切り）……… 2枚（72g）

A［バター…………………………小さじ1
　 粉がらし…………………………少々

ツナ水煮（フレーク、缶詰め）
…………………………………………20g

マヨネーズ……………………大さじ1/2

トマト……………………………………20g

きゅうり…………………………………10g

レタス……………………………………10g

作り方

1. 食パンはトーストして片面にAを塗る。
2. ツナは汁けをきり、マヨネーズであえる。
3. トマトときゅうりは薄切りにする。レタスは洗って水けをよくふく。
4. トースト1枚にレタスを敷いてトマトときゅうりを並べ、2のツナを一面に広げてもう1枚のトーストを重ね、食べやすく切る。

MEMO　ツナはお好みで油漬けでもよいでしょう。その場合は、エネルギー量が約40kcalふえます。

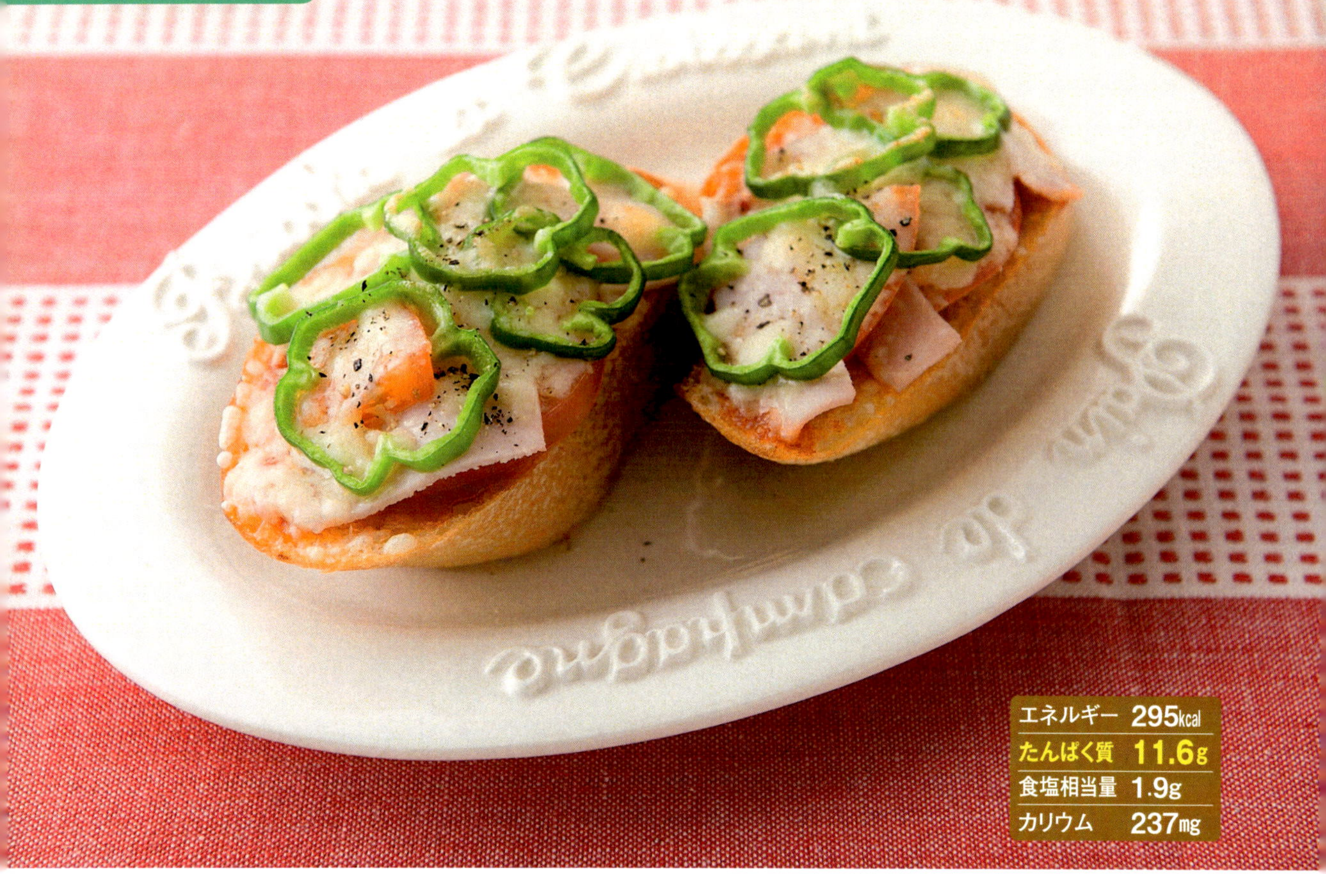

エネルギー	295kcal
たんぱく質	11.6g
食塩相当量	1.9g
カリウム	237mg

チーズでたんぱく質をプラスして

ピザトースト

材料（1人分）

バゲット‥2切れ（60g）
バター…………小さじ1
トマトケチャップ
……………小さじ2弱
ロースハム…………10g
トマト………………30g
ピーマン……………10g
とけるチーズ………15g
あらびき黒こしょう
……………………少々

作り方

1. バゲットの片面にバターとケチャップを塗る。
2. ハムは短冊切り、トマトは薄切り、ピーマンは輪切りにし、バゲットにのせ、チーズを散らし、こしょうを振る。
3. オーブントースターで焼く。

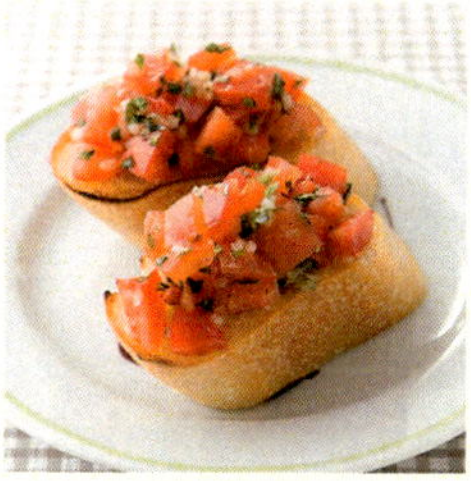

バゲットでお手軽なもう1品

ブルスケッタ

エネルギー	308kcal
たんぱく質	6.3g
食塩相当量	1.1g
カリウム	226mg

材料（1人分）

バゲット…………… 2切れ（60g）
A［バター………………小さじ1
　 おろしにんにく……………少々
トマト…………………………60g
玉ねぎ…………………………5g
バジル…………………………少々
オリーブ油……………小さじ2.5
あらびき黒こしょう…………少々

1. バゲットにAを塗ってトーストする。
2. トマトは種を除いて角切り、玉ねぎとバジルはみじん切りにし、オリーブ油とこしょうであえ、1にのせる。

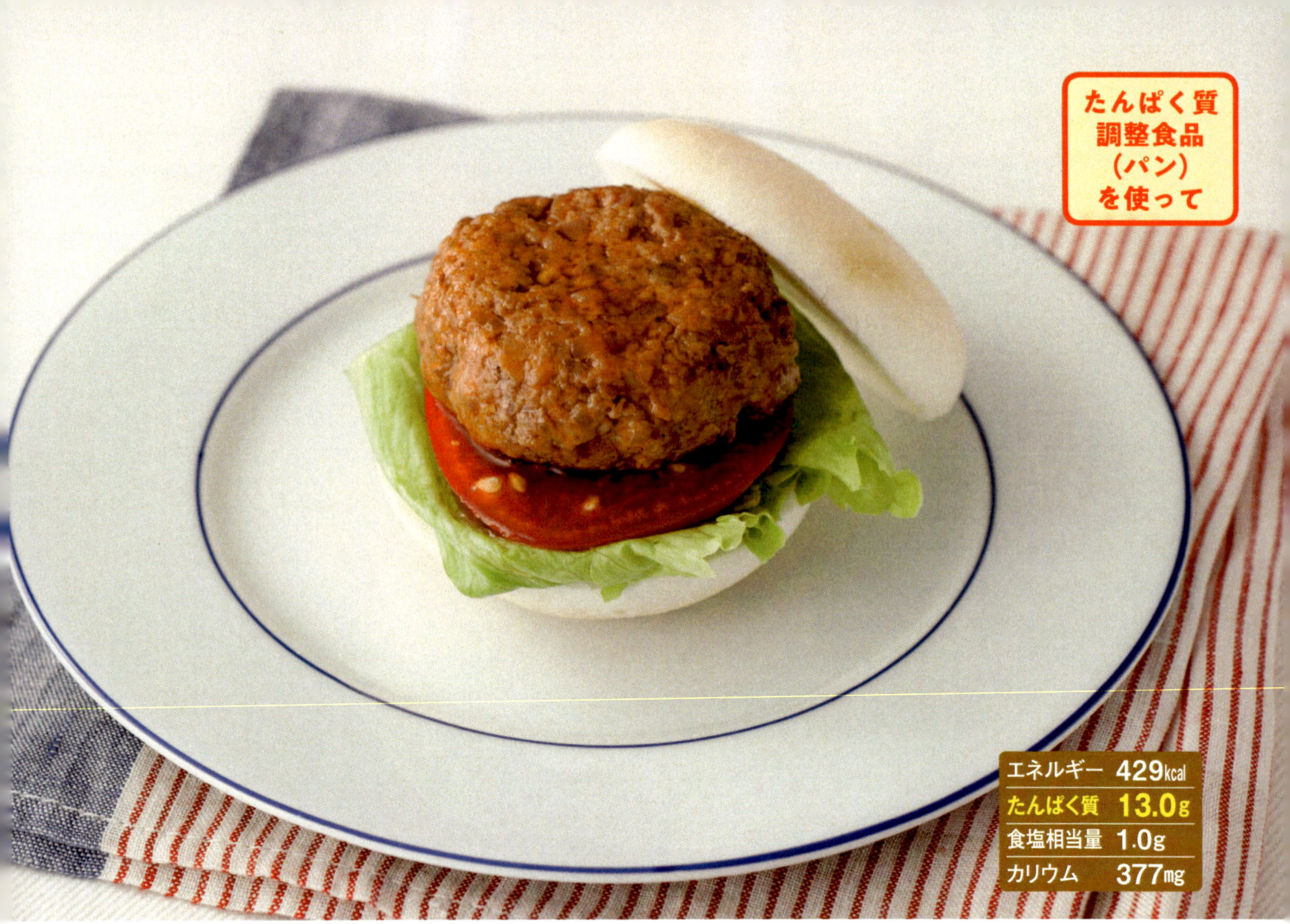

たんぱく質調整食品（パン）を使って

エネルギー	429kcal
たんぱく質	13.0g
食塩相当量	1.0g
カリウム	377mg

ハンバーガーも手作りなら安心＆おいしさ満点

ハンバーガー

材料（1人分）

越後の丸パン……………………………1個
バター（食塩不使用）…………小さじ1
ハンバーグ（レシピはP42参照）1個
植物油……………………………小さじ1
A　水……………………………小さじ2
A　中濃ソース…………………小さじ1
A　トマトケチャップ…………小さじ1
トマト（輪切り）………………1枚20g
レタス…………………………………1枚

作り方

1. パンは横半分に切って軽くトーストする。
2. フライパンに油を熱し、ハンバーグを入れてこんがりと焼き、ふたをして5分ほど蒸し焼きにする。**A**を加えて味をからめる。
3. パンにバターを塗り、レタス、トマト、ハンバーグの順にのせる。

越後の丸パン
1個あたりのたんぱく質は0.2gと、普通の製品の４％以下。ハンバーグをはさんでも安心（栄養価はP102参照）。

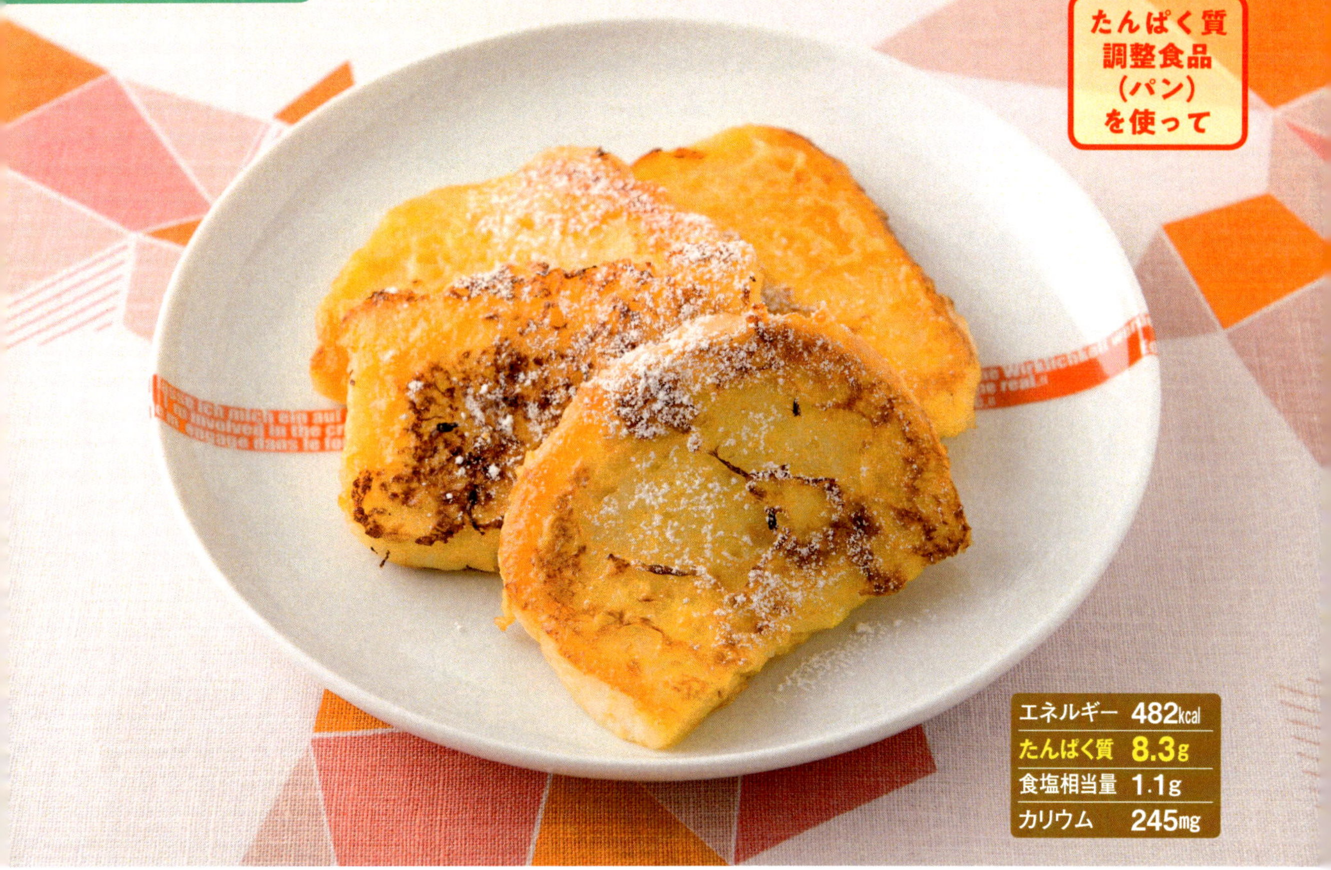

たんぱく質調整食品(パン)を使って

エネルギー	482kcal
たんぱく質	8.3g
食塩相当量	1.1g
カリウム	245mg

低たんぱくパンだから楽しめる定番メニュー

フレンチトースト

材料(1人分)

越後の食パン	2枚(100g)
卵	1個
牛乳	1/4カップ
はちみつ	小さじ2
バター	小さじ2
粉糖	少々

越後の食パン

たんぱく質は普通の製品の5％以下。グルテンがほとんどないだけに、パサパサする感じは否めない。フレンチトーストにすると、しっとりしてうまみも十分に(栄養価はP102参照)。

作り方

1. ボウルに卵を割りほぐし、牛乳とはちみつを加えてむらなくまぜる。
2. バットにパンを並べて1を流し、途中で何度か上下を返しながら1時間以上おき、卵液をしみ込ませる。
3. フライパンにバターをとかし、卵液のしみたパンを並べ、両面をきつね色に焼く。卵液が残っていたら、上からかけてしみ込ませながら焼く。
4. 食べやすく切って器に盛り、粉糖を振る。

MEMO 卵と牛乳をたっぷり使って、しっとり焼き上げました。たんぱく質の多い卵を1個使えるのは、低たんぱく質だから実現できるレシピです。

たんぱく質調整食品 米・ご飯

炊飯する低たんぱく米、電子レンジであたためるだけで食べられるトレータイプがあり、それぞれにたんぱく質の含有量の異なる種類があります。

米1合(150g)のたんぱく質量でくらべると… → 8.6g減

普通の米(精白米)

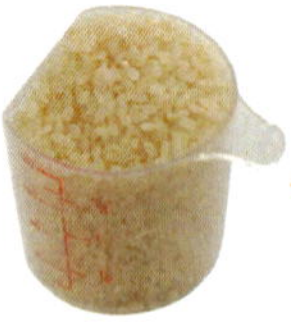

たんぱく質 9.2g

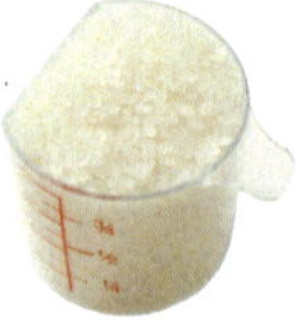

たんぱく質 0.6g

たんぱく質調整米(1/12.5タイプ)

ご飯茶碗1杯(180g)のたんぱく質量でくらべると… → 4.1g減

普通の米(精白米)

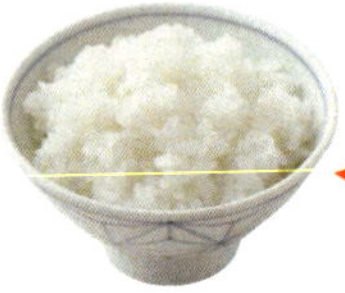

たんぱく質 4.5g

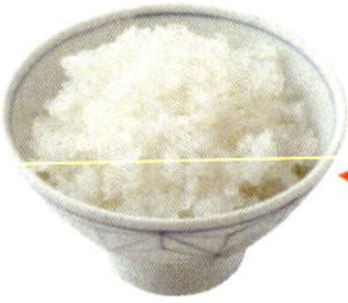

たんぱく質 0.4g

たんぱく質調整米(1/12.5タイプ)

真粒米 1/25 (米粒タイプ) 1合 150g

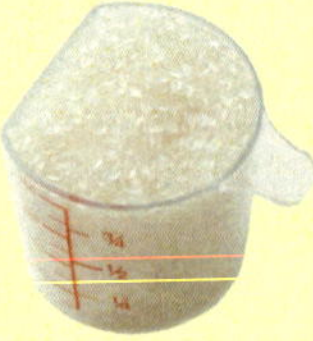

エネルギー	543kcal
たんぱく質	0.3g
食塩相当量	0g
カリウム	0mg
リン	61.5mg
水分	—

越後米粒 1/12.5 (米粒タイプ) 1合 150g

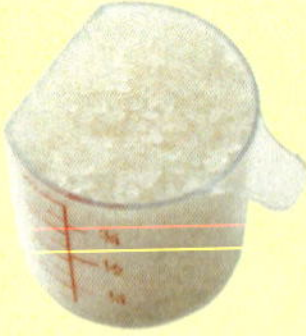

エネルギー	449.3kcal
たんぱく質	0.6g
食塩相当量	0 ～ 0.03g
カリウム	0 ～ 10.6mg
リン	1.8～33.0mg
水分	—

越後ごはん 1/25 180g

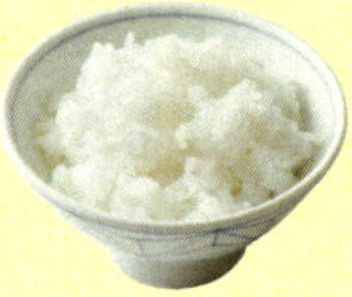

エネルギー	292kcal
たんぱく質	0.18g
食塩相当量	0.005～0.009g
カリウム	0mg
リン	23mg
水分	—

越後ごはん 1/12.5 (ご飯 180g)

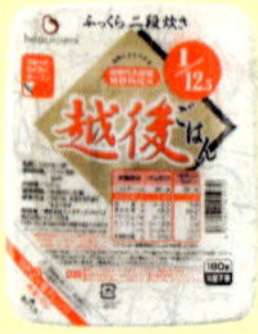

(成分値は1パック180gあたり)

エネルギー	281.8kcal
たんぱく質	0.36g
食塩相当量	0.01g
カリウム	2.9mg
リン	13mg
水分	—

越後のおにぎり かつおだし(1個 90g)

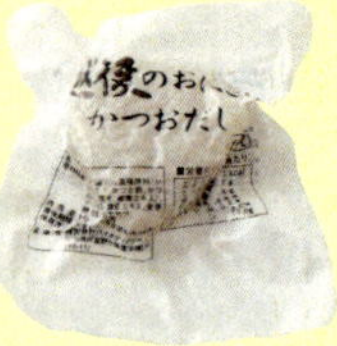

エネルギー	140kcal
たんぱく質	0.27g
食塩相当量	0.2g
カリウム	3mg
リン	14mg
水分	—

お祝い越後ごはん(ご飯パックタイプ 180g)

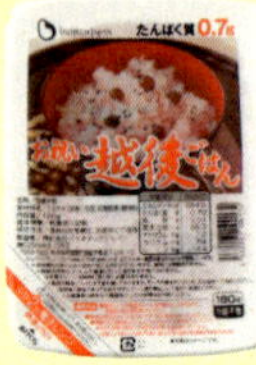

エネルギー	284.9kcal
たんぱく質	0.7g
食塩相当量	0.02g
カリウム	7.2mg
リン	14.4mg
水分	—

＊製品はいずれも木徳神糧。米粒タイプは100gあたりの数値を1合150gに換算しためやす量です。

たんぱく質調整食品 めん

でんぷんが主原料の中華めんやパスタ、でんぷんと小麦粉が主原料で塩のかわりに植物油を使ってコシを出したうどんやそうめんなど、低たんぱくで塩分も控えめの製品があります。

そうめん1束（乾・100gあたり）のたんぱく質量でくらべると… 9.2g減

普通のそうめん

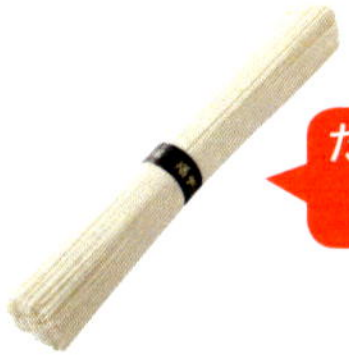

たんぱく質 9.5g

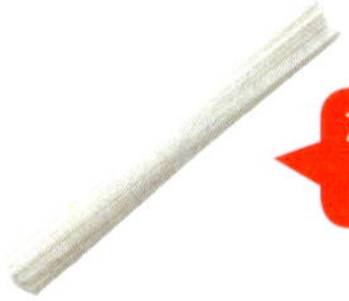

たんぱく質 0.3g

たんぱく質調整そうめん

＊製品はたんぱく質調整そうめん1束80gですが、100gに換算して対比しています。

そば1束（乾・100gあたり）のたんぱく質量でくらべると… 11.1g減

普通のそば

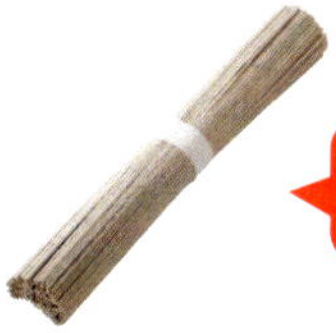

たんぱく質 14.0g

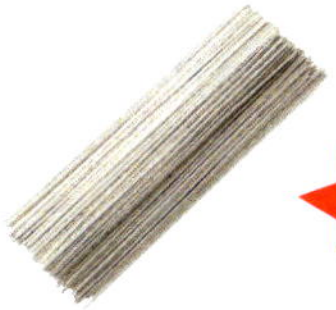

たんぱく質 2.9g

たんぱく質調整そば

そらまめ食堂 たんぱく質調整うどん 乾・1束80g

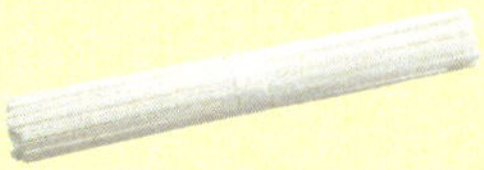

エネルギー	295kcal
たんぱく質	0.24g
食塩相当量	0.03g
カリウム	18mg
リン	35mg
水分	9.6g

ヘルシーネットワーク

げんたそば 乾・100g

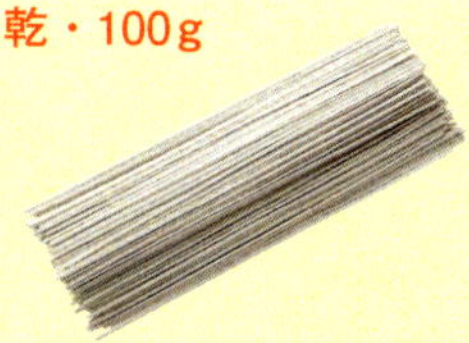

エネルギー	354kcal
たんぱく質	2.9g
食塩相当量	0g
カリウム	93mg
リン	51.5mg
水分	12.5g

キッセイ薬品工業

ジンゾウ先生のでんぷんノンフライ麺 1袋85g

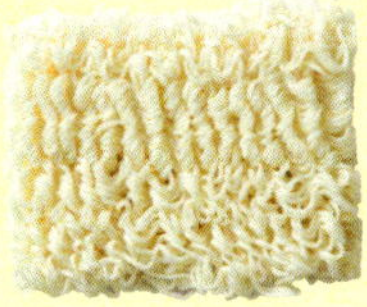

エネルギー	305kcal
たんぱく質	0.3g
食塩相当量	0.1g
カリウム	18mg
リン	56mg
水分	10g

オトコーポレーション

アプロテンたんぱく調整中華めんタイプ 1玉約35g

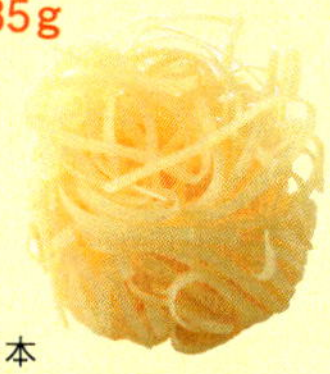

エネルギー	125kcal
たんぱく質	0.14g
食塩相当量	0.02g
カリウム	5.3mg
リン	6.7mg
水分	4.1g

ハインツ日本

アプロテンたんぱく調整スパゲティタイプ 100g

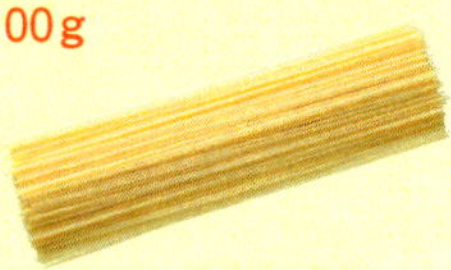

エネルギー	357kcal
たんぱく質	0.4g
食塩相当量	0.05g
カリウム	15mg
リン	19mg
水分	11.6g

ハインツ日本

アプロテンたんぱく調整マカロニタイプ 100g

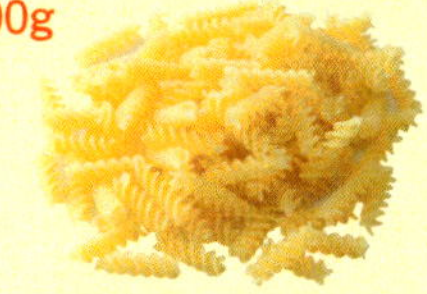

エネルギー	357kcal
たんぱく質	0.4g
食塩相当量	0.05g
カリウム	15mg
リン	19mg
水分	11.6g

ハインツ日本

※アプロテンは消費者庁許可の特別用途食品ではありません。

たんぱく質調整食品 パン

全体にパンの低たんぱく質製品はグルテンがほとんどないだけに、パサパサする感じは否めません。調理でおいしく食べる工夫を。

食パン８枚切り１枚(45g)のたんぱく質量でくらべると… ➡ 4.0g減

普通の食パン

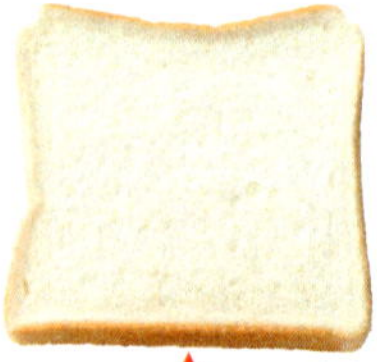

たんぱく質 4.2g

＞

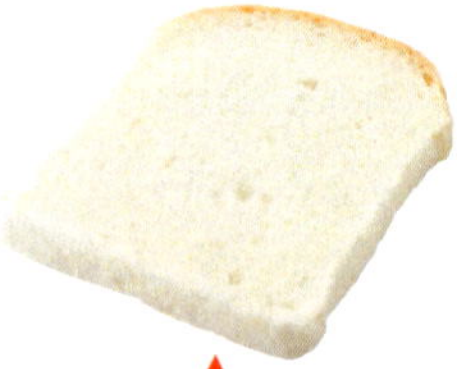

たんぱく質 0.2g

たんぱく質調整食パン

＊製品は食パン１枚 50g ですが、45g に換算した目安量で対比しています(下記「越後の食パン」参照)。

越後の食パン 1枚 50g

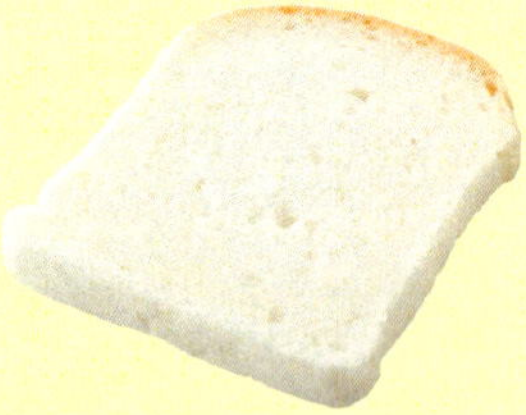

エネルギー	134kcal
たんぱく質	0.19g
食塩相当量	0.4g
カリウム	7mg
リン	3mg
水分	19.3g

バイオテックジャパン

ゆめベーカリー たんぱく質調整食パン 1枚 100g

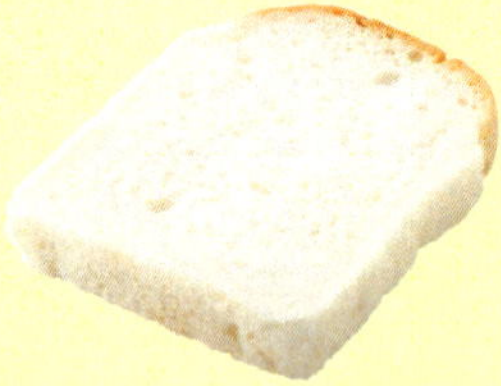

エネルギー	260kcal
たんぱく質	0.5g
食塩相当量	0.07g
カリウム	15.8mg
リン	25mg
水分	41.4g

キッセイ薬品工業

生活日記パン 1個 50g

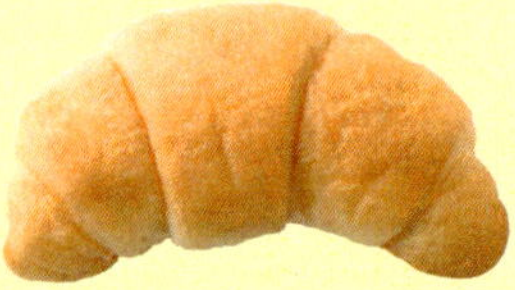

エネルギー	221kcal
たんぱく質	1.9g
食塩相当量	0.3g
カリウム	33mg
リン	17.5mg
水分	8.75g

ニュートリー

越後の丸パン 1個 50g

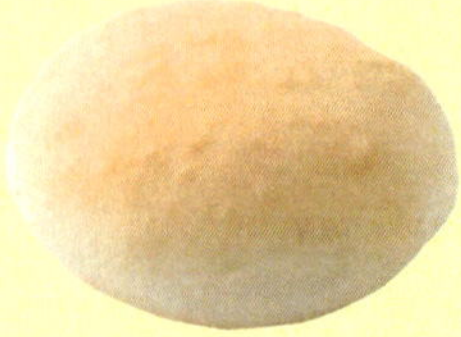

エネルギー	143kcal
たんぱく質	0.2g
食塩相当量	0.3g
カリウム	6mg
リン	11mg
水分	35.1g

バイオテックジャパン

越後のバーガーパン 1個 80g

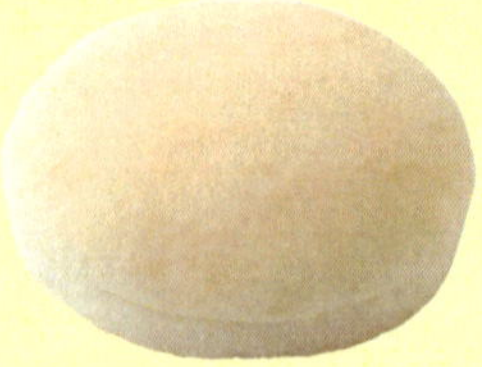

エネルギー	233kcal
たんぱく質	0.27g
食塩相当量	0.3g
カリウム	8mg
リン	15mg
水分	34.7g

バイオテックジャパン

ゆめベーカリー たんぱく質調整丸パン 1個 50g

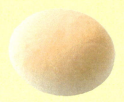

エネルギー	146kcal
たんぱく質	0.2g
食塩相当量	0.06g
カリウム	8.3mg
リン	13.7mg
水分	17.1g

キッセイ薬品工業

Part 3

主菜に添えてバランスをとる
野菜や海藻中心の副菜と汁物

低塩の副菜、汁物とデザート

　野菜、いも、海藻、きのこのおかずは、ビタミンやミネラル、食物繊維を補うとともに、主菜のボリュームを補う役割も果たします。副菜は1食に2品は必要です。調理法が重ならないように組み合わせると、味にメリハリがつき、食塩量やエネルギー調整もしやすくなります。薄塩でも日持ちのよい常備菜なども活用して、手間を上手に省きましょう。

　汁物はどうしても塩分が多くなりがち。1日1回をめやすにして、汁の量を減らすなどの工夫が必要です。

　ここでは副菜45品、手作りのだしと汁物12品、エネルギーを補充するときに重宝するスイーツ４品を紹介しています。

●栄養データ

エネルギー、たんぱく質、食塩相当量、カリウムを表示。いずれも断りがない場合は、１人分（１食分）のめやすです。

●材料の分量

材料の分量は1人分が基本ですが、一部、常備菜やデザートなどは作りやすい分量になっています。

煮物・煮びたし　副菜

野菜だけの煮物はうまみが乏しくなりがち。だしや乾物のうまみ、油のコク、スパイスの香りなどを活用しましょう。

だしでじっくりと煮るのがコツ

大根とにんじんの含め煮

材料（1人分）

大根……………80g
にんじん………25g
しめじ…………20g

A
- 和風顆粒だし……小さじ1/2
- だしわりしょうゆ……小さじ1弱
- 砂糖……小さじ1

作り方

1. 大根とにんじんは一口大の乱切りにし、しめじは小房に分ける。
2. なべに大根とにんじんと水1/2カップ、Aを入れて火にかけ、煮立ったら火を弱め、蓋をして15分煮る。最後にしめじを加え、さらに5分煮る。

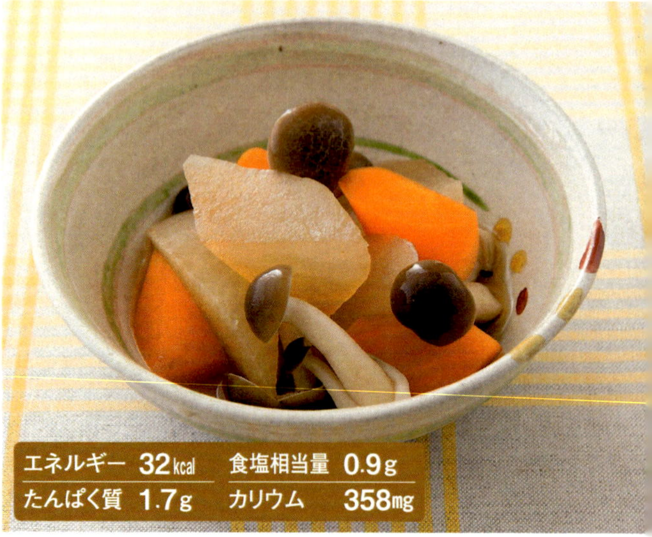

エネルギー	32kcal	食塩相当量	0.9g
たんぱく質	1.7g	カリウム	358mg

常備してしておきたい一品

ひじきと大豆の煮物

材料（1人分）

ひじき（乾燥）……3g
大豆（水煮缶）‥10g
にんじん………15g
さやえんどう…2枚
植物油…大さじ1/2
だし……1/4カップ

A
- 酒……小さじ1
- みりん……小さじ1/2
- しょうゆ……小さじ2/3

作り方

1. ひじきは水でもどし、長いものは刻む。にんじんはいちょう切りにする。
2. なべに油を熱して1をいため、だしとA、汁けをきった大豆、細く切ったさやえんどうを加え、6～7分煮る。

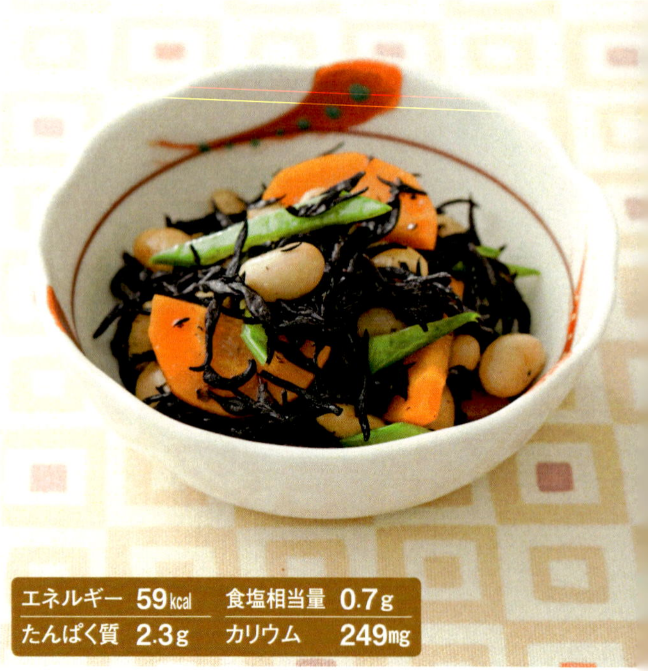

エネルギー	59kcal	食塩相当量	0.7g
たんぱく質	2.3g	カリウム	249mg

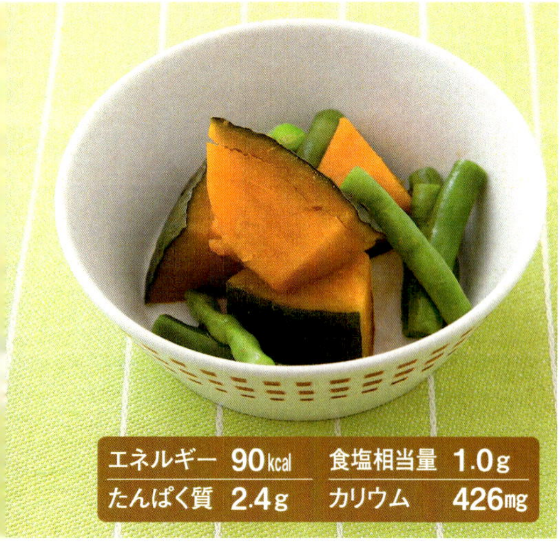

エネルギー	90kcal	食塩相当量	1.0g
たんぱく質	2.4g	カリウム	426mg

エネルギー補給にもおすすめ

かぼちゃの甘煮

材料（1人分）

かぼちゃ………80g
さやいんげん…20g
A 和風顆粒だし
　　……小さじ1/2
A 砂糖 小さじ2/3
A だしわりしょうゆ
　　……小さじ5/6

作り方

1. かぼちゃは一口大に切り、小なべに並べ入れ、水をひたひたに注ぎ、**A**も加えて火にかける。
2. 煮立ったら、半分に切ったいんげんを加える。火を弱め、かぼちゃに火がとおるまでゆっくりと煮含める。

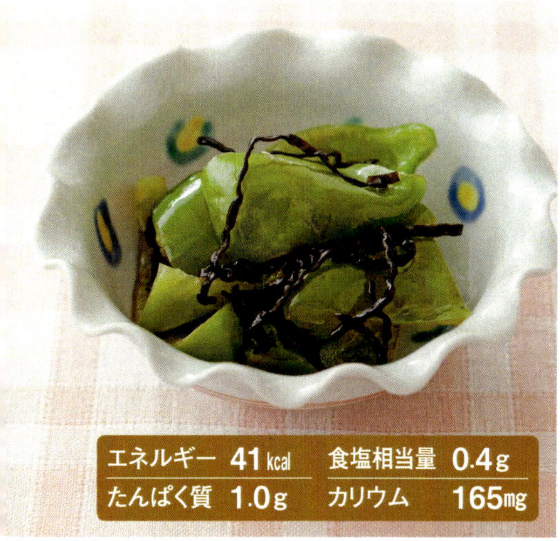

エネルギー	41kcal	食塩相当量	0.4g
たんぱく質	1.0g	カリウム	165mg

味つけは塩こんぶだけ

ピーマンの塩こんぶ煮

材料（2人分）

ピーマン………4個
植物油……小さじ1
A 水……1/4カップ
A 酒……小さじ2
A 塩こんぶ（細切り）
　　………………4g

作り方（4食分）

1. ピーマンはへたを除いて乱切りにする。
2. なべに油を熱してピーマンをいため、**A**を加える。蓋をしてときどきまぜながら、中火で5～6分、汁けがなくなるまで煮る。

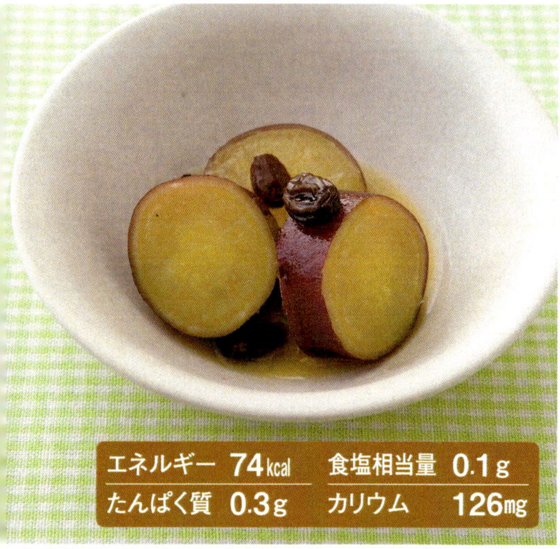

エネルギー	74kcal	食塩相当量	0.1g
たんぱく質	0.3g	カリウム	126mg

バターでコクをプラスして

さつまいものバター煮

材料（2人分）

さつまいも……60g
レーズン…………3g
バター
　…小さじ1と1/4
砂糖
　……大さじ1/2強

作り方

1. さつまいもは皮つきのまま1cm厚さの輪切りにし、水にさらしてアクを抜き、水けをふく。
2. なべにさつまいもとレーズンを入れ、水をひたひたに加え、砂糖とバターをのせて火にかける。煮立ったら火を弱め、蓋をして弱火で10分煮る。

なすはレンジで蒸すと色も鮮やか
蒸しなすの香味だれ

材料（2人分）
- なす……………1個
- 小ねぎ…………2本
- みょうが……1/2個
- A
  - ごま油……小さじ1/2
  - いり白ごま……小さじ1/3
  - 砂糖 小さじ1/2
  - しょうゆ……小さじ1/2

作り方
1. なすはへたを落としてまるごとラップで包み、電子レンジで3分加熱する。あら熱をとり、輪切りにする。
2. 小ねぎは小口切りに、みょうがはみじん切りにする。
3. Aをまぜ、❶と❷をあえる。

| エネルギー | 56kcal | 食塩相当量 | 0.4g |
| たんぱく質 | 1.3g | カリウム | 198mg |

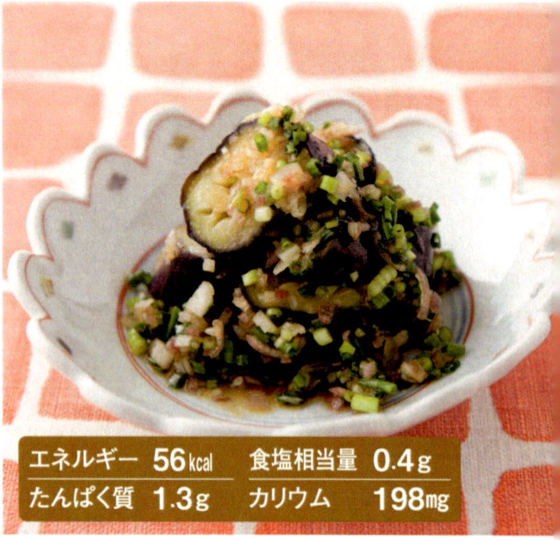

ゆでてから煮るとカリウム減に
小松菜と油揚げの煮びたし

材料（1人分）
- 小松菜…………60g
- 油揚げ……………5g
- A
  - 水………大さじ4
  - 和風顆粒だし……小さじ1/4
  - だしわりしょうゆ……小さじ5/6
  - みりん……小さじ2/3

作り方
1. 小松菜はゆでて水にとり、しぼって3cm長さに切る。
2. 油揚げは熱湯をかけて油抜きをし、細く切る。
3. なべにAを煮立てて油揚げを加え、ひと煮する。さらに小松菜も加えてひと煮する。

| エネルギー | 36kcal | 食塩相当量 | 0.7g |
| たんぱく質 | 2.2g | カリウム | 316mg |

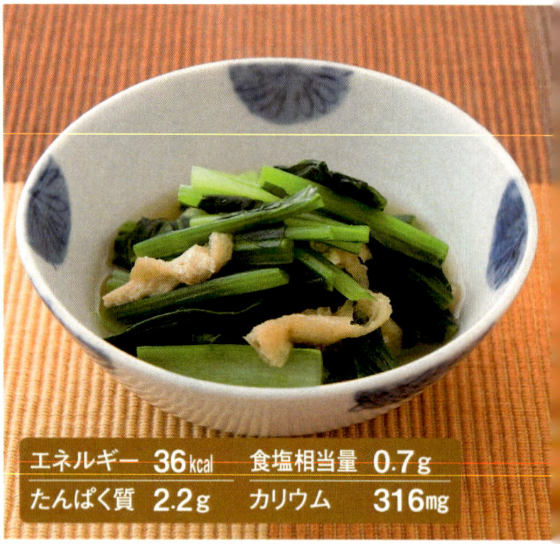

さつま揚げでうまみがアップ
切り干し大根の煮物

材料（1人分）
- 切り干し大根（乾燥）10g
- にんじん…………10g
- さつま揚げ……10g
- 植物油…小さじ1/2
- A
  - 水……1/2カップ
  - 和風顆粒だし……小さじ1/2
  - 砂糖 小さじ2/3
  - だしわりしょうゆ……小さじ2/3

作り方
1. 切り干し大根は水につけてもどし、水けをしぼって食べやすい長さに切る。
2. にんじんは4cm長さの棒状に切り、さつま揚げは熱湯をかけて油抜きし、細く切る。
3. なべに油を熱して❶と❷をいため、Aを加え、煮立ったら火を弱めて味がなじむまで煮る。

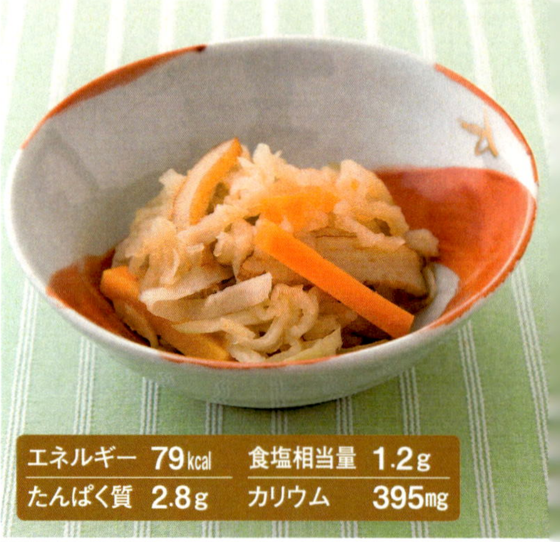

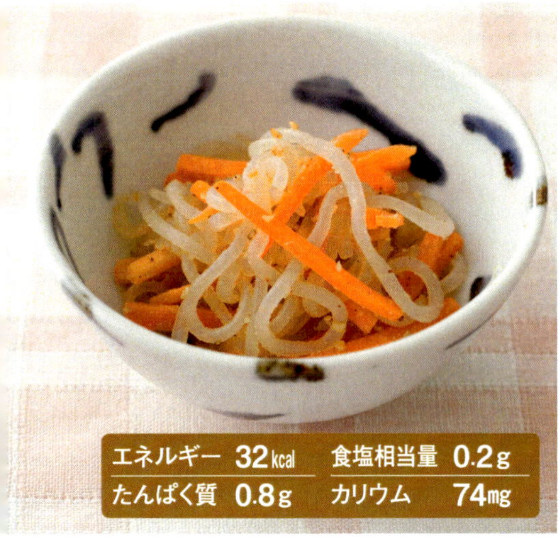

エネルギー 32kcal　食塩相当量 0.2g
たんぱく質 0.8g　カリウム 74mg

しらたきでボリュームを出して

しらたきとにんじんのごま煮

材料（2人分）

しらたき……100g
にんじん……40g
しょうゆ
……小さじ1/2
みりん……小さじ1
すり白ごま
…小さじ1と1/2

作り方

❶ しらたきは水からゆでてアクを抜き、食べやすく切る。
❷ にんじんはせん切りにする。
❸ なべに❶と❷を入れ、みりん、しょうゆ、すりごまを加え、中火にかけて絶えずまぜながら汁けがなくなるまでいり煮する。

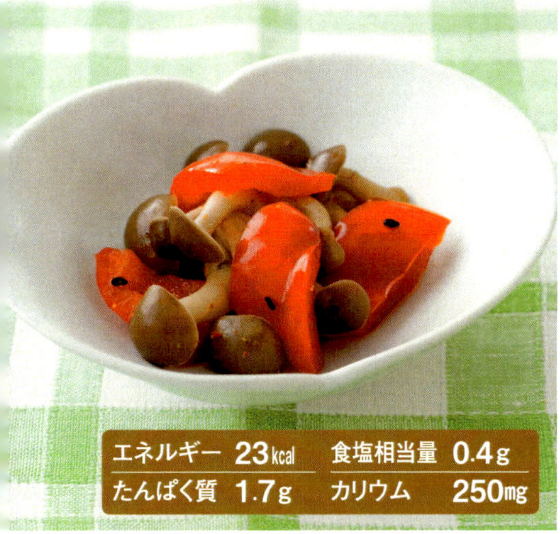

エネルギー 23kcal　食塩相当量 0.4g
たんぱく質 1.7g　カリウム 250mg

七味の辛みで味を引き締めて

パプリカとしめじの七味煮

材料（2人分）

パプリカ（赤）…1/2個
しめじ……80g
だし……1/4カップ
砂糖……小さじ1/2
しょうゆ……小さじ1
七味とうがらし‥少々

作り方

❶ パプリカは乱切りにし、しめじは小房に分ける。
❷ なべに❶、だしと砂糖を入れ、蓋をして火にかける。煮立ったら弱火にし、7～8分煮る。しょうゆと七味とうがらしを加え、蓋をせずに中火で煮汁をからめながら、汁けがなくなるまで煮る。

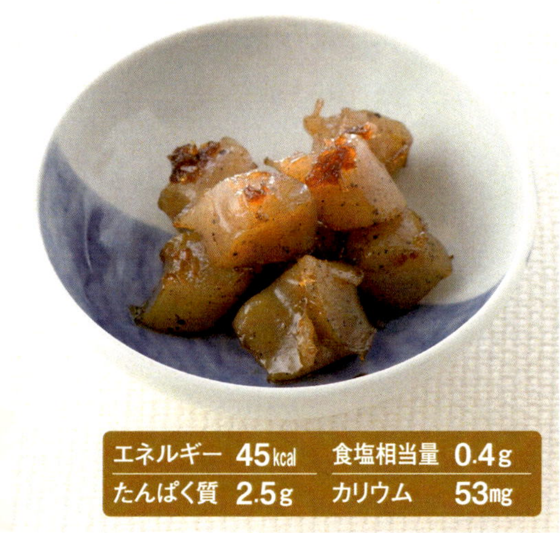

エネルギー 45kcal　食塩相当量 0.4g
たんぱく質 2.5g　カリウム 53mg

削りがつおの風味がポイント

こんにゃくの土佐煮

材料（1人分）

こんにゃく……50g
ごま油…小さじ1/4
A みりん
……小さじ2/3
A だしわりしょうゆ
……小さじ1
A 砂糖……小さじ1
削りがつお
……大さじ1強

作り方

❶ こんにゃくは一口大にちぎり、下ゆでする。
❷ フライパンに油を熱し、❶の水けをきって入れ、いためる。全体に油が回ったらAを加え、中火でいり煮する。
❸ 汁けがほぼなくなったら削りがつおを振り、煮からめる。

揚げ物・いため物

野菜は揚げたり、いためることで甘みが増し、香ばしさと油のコクが加わり、減塩でもおいしく食べられます。エネルギー量をアップしたいときに活用しましょう。

なすは揚げると色鮮やかに

なすとオクラの揚げびたし

材料（２人分）

なす…………1個
オクラ………3個
揚げ油………適量

A
- だし……大さじ1と1/2
- みりん…………小さじ1
- しょうゆ……小さじ2/3

作り方

1. なすは皮にこまかい切り目を入れ、一口大の乱切りにし、オクラはがくをむく。
2. Aはバットに合わせる。
3. 揚げ油を170度に熱し、1を入れてさっと揚げ、なすはそのまま、オクラは小口切りにしてから2に漬ける。

＊汁は残します。

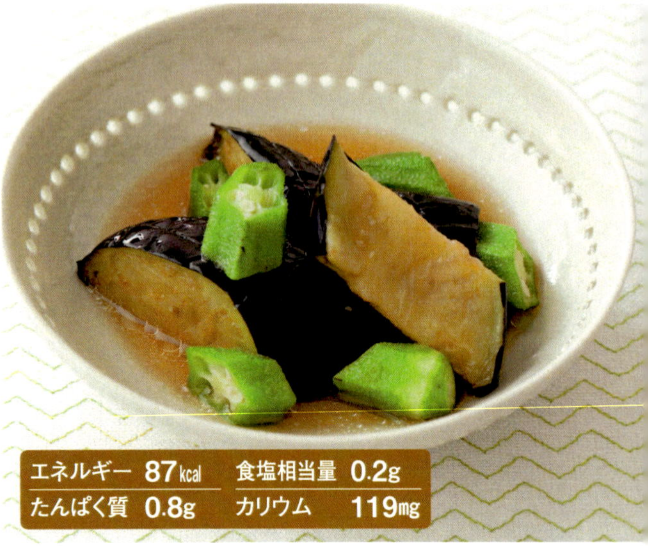

エネルギー	87kcal	食塩相当量	0.2g
たんぱく質	0.8g	カリウム	119mg

薄味でも４～５日保存可能です

きんぴらごぼう

材料（1人分）

ごぼう……………40g
にんじん…………15g
植物油、ごま油
……各小さじ1/4
- 和風顆粒だし
……小さじ1/4
- 砂糖 小さじ1/2

A
- だしわりしょうゆ
……小さじ2/3
- みりん
……小さじ1/6
- 水………小さじ1

七味とうがらし
…………………少々

作り方

1. ごぼうとにんじんは4～5㎝長さに切り、ごぼうは水にさらす。
2. なべに植物油を熱し、水けをきったごぼう、にんじんの順にいためる。Aを加え、味がなじむまでいり煮する。
3. おろしぎわにごま油を回しかけ、器に盛り、七味とうがらしを振る。

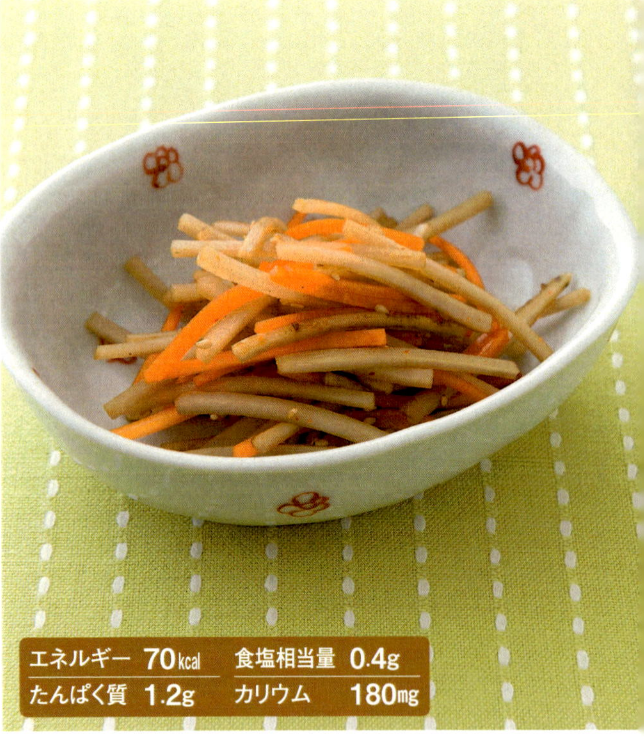

エネルギー	70kcal	食塩相当量	0.4g
たんぱく質	1.2g	カリウム	180mg

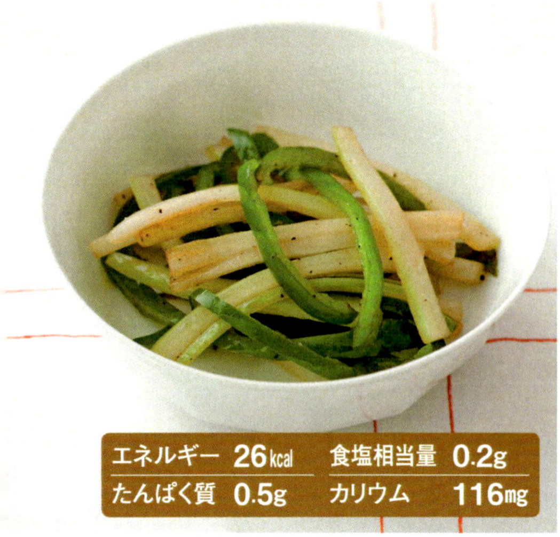

エネルギー	26kcal	食塩相当量	0.2g
たんぱく質	0.5g	カリウム	116mg

オイスターソースでコクをプラス

セロリとピーマンの中華風きんぴら

材料（4食分）

セロリ…………1本
ピーマン………2個
ごま油……小さじ2
A［オイスターソース、しょうゆ…各小さじ1/2
こしょう…少々］

作り方

1. セロリは筋をそいで4cm長さの太めのせん切りに、ピーマンも縦に細く切る。
2. フライパンに油を熱して❶をいため、Aを加えていため合わせる。

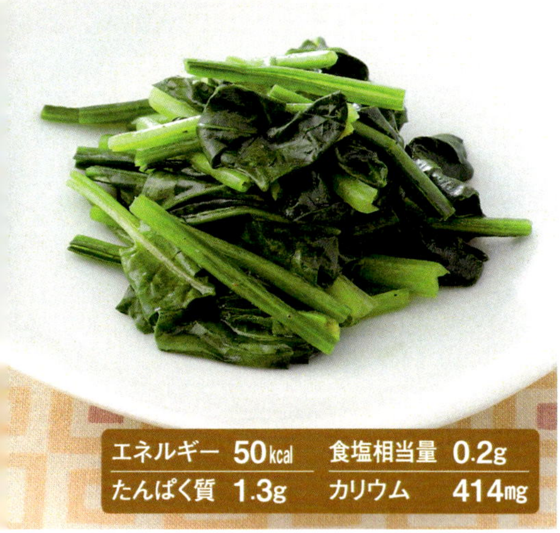

エネルギー	50kcal	食塩相当量	0.2g
たんぱく質	1.3g	カリウム	414mg

青菜をシンプルにいためて

ほうれんそうのソテー

材料（1人分）

ほうれんそう……60g
オリーブ油
……………小さじ1
塩………………0.2g
こしょう…………少々

作り方

1. ほうれんそうは4～5cm長さに切り、軸と葉に分ける。
2. フライパンに油を熱し、ほうれんそうの軸、葉の順にいためる。しんなりしたら塩、こしょうを振る。

＊カリウム量を減らしたい場合は、ゆでてからいためます。

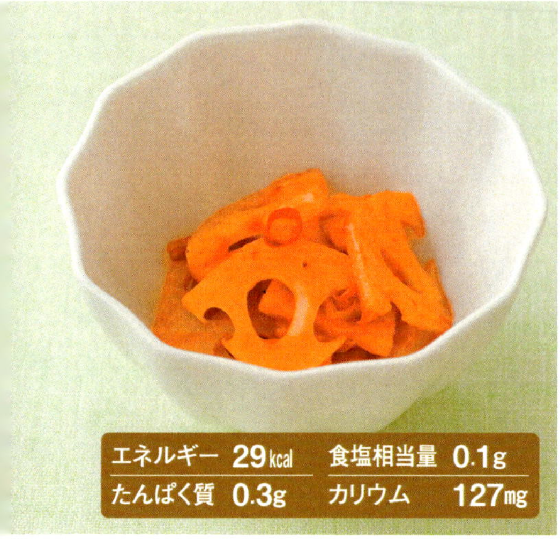

エネルギー	29kcal	食塩相当量	0.1g
たんぱく質	0.3g	カリウム	127mg

ケチャップ味が新鮮

れんこんのケチャップきんぴら

材料（4食分）

れんこん………100g
オリーブ油
……………小さじ1
赤とうがらし（種をとって輪切り）
……………1/4本分
トマトケチャップ
…小さじ1と1/2
しょうゆ
…………小さじ1/8

作り方

1. れんこんは薄いいちょう切りにして水に放し、水けをきる。
2. フライパンに油を熱してれんこんをいため、赤とうがらしとケチャップを加えていためる。
3. 最後にしょうゆを加え、さっとからめる。

トマトの甘みが引きたつ
焼きトマト

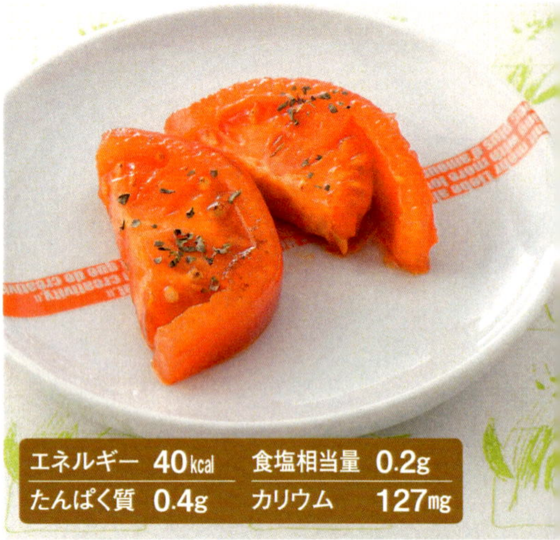

材料（1人分）
- トマト（完熟）‥60g
- オリーブ油……小さじ1/2強
- 塩……0.2g
- オレガノ（乾燥）……少々

作り方
1. トマトは皮つきのまま、2cm厚さの輪切りか半月切りにする。
2. フライパンに油を熱してトマトを入れ、強火で焼く。両面に焼き色がついたら、塩とオレガノを振る。

エネルギー 40kcal ／ 食塩相当量 0.2g
たんぱく質 0.4g ／ カリウム 127mg

2～3種のきのこをとり合わせて
きのこのガーリックソテー

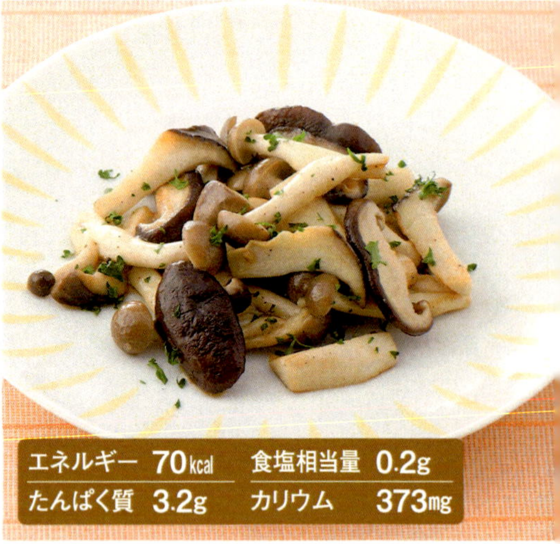

材料（1人分）
- しいたけ……30g
- しめじ……30g
- エリンギ……30g
- A
  - にんにく（みじん切り）……1かけ分
  - オリーブ油……小さじ1と1/4
- B
  - だしわりしょうゆ……小さじ1/3
  - こしょう……少々
- パセリ（みじん切り）……小さじ1

作り方
1. しいたけは薄切り、しめじはほぐす。エリンギは縦4等分に、長さを半分に切る。
2. フライパンにAを入れて弱火でいため、❶を加え、しんなりしたらBで調味する。器に盛り、パセリを散らす。

エネルギー 70kcal ／ 食塩相当量 0.2g
たんぱく質 3.2g ／ カリウム 373mg

コチュジャンでコクが出ます
しらたきのコチュジャンいため

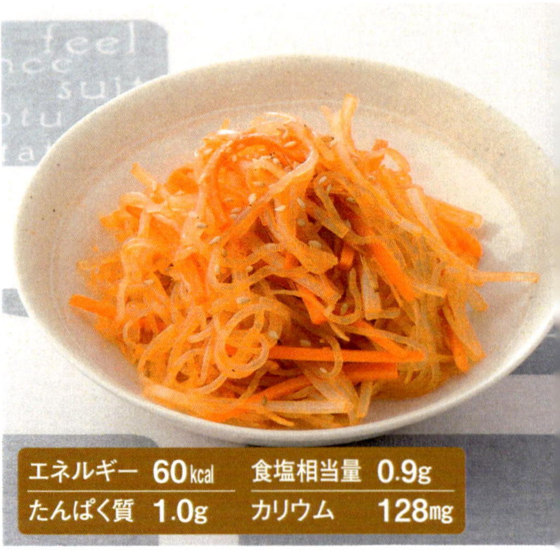

材料（1人分）
- しらたき……60g
- ねぎ……30g
- にんじん……10g
- A
  - にんにく（みじん切り）……少々
  - ごま油……小さじ3/4
- B
  - しょうゆ、みりん……各小さじ1/2
  - コチュジャン……小さじ3/4弱
- いり白ごま……0.3g

作り方
1. しらたきは食べやすい長さに切ってゆで、水けをきる。ねぎは太めのせん切り、にんじんもせん切りにする。
2. フライパンにAを入れて弱火でいため、にんじん、ねぎ、しらたきの順にいため合わせる。Bを加えてからめ、ごまを振る。

あえ物

カリウムの多い青菜。ゆでてしっかりと水けをきるのが、カリウム量を減らすポイントです。

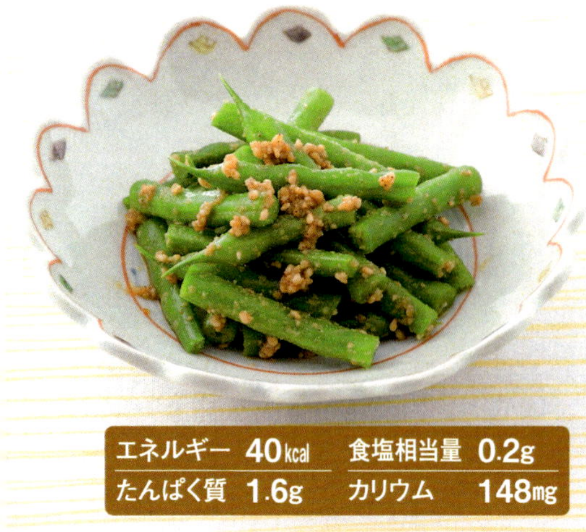

エネルギー	40kcal	食塩相当量	0.2g
たんぱく質	1.6g	カリウム	148mg

あえ衣は作りおきして活用を

さやいんげんのごまあえ

材料（1人分）

さやいんげん…50g
いり白ごま
…………小さじ1
砂糖……小さじ2/3
だしわりしょうゆ
………小さじ1/2

作り方

1. いんげんはゆで、4cm長さに切る。
2. ごまはすり鉢に入れてすり、砂糖を加えてさらにすりまぜ、だしわりしょうゆを加えてすりのばす。
3. 2に1を加えてあえる。

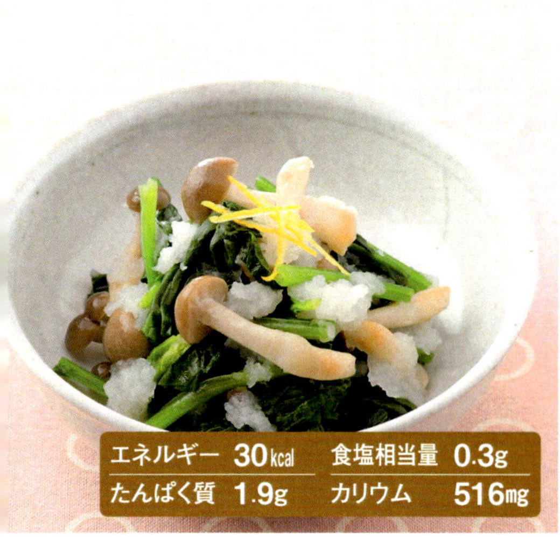

エネルギー	30kcal	食塩相当量	0.3g
たんぱく質	1.9g	カリウム	516mg

大根おろしであっさり味

ほうれんそうのおろしあえ

材料（1人分）

ほうれんそう……50g
しめじ……………20g
だしわりしょうゆ‥小さじ1/2
大根おろし（水けをきる）
…………………40g
A
- 酢………小さじ1
- 砂糖…小さじ1/2
- 和風顆粒だし
……小さじ1/4
- 塩……………0.1g

作り方

1. ほうれんそうはゆでて水にとり、しぼって3cm長さに切る。しめじはほぐして耐熱皿にのせ、だしわりしょうゆを振り、ラップをかけて電子レンジで10秒加熱する。
2. 大根おろしはAをまぜ、1を加えてあえる。器に盛り、あればゆず皮を添える。

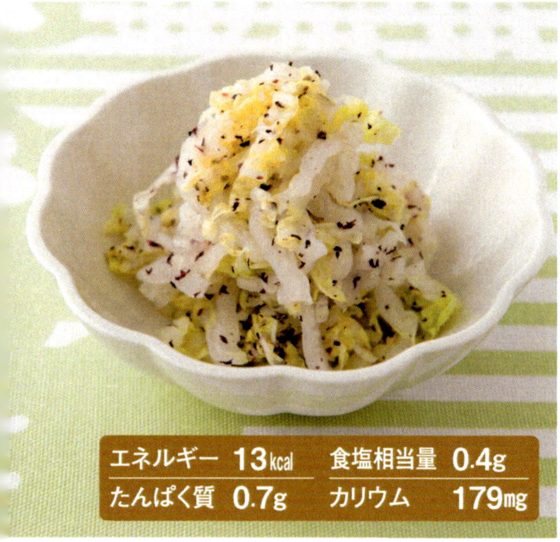

エネルギー	13kcal	食塩相当量	0.4g
たんぱく質	0.7g	カリウム	179mg

ゆかりだけで味つけします

白菜のゆかりあえ

材料（1人分）

白菜………………80g
ゆかり（乾燥）
……小さじ1弱（1g）

作り方

1. 白菜はせん切りにしてさっとゆでる。
2. 1をポリ袋に入れてゆかりを振り入れ、袋ごともむ。しんなりしたら水けを軽くしぼる。

＊白菜をゆでることで塩もみを除き、結果減塩につながります。

ごま酢じょうゆで風味よく

しゅんぎくとしいたけのごま酢あえ

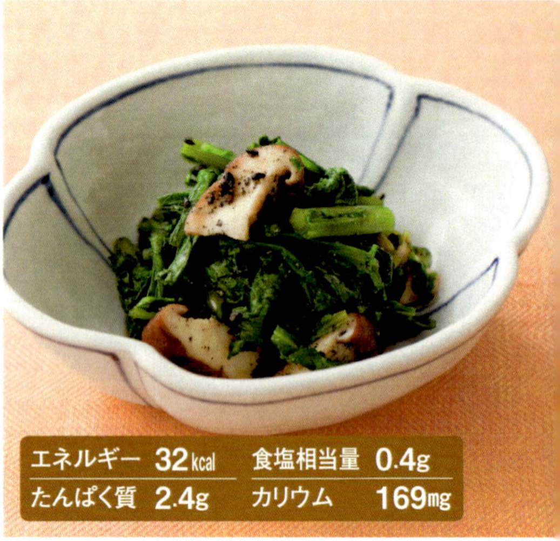

エネルギー 32kcal
食塩相当量 0.4g
たんぱく質 2.4g
カリウム 169mg

材料（１人分）

しゅんぎく………50g
しいたけ………1/2個
A
- すり黒ごま………小さじ1/2
- しょうゆ………小さじ1
- だし、砂糖…各小さじ1/4
- 酢…小さじ1/3強

作り方

1. しゅんぎくとしいたけはゆで、しゅんぎくは水けをしぼって3cm長さに切る。しいたけは薄切りにする。
2. Aをまぜ合わせ、1をあえる。

余分な水分を除いて歯ごたえよく

きゅうりの酢の物

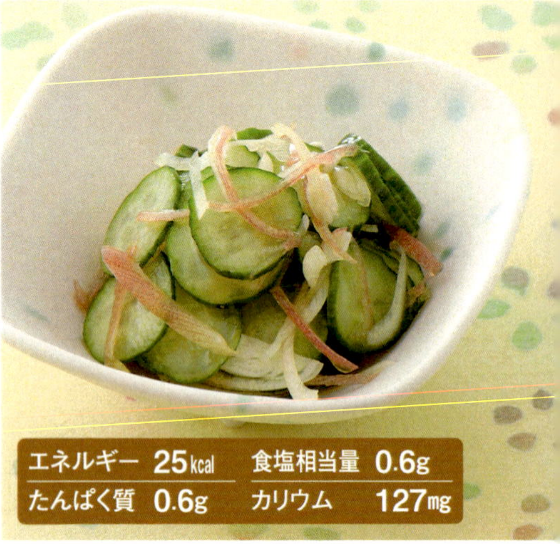

エネルギー 25kcal
食塩相当量 0.6g
たんぱく質 0.6g
カリウム 127mg

材料（１人分）

きゅうり………50g
A
- 塩………0.2g
- 砂糖…小さじ1/3

みょうが………1個
B
- 酢…大さじ1/2
- だしわりしょうゆ…小さじ1/2
- 砂糖…小さじ2/3
- 塩………0.2g

作り方

1. きゅうりは薄い小口切りにし、Aを振り、しんなりしたら水けをきつくしぼる。みょうがは縦半分に切り、斜め薄切りにする。
2. Bをまぜ合わせ、1を加えてあえる。

マヨネーズで油分を補って

アスパラのマヨしょうゆかけ

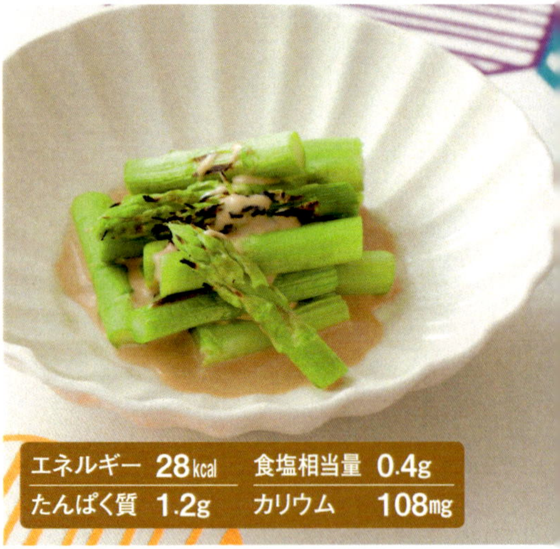

エネルギー 28kcal
食塩相当量 0.4g
たんぱく質 1.2g
カリウム 108mg

材料（１人分）

グリーンアスパラガス………40g
A
- マヨネーズ…大さじ1/2
- しょうゆ…大さじ1/4
- だし…小さじ1/4

作り方

1. アスパラはかたい根元の皮をむき、色よくゆでて3～4cm長さに切る。
2. 器に盛り、Aをまぜ合わせてかける。

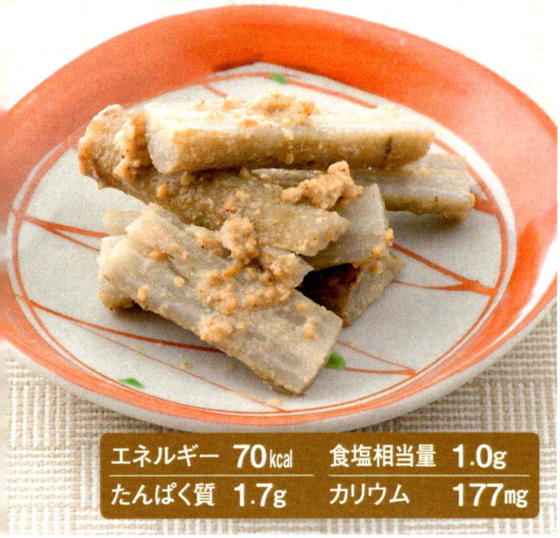

エネルギー	70kcal	食塩相当量	1.0g
たんぱく質	1.7g	カリウム	177mg

たたくと味がなじませます

たたきごぼう

材料（１人分）

ごぼう…………50g
いり白ごま
…小さじ１と1/3
A
- 砂糖…小さじ１
- 塩…小さじ1/5
- 酢…大さじ1/2

作り方

1. ごぼうはなべに入る長さに切り、やわらかくゆでる。熱いうちにめん棒などでたたいて割り、3㎝長さに切る。
2. すり鉢にごまを入れてすりまぜ、**A**を加えてさらにすりまぜ、ごぼうをあえる。

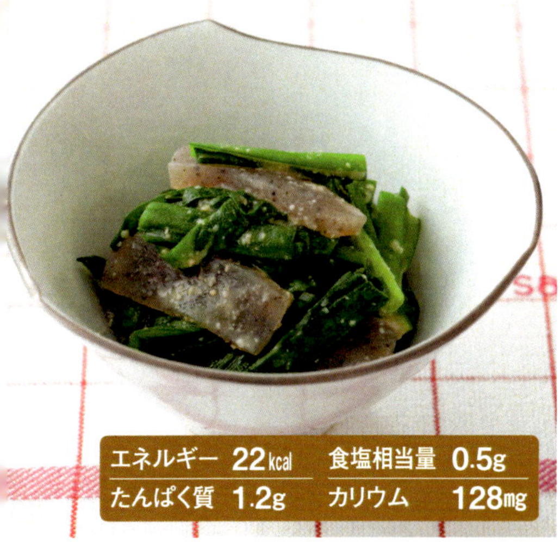

エネルギー	22kcal	食塩相当量	0.5g
たんぱく質	1.2g	カリウム	128mg

あえ衣はレンジで作ります

にらとこんにゃくのからし酢みそ

材料（１人分）

にら………………40g
こんにゃく………30g
A
- みそ……小さじ１
- 砂糖…小さじ1/2
- だし…大さじ1/4

B
- 粉がらし、水
…………各少々

酢……………小さじ２

作り方

1. にらはさっとゆでて水けをしぼり、3㎝長さに切る。こんにゃくは短冊切りにし、ゆでる。
2. 耐熱容器に**A**をまぜ、電子レンジで10秒加熱する。**B**と酢もまぜ、❶をあえる。

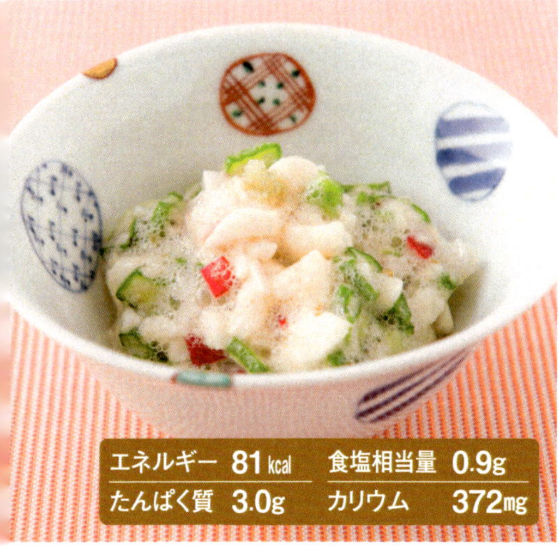

エネルギー	81kcal	食塩相当量	0.9g
たんぱく質	3.0g	カリウム	372mg

ネバネバ食材で健康効果大

オクラと山いものたたきあえ

材料（１人分）

オクラ…………２本
山いも…………50g
ラディッシュ…１個
A
- 和風ドレッシング（市販品）
………小さじ２
- ねりわさび
……小さじ1/3

作り方

1. オクラはゆでて小口切りにし、山いもはうぶ毛を落とし、すりこ木であらくたたく。ラディッシュは刻む。
2. **A**をまぜ合わせ、❶をあえる。

サラダ

サラダは手軽にできるうえ、塩分控えめでエネルギーが補給できるメニュー。カリウム制限がある場合は、野菜はさらす、ゆでるなどして、サラダレシピを広げましょう。

ゆで野菜をたっぷり使って

春の温野菜サラダ

材料（１人分）

グリーンアスパラガス……………………30g
かぶ………………30g
にんじん………20g
A
- マヨネーズ………小さじ２
- 粒マスタード……小さじ1/2

作り方

1. アスパラは4㎝長さに切り、かぶはくし形に切る。にんじんは５～６㎜厚さの輪切りか半月切りにする。
2. なべにたっぷりの水とかぶ、にんじんを入れて火にかけ、かために火が通ったらアスパラを加えてゆでる。ざるに上げて冷ます。
3. 器に❷を盛り、Aをまぜてかける。

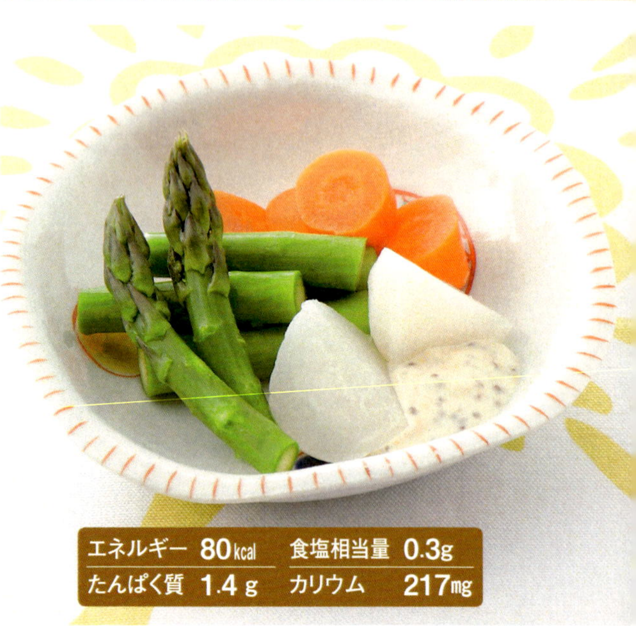

エネルギー	80kcal	食塩相当量	0.3g
たんぱく質	1.4g	カリウム	217mg

定番味も薄塩で仕上げて

ポテトサラダ

材料（１人分）

じゃがいも……50g
きゅうり………20g
にんじん………15g
玉ねぎ…………15g
A
- マヨネーズ………大さじ１
- 塩……………0.2g
- こしょう……少々

作り方

1. じゃがいもは皮をむいて２～３つに切り、にんじんときゅうりは薄い半月切り、玉ねぎは薄切りにする。
2. じゃがいもは水からゆで、ゆで上がる前ににんじんも加えてゆでる。
3. 水けをきり、じゃがいもは熱いうちにつぶす。きゅうりと玉ねぎを加え、Aであえる。

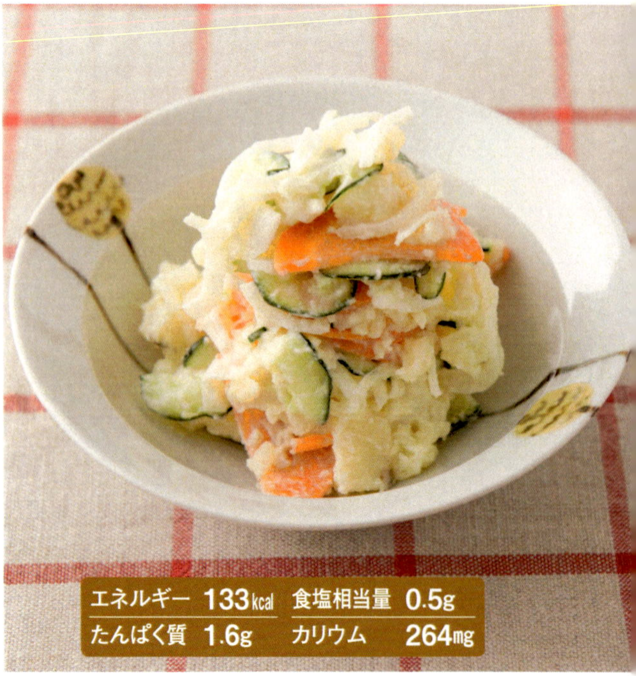

エネルギー	133kcal	食塩相当量	0.5g
たんぱく質	1.6g	カリウム	264mg

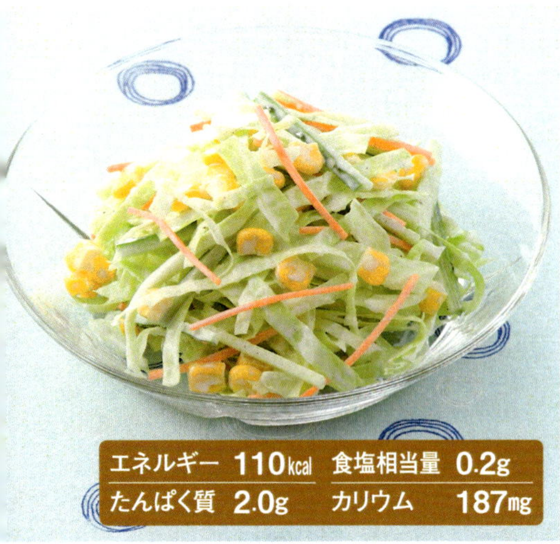

エネルギー	110kcal	食塩相当量	0.2g
たんぱく質	2.0g	カリウム	187mg

作りおきもおすすめ

コールスローサラダ

材料（1人分）

キャベツ………40g
きゅうり………20g
にんじん…………5g
ホールコーン（冷凍）
…………………30g
A　マヨネーズ
　　‥大さじ2と1/2
　　酢‥‥小さじ1/2

作り方

❶ キャベツ、きゅうり、にんじんはせん切りにし、コーンはさっとゆでて水けをきる。
❷ Aをまぜ合わせ、❶を加えてあえる。
＊たんぱく質を控えたい場合は、コーンを除きます。

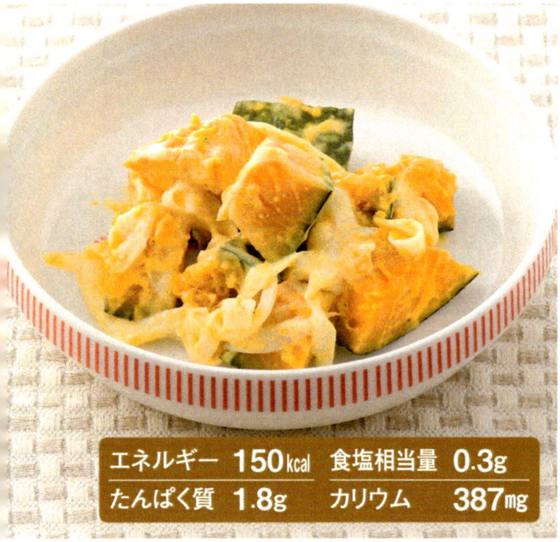

エネルギー	150kcal	食塩相当量	0.3g
たんぱく質	1.8g	カリウム	387mg

カレーの香りを生かして減塩

かぼちゃのサラダ

材料（1人分）

かぼちゃ………80g
玉ねぎ……………5g
A　マヨネーズ
　　‥‥小さじ2と1/2
　　塩…………0.1g
　　カレー粉‥‥少々

作り方（4食分）

❶ かぼちゃはラップで包み、電子レンジで1分30秒加熱する。あら熱をとり、一口大に切る。
❷ 玉ねぎは薄切りにして水にさらし、水けをきる。
❸ Aをまぜ合わせ、❶と❷を加えてあえる。

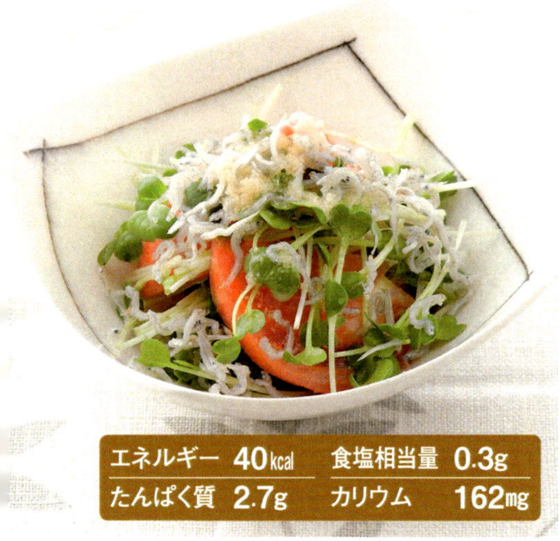

エネルギー	40kcal	食塩相当量	0.3g
たんぱく質	2.7g	カリウム	162mg

ちりめんの塩けが調味料がわり

トマトのじゃこサラダ

材料（1人分）

トマト…………60g
貝割れ大根……10g
ちりめんじゃこ
…………大さじ1
A　酢……小さじ1
　　植物油
　　‥‥小さじ1/2
　　おろししょうが
　　‥‥小さじ1/4

作り方

❶ トマトはくし形に切り、貝割れ大根は3㎝長さに切って水にさらし、水けをきる。
❷ じゃこは熱湯をかけ、水けをきる。
❸ Aをまぜ合わせ、❶と❷を加えてあえる。

手作りドレッシング

手作りのドレッシングは香りも味もフレッシュで、食塩量が正確に把握できるのもメリット。オリジナルのレシピを増やしましょう。（栄養価は全量分です）

中華風ピリ辛ドレッシング

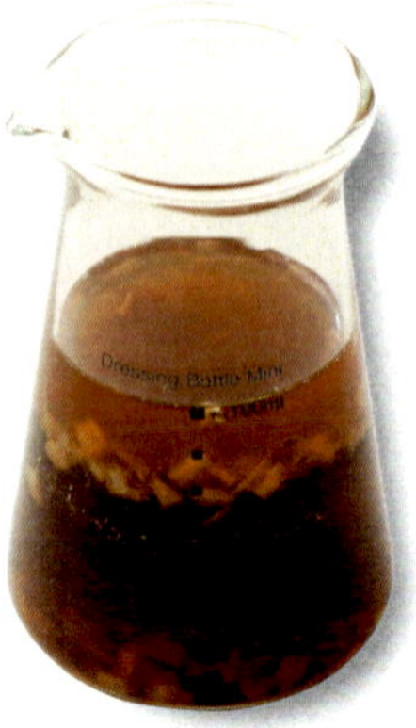

材料（大さじ3と1/2杯分）

A
- ごま油……大さじ1
- にんにく（あらみじん）…………1/4かけ分
- ねぎ（あらみじん）……………小さじ1

B
- しょうゆ……小さじ1
- 酢……………小さじ2
- 赤とうがらし（小口切り）‥1/2本分
- 水……………大さじ1
- 砂糖……小さじ1/6

作り方

1. フライパンにAを入れて中火できつね色にいため、冷ます。
2. Bを合わせ、1を加える。

エネルギー	124kcal	食塩相当量	0.9g
たんぱく質	0.6g	カリウム	46mg

青じそドレッシング

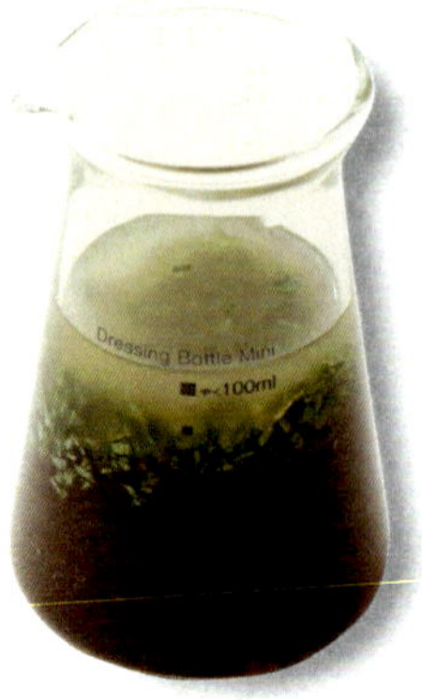

材料（大さじ3杯分）

- 青じそ………………4枚
- しょうゆ……小さじ2
- だし、植物油……………各大さじ1
- みりん…………小さじ1
- 酢…………大さじ1/2

作り方

青じそはみじん切りにし、ほかの材料とまぜる。

エネルギー	137kcal	食塩相当量	1.8g
たんぱく質	1.2g	カリウム	77mg

粒マスタードドレッシング

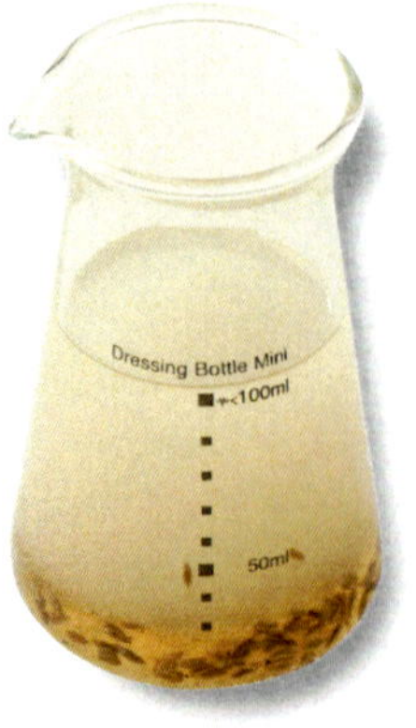

材料（大さじ3杯分）

- 植物油…………大さじ2
- 酢…………………大さじ1
- 粒マスタード…………大さじ1/2
- 塩、砂糖…各小さじ1/6
- こしょう……………少々

作り方

材料をよくまぜる。

エネルギー	247kcal	食塩相当量	1.4g
たんぱく質	0.7g	カリウム	19mg

シーザードレッシング

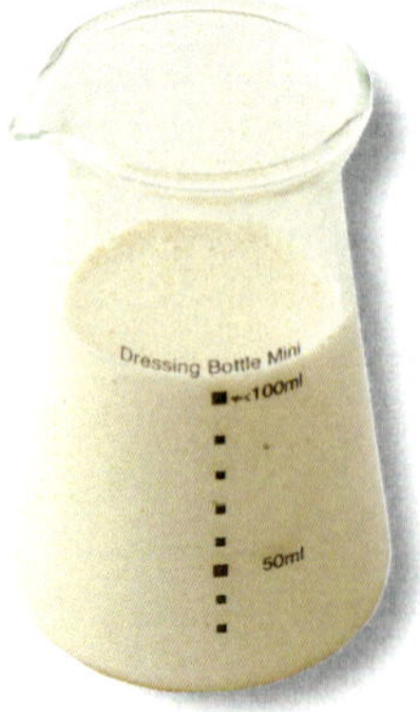

材料（大さじ2と1/2杯分）と作り方

- マヨネーズ……大さじ2
- おろしにんにく……少々
- 粉チーズ……小さじ1/2
- こしょう……………少々
- 酢…………………小さじ1
- オリーブ油……小さじ2

作り方

材料をよくまぜる。

エネルギー	240kcal	食塩相当量	0.6g
たんぱく質	1.1g	カリウム	7mg

マリネ、浅漬け、ピクルス

もう一品ほしいときに重宝する浅漬けやピクルス。香味野菜を合わせると、薄塩でも保存性が高まります。

レンジで簡単に作れます

白菜の甘酢漬け

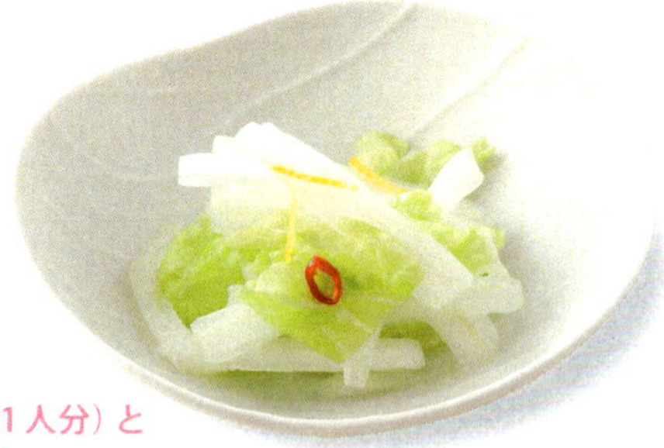

材料（1人分）と作り方

① 白菜30gは4㎝に切って縦細切りにし、塩0.2gを振り、しんなりしたら水けをしぼる。

② 耐熱容器に酢小さじ3/5、砂糖小さじ1/2を合わせ、電子レンジで10秒加熱する。赤とうがらしの小口切り1切れを加え、冷ます。①、ゆずの皮のせん切り少々とともにポリ袋に入れ、空気を抜いてしばり、1時間おく。

エネルギー	10kcal	食塩相当量	0.1g
たんぱく質	0.3g	カリウム	69mg

皮を湯むきして食べやすく

ミニトマトのマリネ

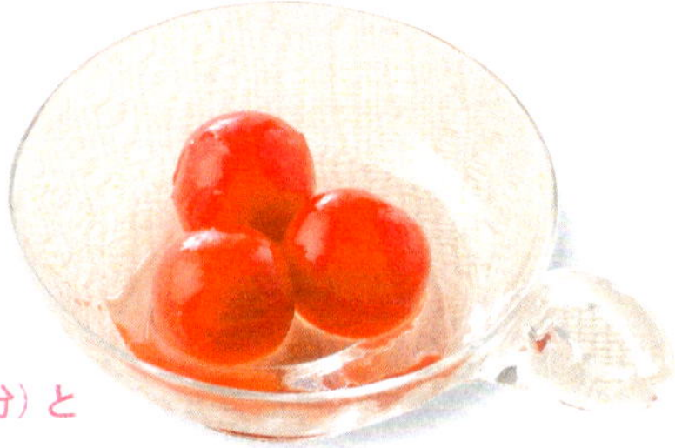

材料（1人分）と作り方

① ミニトマト3個は皮を湯むきする。

② 耐熱容器にはちみつ大さじ1弱と白ワイン大さじ1を合わせ、電子レンジで10秒加熱する。熱いうちに①を入れてからめ、あら熱をとる。

エネルギー	80kcal	食塩相当量	0g
たんぱく質	0.4g	カリウム	99mg

もう一品ほしいときに重宝

スライスオニオン

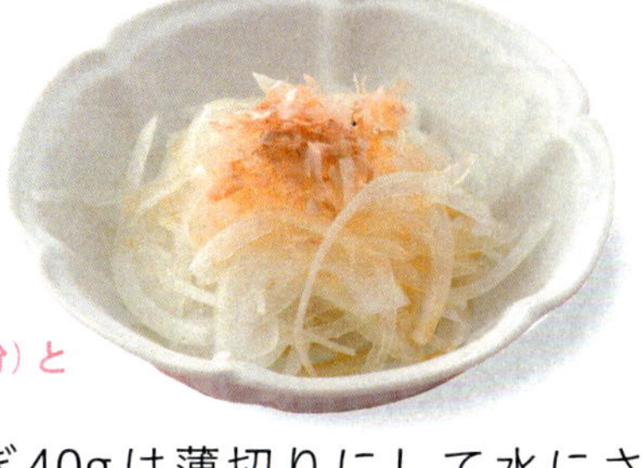

材料（1人分）と作り方

① 玉ねぎ40gは薄切りにして水にさらし、シャキッとしたら水けをしぼる。

② 器に盛り、だし小さじ1/3、ポン酢しょうゆ1/2を合わせてかけ、削りがつお大さじ1強をのせる。

エネルギー	15kcal	食塩相当量	0.2g
たんぱく質	1.1g	カリウム	46mg

こんぶのうまみでおいしい

きゅうりのこんぶ漬け

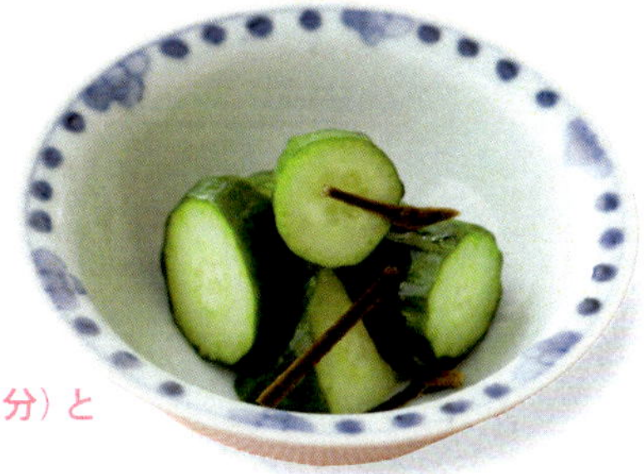

材料（1人分）と作り方

① きゅうり1本は小さめの乱切りにし、だしこんぶ3gはせん切りにする。

② ポリ袋に①と塩0.5gを入れてあえ、空気を抜いてしばり、1時間おく。

エネルギー	6kcal	食塩相当量	0.2g
たんぱく質	0.4g	カリウム	121mg

大豆、豆の常備菜

大豆や豆は食物繊維が豊富で、エネルギー補給にも役立ちます。ただ、たんぱく質量は多いので、量は控えめに。

缶詰めを使えば豆をもどす手間なし

蒸し大豆と小松菜のナムル

材料（3食分）

- 蒸し大豆缶（または水煮缶）……100g
- 小松菜…………150g
- ねぎ（みじん切り）…………小さじ1
- A
  - ごま油……小さじ1と1/2
  - しょうゆ 小さじ1
  - 砂糖…… 小さじ1/4
  - 塩………………0.3g
  - 一味とうがらし………………少々
- いり白ごま…………小さじ1/4

作り方

1. 小松菜はゆでて水にとり、しぼって3cm長さに切る。
2. ボウルにねぎとAを合わせてよくまぜ、ごまを指でひねって加える。
3. 2に大豆と小松菜を入れてあえる。

＊保存は冷蔵で3日がめやす。

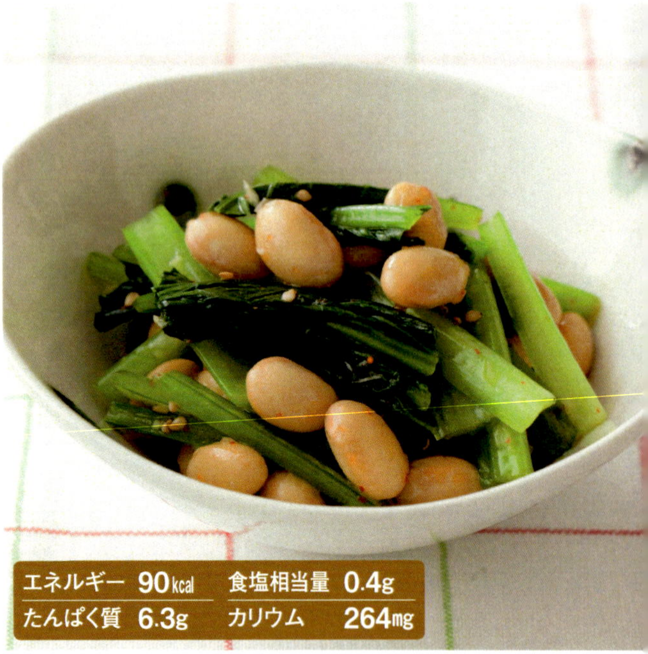

エネルギー	90kcal	食塩相当量	0.4g
たんぱく質	6.3g	カリウム	264mg

いった大豆の香ばしさと食感がアクセント

いり大豆のいためなます

材料（3食分）

- いり大豆（市販）50g
- 大根……………100g
- にんじん………20g
- 干ししいたけ…1個
- ごま油……小さじ1
- A
  - 酢……… 大さじ1
  - 砂糖…… 小さじ2
  - 塩……………0.6g

作り方

1. 大根とにんじんはせん切りにし、干ししいたけはもどして薄切りにする。
2. フライパンに油を熱し、しいたけ、にんじん、大根の順に入れていためる。
3. Aを加えてさっといため合わせ、大豆を加えていり煮する。

＊保存は冷蔵で3日がめやす。

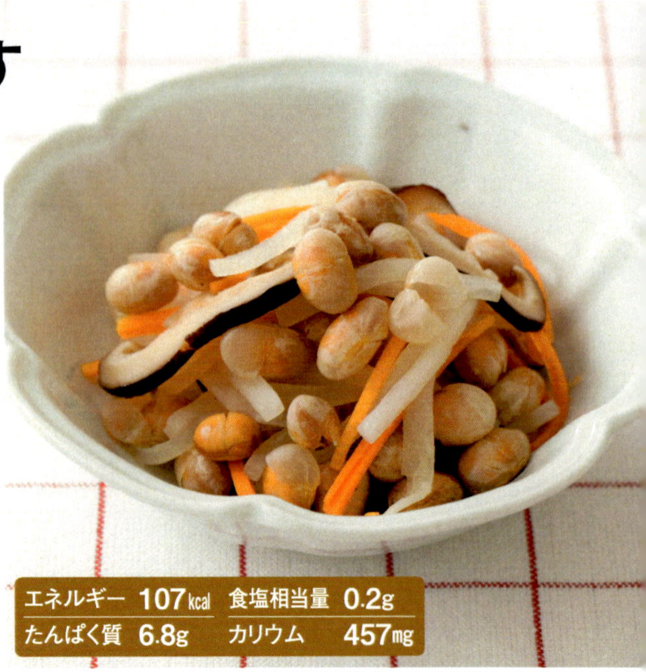

エネルギー	107kcal	食塩相当量	0.2g
たんぱく質	6.8g	カリウム	457mg

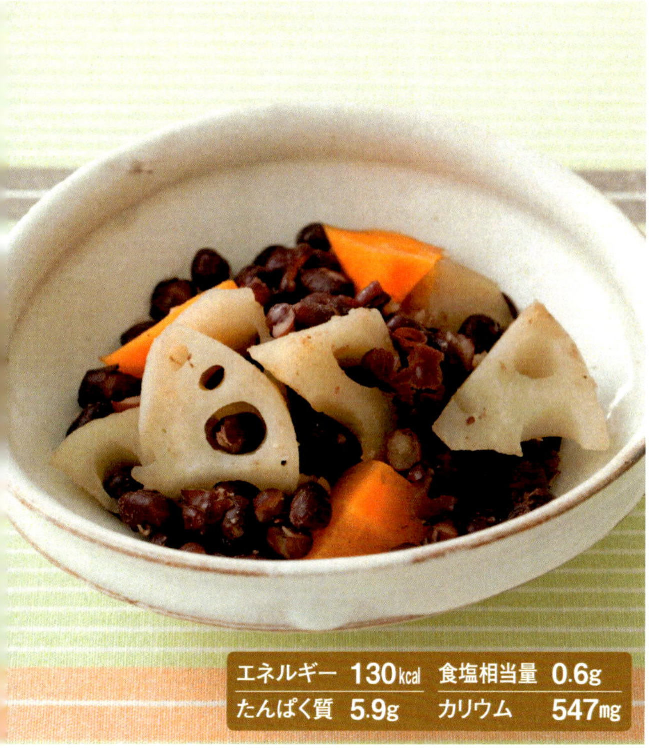

エネルギー 130kcal　食塩相当量 0.6g
たんぱく質 5.9g　カリウム 547mg

蒸し煮缶を活用すればお手軽

あずきとれんこんの煮物

材料（3食分）

あずき蒸し煮缶…150g
れんこん……150g
にんじん………60g

A
- だし…3/4カップ
- 砂糖….大さじ1
- 酒……小さじ2

しょうゆ
….小さじ1と1/2

作り方

1. れんこんとにんじんは乱切りにする。
2. なべに1とAを入れ、蓋をして火にかけ、煮立ったら弱火にして10分煮る。あずきとしょうゆを加え、さらに5分煮る。

＊保存は冷蔵で3日がめやす。あずき蒸し煮は50gでたんぱく質4.5g、カリウム230mg。カリウム制限がある場合は少量に。

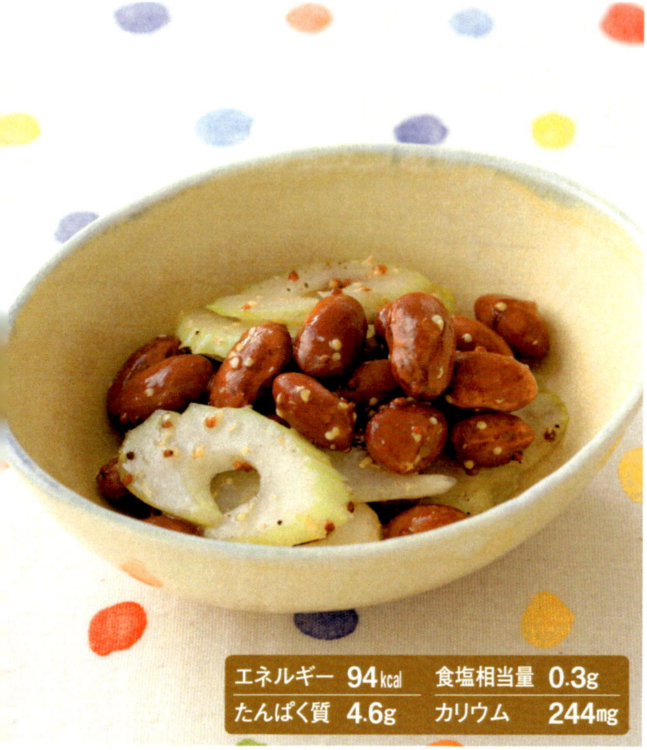

エネルギー 94kcal　食塩相当量 0.3g
たんぱく質 4.6g　カリウム 244mg

粒マスタードで風味よく

金時豆とセロリのマスタード風味

材料（3食分）

金時豆蒸し煮（または水煮）………150g
セロリ…………50g

A
- 粒マスタード
…小さじ1と1/2
- 酢…………小さじ2
- オリーブ油
……………小さじ1
- 塩………………0.6g

作り方

1. セロリは筋をそいで斜め薄切りにする。
2. ボウルにAを合わせてよくまぜ、金時豆とセロリを加えてあえる。

＊保存は冷蔵で3日がめやす。金時豆蒸し煮は50gでたんぱく質4.3g、カリウム235g。

汁物

汁物は減塩のために普通の6割程度に汁の量を減らし、天然のうまみがあるだしをきかせると、薄味でも満足感が得られます。

かつおだし（一番だし）

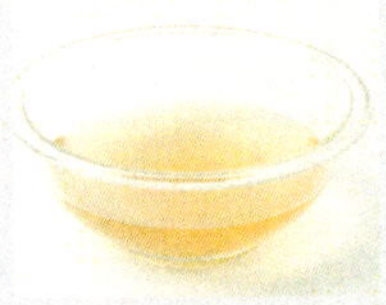

こんぶとかつお節でとった「一番だし」と呼ばれる、和風料理の基本だし。汁物や煮物のほか、刺し身用のしょうゆもだしで割れば減塩につながります。

●材料と作り方（作りやすい分量）

❶なべに水6カップとこんぶ10×5cm 1枚を入れて1時間以上おく。弱火にかけ、こまかい泡が出てきたらこんぶをとり出す。

❷水1カップと削りがつお20～30gを加えて中火にし、煮立ったら弱火で1分ほど煮て火を止め、5分ほどおき、こす。

かき玉汁

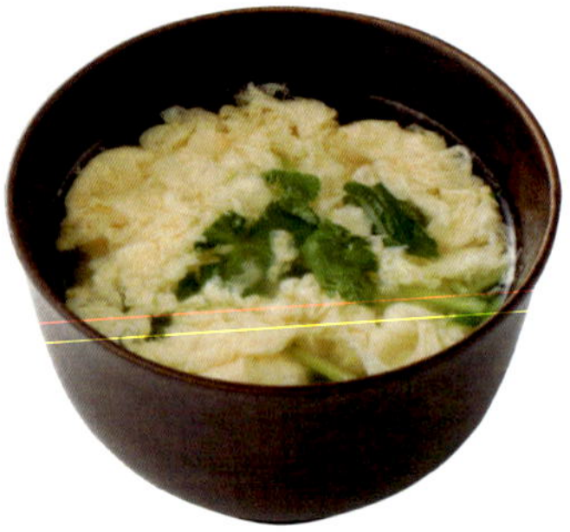

材料（2人分）と作り方

❶ なべにかつおだし1と1/2カップを入れて煮立て、薄口しょうゆ小さじ1/3、塩0.3gで味をととのえる。水どきかたくり粉小さじ1を加え、とろみをつける。

❷ 煮立ったら卵1個をとき入れ、三つ葉のざく切り10gを加え、ひと煮立ちさせる。

エネルギー	41kcal	食塩相当量	0.4g
たんぱく質	3.4g	カリウム	92mg

減塩につながるだしのとり方

天然のうまみを生かす

削りがつおやこんぶ、煮干しは天然のうまみがたっぷり。ほかにも、桜えび、ちりめんじゃこ、干し貝柱、干ししいたけはうまみが出る食材です。

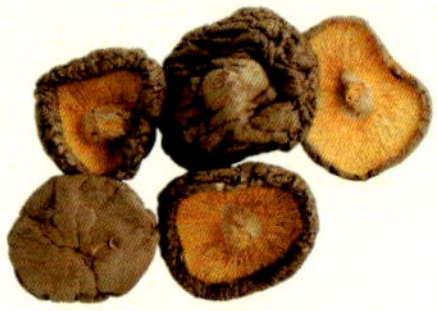

干ししいたけのもどし汁はりっぱなだし。汁物以外にも、煮物に活用すれば減塩につながる。

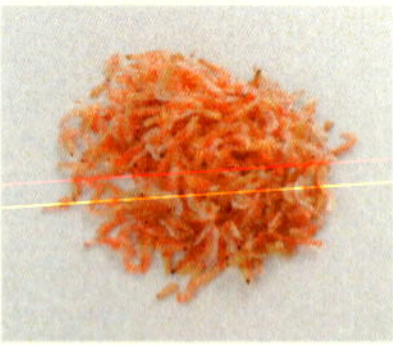

桜えびやちりめんじゃこを使うと濃厚な味わいに。ただし、桜えびはリンも多いので少量に。

市販のスープのもとはごく少量に

市販のスープのもとは種類もいろいろで、塩分量の原材料もさまざまです。魚介など食材自体に含まれる塩分も考慮して、控えめに使いましょう。また、減塩をうたったスープのもとも市販されていますので、とり入れるのも一法です。

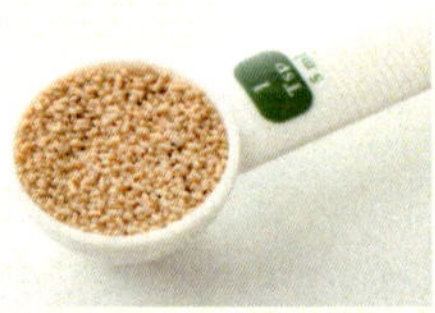

顆粒和風だし小さじ1（3g）で、食塩相当量1.2g。ごく控えめに使うのがポイント。

チキンスープ

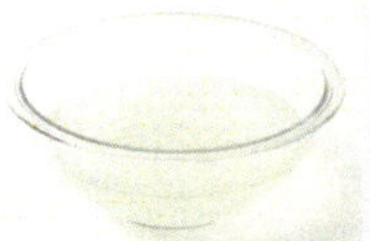

鶏手羽とささ身で作る、あっさりした味わいのスープ。だしをとったあとの手羽先は照り焼きにしたり、ささ身はあえ物などに活用できます。

●材料と作り方（作りやすい分量）

❶鶏手羽先３～４本はさっとゆでて水にとり、洗う。

❷❶をなべに入れ、鶏ささ身３本、水５～６カップ、ねぎの青い部分１本分、しょうがの薄切り３枚を加えて火にかける。煮立ったらアクをとり、火を弱めて10～15分煮る。火を止め、そのままおいてあら熱をとり、こす。

白菜のあっさりスープ煮

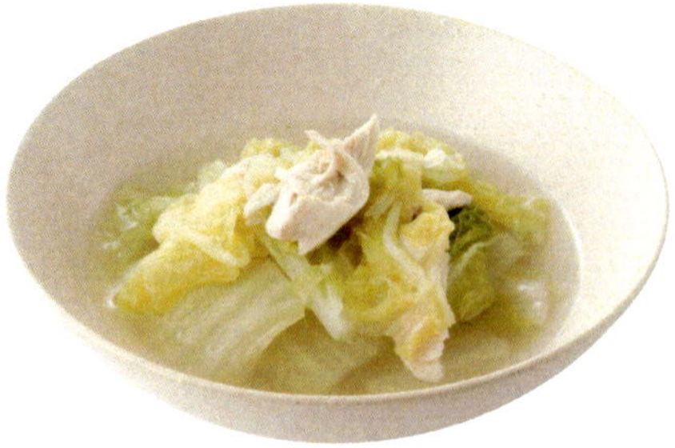

材料（2人分）と作り方

1. だしをとった鶏ささ身１本は食べやすく裂き、白菜60gはざく切りにする。
2. なべにチキンスープ1カップを入れ、塩0.5g、こしょう少々を振り、蓋をして白菜がやわらかくなるまで中火で蒸し煮にする。

エネルギー	31kcal	食塩相当量	0.4g
たんぱく質	5.7g	カリウム	211mg

水だし

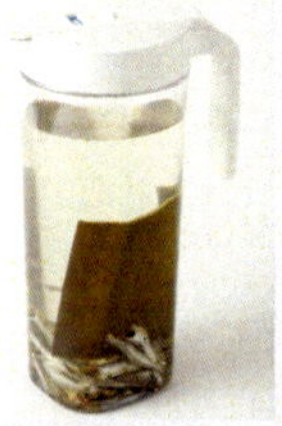

煮干しとこんぶのうまみで濃厚なだしに。煮出して作るだしより、すっきりとした味わいになります。

●材料と作り方（作りやすい分量）

❶煮干し４～５尾（10～15g）、こんぶ5㎝角１枚、水２～３カップをポット（麦茶用など）に入れ、冷蔵庫におく。

❷２～３時間たったら煮干しとこんぶはとり出す。

油揚げとねぎのみそ汁

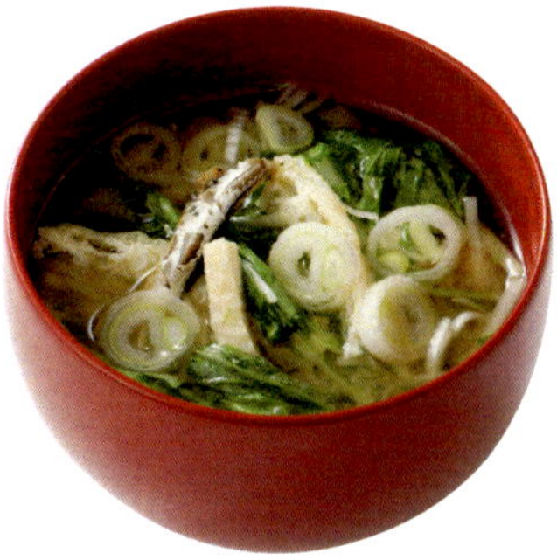

材料（2人分）と作り方

1. 油揚げ1/2枚は熱湯をかけて油抜きし、細切りにする。
2. なべに水だし１と1/3カップ、だしをとった煮干し３～４尾を入れて火にかける。
3. ❶を入れてひと煮し、みそ小さじ2をとき入れる。水菜のざく切り30g、ねぎの小口切り少々を加えてさっと煮る。

エネルギー	53kcal	食塩相当量	1.1g
たんぱく質	5.0g	カリウム	256mg

具だくさん汁

旬の野菜やきのこたっぷりの具だくさん汁に仕立てて。食材のうまみで、副菜なしでも満足できます。

根菜、いも類をとり合わせた1品

具だくさんみそ汁

材料（1人分）

さつまいも……50g
ごぼう…………25g
にんじん………15g
しめじ…………30g
植物油…小さじ1/2
だし…………180mℓ
A ┌みそ……小さじ1
　 │しょうゆ
　 └……小さじ1/2

作り方

1. さつまいも、ごぼう、にんじんは小さめの乱切りにし、さつまいもとごぼうはさっと洗う。
2. なべに油をなじませて❶をいため、油が回ったらだしを加える。煮立ったら中火にして10分ほど煮る。
3. ほぐしたしめじを加えて1～2分煮、Aで調味する。

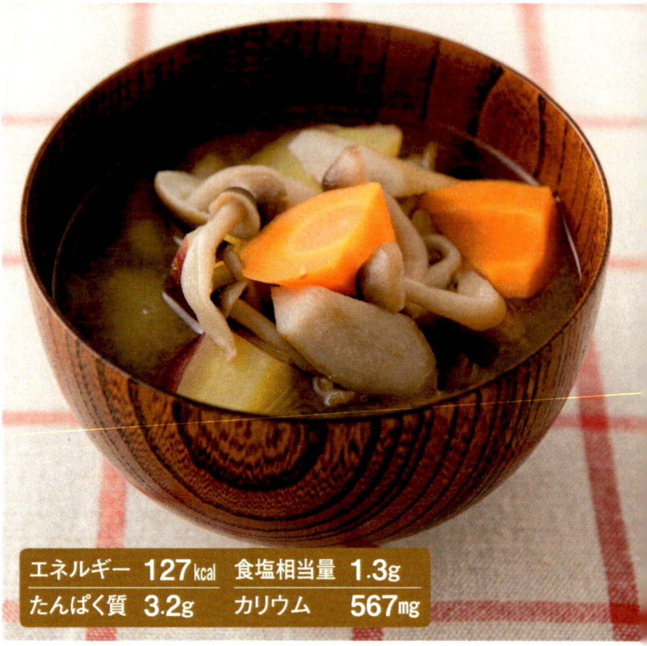
エネルギー 127kcal
食塩相当量 1.3g
たんぱく質 3.2g
カリウム 567mg

トマトをベースにした洋風味

キャベツとトマトのスープ

材料（1人分）

キャベツ………20g
玉ねぎ…………10g
トマト缶（食塩無添加）……………30g
固形コンソメ
…………………1/5個
塩……………………0.3g
粉チーズ
……ひとつかみ(0.3g)

作り方

1. キャベツは2cm角に、玉ねぎは1cm角に切る。トマトはざっとつぶす。
2. なべに水120mℓを沸かしてコンソメをとかし、❶を加える。再び煮立ったら火を弱めて7～8分煮、塩で味をととのえる。
3. 器に盛り、粉チーズを振る。

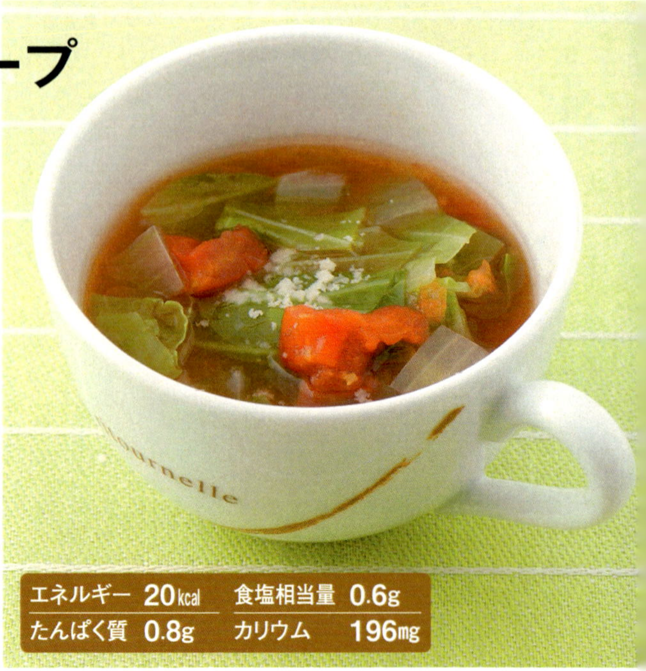
エネルギー 20kcal
食塩相当量 0.6g
たんぱく質 0.8g
カリウム 196mg

小吸い物

汁の量を普通の6割程度の90mℓに減らし、海藻やきのこを使った小吸い物。献立がもの足りないときに重宝です。

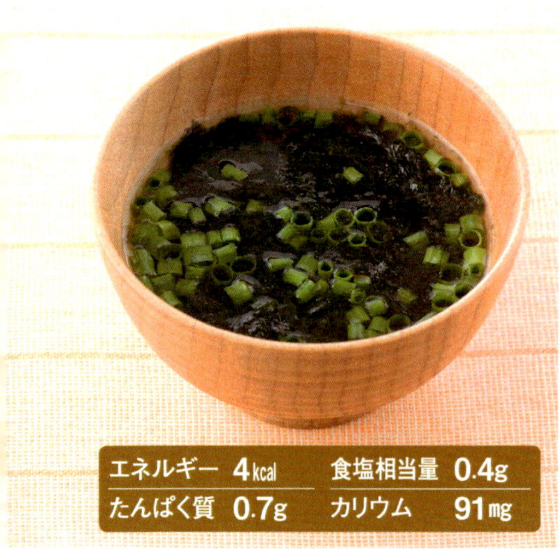

エネルギー	4kcal	食塩相当量	0.4g
たんぱく質	0.7g	カリウム	91mg

焼きのりを使って簡単

のりの小吸い物

材料（1人分）

焼きのり 1/3枚（1g）
小ねぎ……………3g
だし……………90mℓ
塩…………………0.3g
しょうゆ………1滴

作り方

❶ のりはこまかくちぎり、小ねぎは小口切りにする。以上を器に入れる。
❷ だしを煮立てて塩としょうゆで調味し、❶に注ぐ。

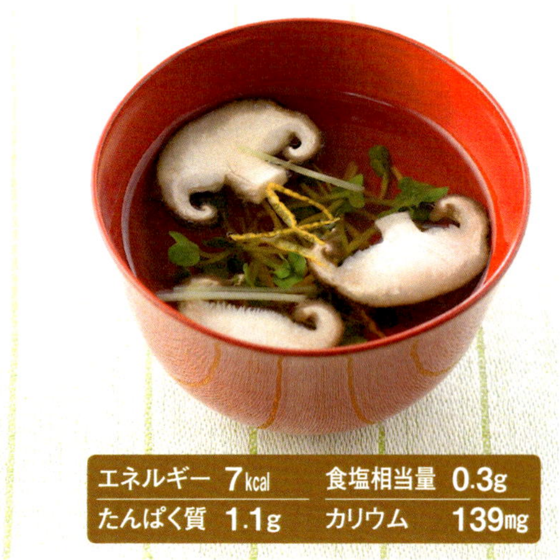

エネルギー	7kcal	食塩相当量	0.3g
たんぱく質	1.1g	カリウム	139mg

ゆずの香りをきかせて

しいたけのすまし汁 ゆず風味

材料（1人分）

しいたけ…………1個
貝割れ大根…………3g
だし………………90mℓ
しょうゆ
………小さじ1/4弱
ゆずの皮（せん切り）
……………………少々

作り方

❶ しいたけは薄切りにし、貝割れ大根は3cm長さに切る。
❷ なべにだしを煮立ててしょうゆで調味し、しいたけを加える。火が通ったら貝割れ大根を加えて火を止める。
❸ 器に盛り、ゆず皮を散らす。

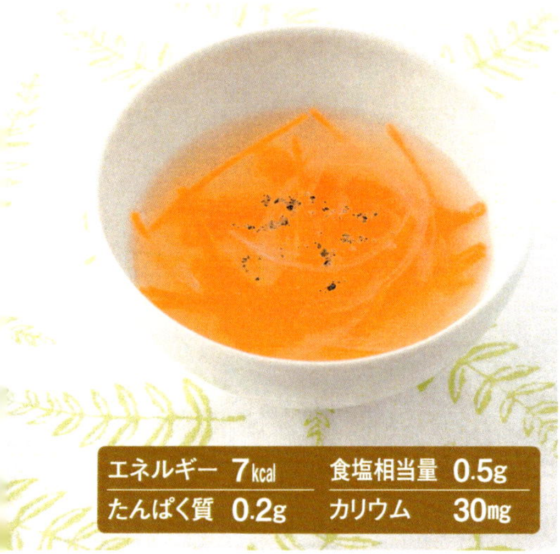

エネルギー	7kcal	食塩相当量	0.5g
たんぱく質	0.2g	カリウム	30mg

せん切り野菜であっという間

せん切り野菜のコンソメスープ

材料（1人分）

玉ねぎ…………10g
にんじん…………5g
A［顆粒コンソメ
……小さじ1/6
塩…………0.3g］
あらびき黒こしょう
……………………少々

作り方

❶ 玉ねぎは薄切りにし、にんじんはせん切りにする。
❷ なべに水90mℓを煮立ててAで調味し、❶を入れて弱火で火が通るまでさっと煮る。
❸ 器に盛り、こしょうを振る。

デザート

デザートは低たんぱく、低カリウムが鍵。
かんてんや粉飴を上手に活用しましょう。

黒砂糖で風味とコクが出ます

黒みつのくずきり風

材料（８食分）

A
- 水………2と3/4カップ
- 粉かんてん…………小1袋（4g）

黒砂糖…………………60g

作り方

1. なべにAと黒砂糖を合わせ、火にかける。煮立ったら弱火にし、まぜながら２分煮てとかす。
2. バットなどに流し、冷やし固める。
3. 帯状に切り、器に盛る。

＊冷蔵庫で２日保存できます。粉かんてんは74%が食物繊維。かんてんに甘みを加えて固めたデザートなら、たんぱく質はほぼゼロです。

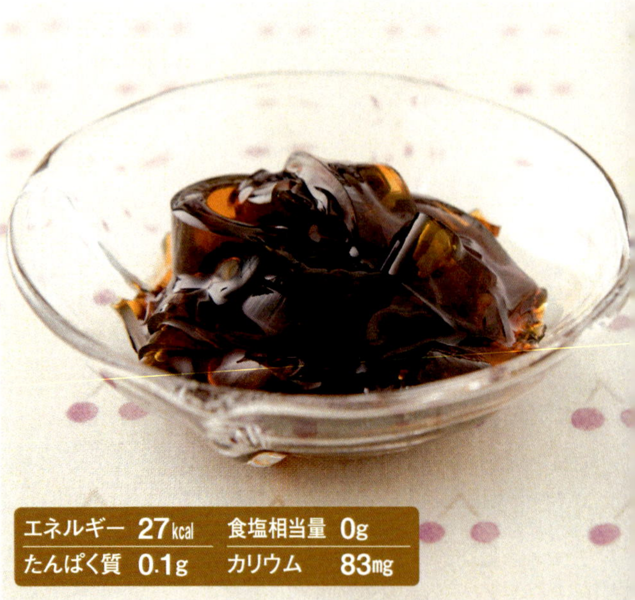

エネルギー	27kcal	食塩相当量	0g
たんぱく質	0.1g	カリウム	83mg

しょうがですっきりした味わい

しょうがかん

材料（８食分）

A
- 水……2と3/4カップ
- 粉かんてん……小１袋（4g）

砂糖…………………80g

しょうが汁……………大さじ３

しょうが（せん切り）……………………少々

作り方

1. なべにAと砂糖を合わせ、火にかける。煮立ったら弱火にし、まぜながら２分煮てとかす。
2. しょうが汁を加え、バットなどに流して冷やし固める。
3. 食べやすく切り分けて器に盛り、しょうがを添える。

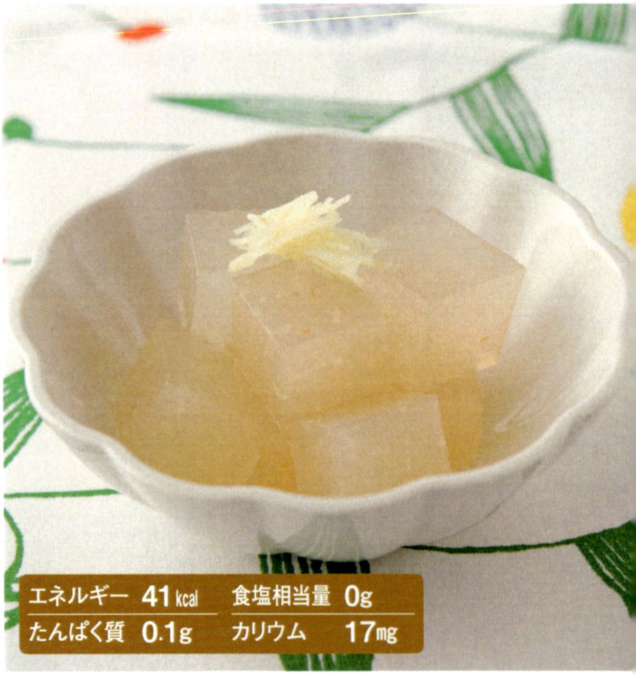

エネルギー	41kcal	食塩相当量	0g
たんぱく質	0.1g	カリウム	17mg

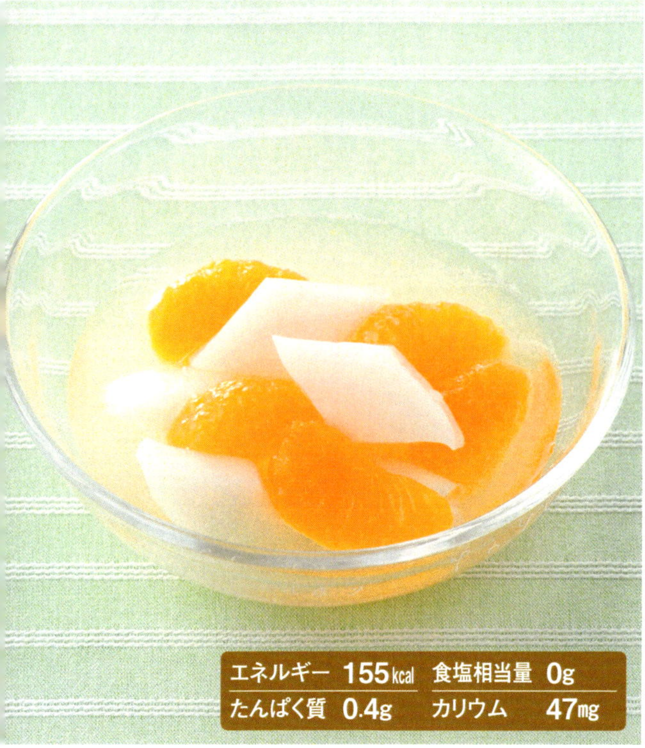

エネルギー	155kcal	食塩相当量	0g
たんぱく質	0.4g	カリウム	47mg

果物は缶詰めを使えばカリウム減に

杏仁豆腐

材料（1人分）

- 杏仁豆腐（缶詰め）……………………40g
- みかん（缶詰め）……30g
- A
  - みかん缶の缶汁………大さじ1と1/3
  - 粉飴……小2袋（25g）
  - レモン果汁…………小さじ1/2強

作り方

1. ボウルにAを合わせてよくまぜ、粉飴をとかす。
2. 杏仁豆腐は缶汁をきり、みかんと器に盛り、❶をかける。

＊粉飴はでんぷんを分解したマルトオリゴ糖を主成分とした粉末甘味料。甘みが砂糖の1/3と低いため、砂糖の3倍の重量を使うことができます。たんぱく質やカリウムを増やさずにエネルギーを補充できます。

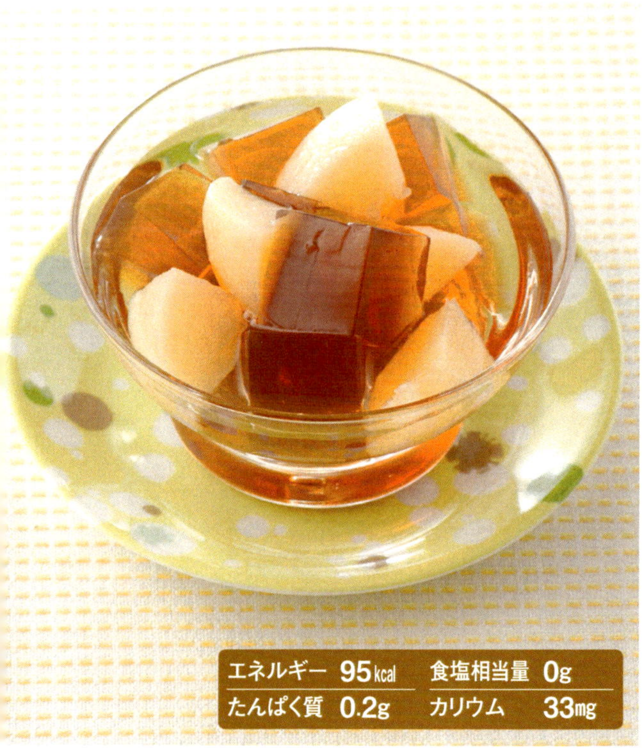

エネルギー	95kcal	食塩相当量	0g
たんぱく質	0.2g	カリウム	33mg

紅茶ゼリーと果物でボリュームアップ

紅茶かんの桃缶添え

材料（1人分）

- 桃（缶詰め）………30g
- A
  - 紅茶（浸出液）………………20mℓ
  - 粉かんてん……0.8g
  - 砂糖……小さじ1
- B
  - 水……大さじ1と1/3
  - 粉飴……………13g
  - 白ワイン-小さじ1
- レモン果汁…………小さじ1/2強

作り方

1. Aをなべに入れて火にかけ、煮立ったら弱火でまぜながら2分煮、バットなどに流して冷やし固める。
2. 耐熱容器にBを合わせて電子レンジであたため、あら熱をとり、レモン果汁を加える。
3. ❶と汁をきった桃を角切りにして器に盛り、❷をかける。

たんぱく質調整食品 エネルギー調整食品 菓子・飲料

たんぱく質控えめの菓子、甘みが少なく高エネルギーを得られる粉飴を使ったお菓子や飲料など、さまざまなものがあり、カリウムやリンの含有量も少なくなっています。

柏餅(こしあん・冷凍)
1個 60g

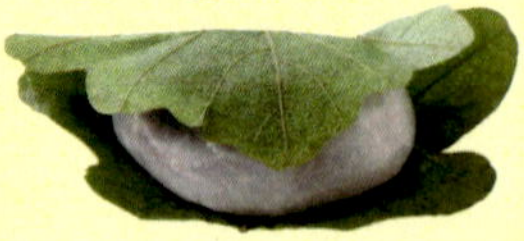

エネルギー	144kcal
たんぱく質	0.4g
食塩相当量	0.03g
カリウム	7mg
リン	9mg
水分	24g

木徳神糧

串団子(みたらし・冷凍)
1本 60g

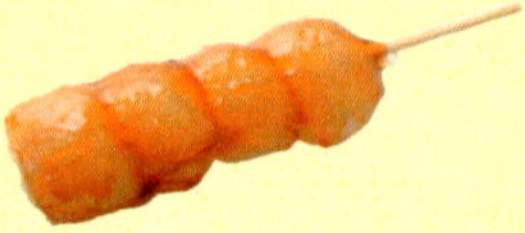

エネルギー	134kcal
たんぱく質	0.2g
食塩相当量	0.13g
カリウム	9mg
リン	7mg
水分	27g

木徳神糧

たんぱく質調整 純米せんべい (甘醤油味)
3枚約 10g

(1袋65g入り。3枚あたりは 参考値)

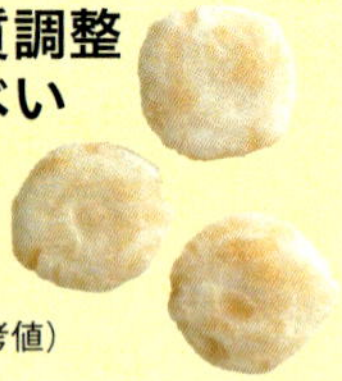

エネルギー	59kcal
たんぱく質	0.09g
食塩相当量	0.02g
カリウム	1.2mg
リン	2.8mg
水分	—

木徳神糧

たんぱく調整ビスコ
1袋2枚 10.9g

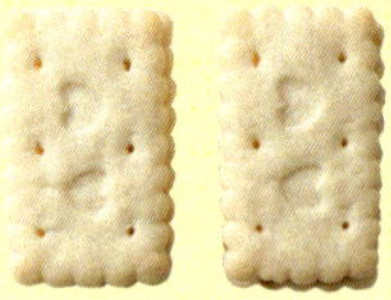

エネルギー	54kcal
たんぱく質	0.3g
食塩相当量	0.03g
カリウム	5mg
リン	6mg
水分	—

アイクレオ

たんぱく調整 チョコレート
1枚 8.5g

エネルギー	50kcal
たんぱく質	0.15g
食塩相当量	0.003g
カリウム	10mg
リン	5.4mg
水分	—

アイクレオ

やさしくラクケア クリーミープリン チーズケーキ風味
1個 63g

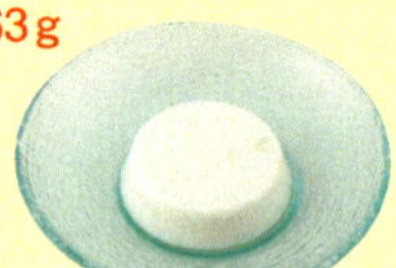

エネルギー	150kcal
たんぱく質	0g
食塩相当量	0.041g
カリウム	6.9mg
リン	10mg
水分	36.1g

ハウス食品

丸型ニューマクトンビスキー レモン風味
1袋2枚 18.6g

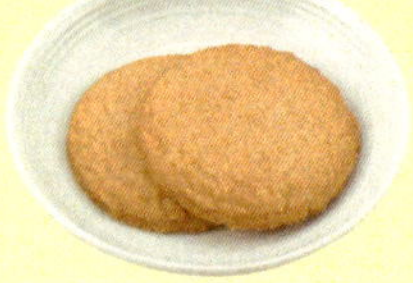

エネルギー	100kcal
たんぱく質	0.5g
食塩相当量	0.01g
カリウム	11mg
リン	6mg
水分	0.3g

キッセイ薬品工業

粉飴ゼリー りんご味
1個 82g

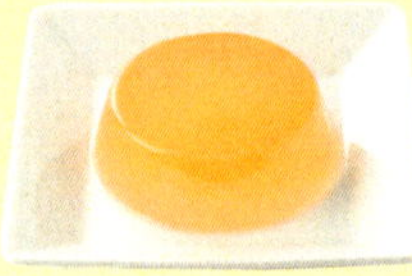

エネルギー	160kcal
たんぱく質	0g
食塩相当量	0.02g
カリウム	0～3mg
リン	0～1mg
水分	39.0g

H+Bライフサイエンス

元気ジンジン グレープ
100mℓ

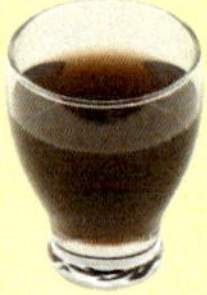

エネルギー	125kcal
たんぱく質	0g
食塩相当量	0.07g
カリウム	3.4mg
リン	2.2mg
水分	77.9g

ヘルシーフード

Part 4

腎臓病の基礎知識がわかる！
毎日の食事作りに役立つデータを収載！

腎臓病の基礎知識と食材の栄養データ

食事療法を続けていくためには必要な知識を身につけ、病気を理解することが大切です。ここでは腎臓病の基礎知識を解説するとともに、日常よく使う食材180点の栄養データを写真つきで収載。食事療法にお役立てください。

●腎臓病の基礎知識
腎臓はどのような働きをしており、腎臓の機能が低下することで、体の中に何が起こるのでしょうか。腎臓を守るには、まずはその機能についてしっかりと知ることが肝心です。このパートでは腎臓のしくみや働き、腎臓病についてわかりやすく解説しています。

●たんぱく質の少ない順
肉や魚介、豆製品、卵、乳製品は1食分のめやすとなる30gあたりのたんぱく質量を低い順に掲載しています。

●食材の栄養データ
よく使う食材の「エネルギー」「たんぱく質」「食塩相当量」「カリウム」「リン」「水分量」を掲載。食材はトマト1個、あじ1尾といった日常よく使う単位で計算した数値を掲載しています。

●カリウムの少ない順
カリウムの量が比較的多いとされる、野菜やきのこのカリウムの成分値を掲載し、その量が少ない順に示しています。

＊栄養成分値は「日本食品標準成分表2015年版（七訂）」をもとに算出。成分値は品種や産地、季節などの条件によって違いが生じます。平均的な数字ですので、めやすとしてください。

1 慢性腎臓病とはどんな病気？

腎臓病とはどんな病気？

腎臓病とは、腎臓の糸球体や尿細管が破損することで、腎臓の働きが悪くなる病気です。原因となる病気の種類によって腎臓自体に病気を生じる原発性（一次性）と腎臓以外に原因があり、その結果としての続発性（二次性）、さらに病期の発生と進展の違いにより急性と慢性に分けられます。

原発性の腎臓病は、腎臓自体になんらかの障害が起こり、腎機能が低下する腎臓病をさします。糸球体腎炎《しきゅうたいじんえん》や間質性腎炎《かんしつせいじんえん》などが原発性の腎臓病です。続発性の腎臓病は腎臓以外の病気が原因になっているものをさし、糖尿《とうにょう》病腎症《びょうじんしょう》、腎硬化症《じんこうかしょう》などがあります。

急性の腎臓病と慢性の腎臓病

急性と慢性の違いについて説明します。急性の腎臓病は、症状が出てから短い期間で腎臓の機能が低下し、尿が出なくなるほど悪化するものの、適切な治療によって改善し、回復することも可能な腎臓病です。総称として急性腎障害《きゅうせいじんしょうがい》（ＡＫＩ）といいます。急性糸球体腎炎が代表的ですが、けがや手術で一時的に腎機能が低下して起こることもあります。

慢性の腎臓病は病状が徐々に進行するもので、慢性腎《まんせいじん》臓病《ぞうびょう》（ＣＫＤ）と総称します。かなり進行するまで自覚症状が出ません。原因となる病気には、慢性糸球体腎炎、糖尿病腎症、腎硬化症、多発性嚢胞腎《たはつせいのうほうじん》などがあります。また、急性糸球体腎炎など、最初は急性だったものの回復することができず、慢性へと移行する場合もあります。

慢性腎臓病は新しい国民病

慢性腎臓病の患者数は、日本国内で約１３３０万人（推計）。成人の8人に1人は慢性腎臓病の疑いがあるといわれ、新しい国民病として予防の重要性が求められています。慢性腎臓病は急性腎障害と違い、ある程度進行すると、治療しても完治することはありません。治療せず放置していると、進行して腎不全となり透析療法が必要な状態になります。

人工透析に至らなくても、心筋梗塞、心不全、脳卒中など他の血管疾患の発症率が格段に高くなることがわかっています。なぜなら、慢性腎臓病と心血管疾患は、

腎臓のしくみ

老廃物を取り除くのは、腎臓の中の腎臓の中の糸球体《しきゅうたい》という組織で、ボーマン嚢《のう》という袋でおおわれています。糸球体は毛細血管がいくつも絡み合って、まるで糸玉のようになっているもので、この毛細血管の壁がフィルターの役割を果たし、老廃物を水分といっしょに濾過します。糸球体は尿細管とつながっていて、濾過された液体から電解質やアミノ酸、ブドウ糖などが再吸収されます。残った液体は腎臓の深部にある腎盂《じんう》に集められ、さらに尿管を通って膀胱に集められ、尿として排泄されます。

ネフロンの構造

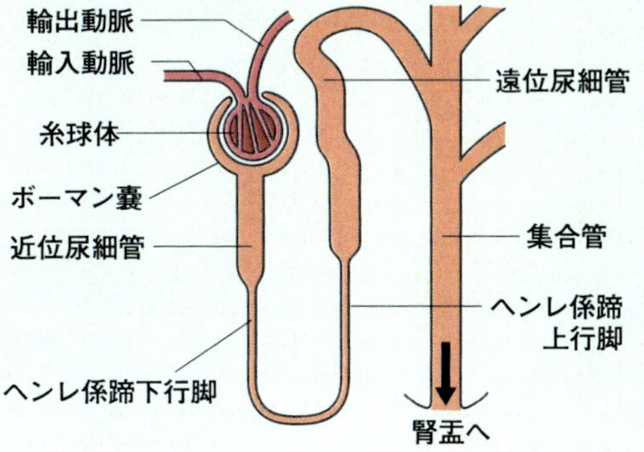

腎臓の断面

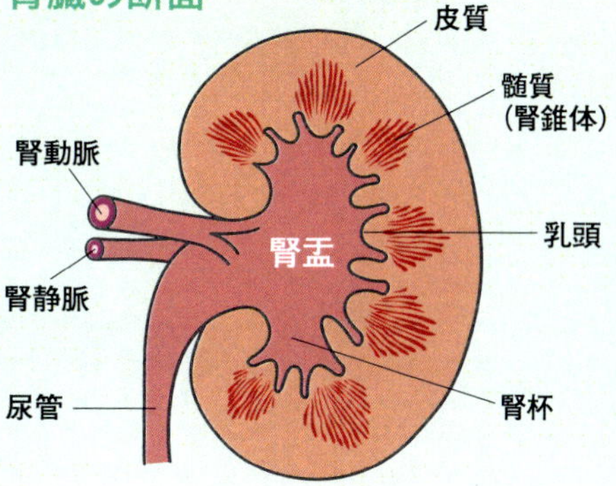

病気の原因につながる危険因子に、共通するものが多いためです。

腎臓の大きな役割は血液中に含まれる老廃物の濾過

腎臓は、背中側の肋骨《ろっこつ》と腰骨の間にある、そら豆に似た形をしたこぶし大の大きさの臓器で、背骨をはさんで左右にひとつずつあります。腎臓は体を構成する水分（体液）の状態（さまざまな成分のバランス）を維持するために働いています。そのひとつが血液中の老廃物、有害物質の除去です。さらに、尿を排泄することにより、体内の水分量も一定に保たれています。同時に筋肉の収縮・弛緩《しかん》、さまざまな組織の複雑な作用が順調に行われるために大切な電解質の調節もしています。

ほかにも、血液中のpHを弱アルカリ性に保つ働きがあります。食べ物を代謝する過程で、酸性の物質ができますが、尿がつくられる過程で血液中のpHが調整されるため、人の体の血液中のpHは常に7.40±0.05に保たれています。

また、腎臓では赤血球をつくるために必要なエリスロポエチンをはじめ、血圧上昇作用をもつレニン、血圧低下作用をもつキニンなど、さまざまなホルモンがつくられています。骨の強化に必要なビタミンDの活性化も腎臓の働きです。

腎臓病の基礎知識

2 慢性腎臓病はどんな症状が出るのか？

慢性腎臓病（CKD）の診断基準

慢性腎臓病（CKD）は、尿検査でたんぱく尿など腎臓病の異常が3カ月以上続く場合、腎臓の機能が60％以下（もしくはGFR値が60㎖／分／1・73㎡未満）の状態が3カ月以上続く場合、このいずれかあるいは両方を満たす場合に診断されます。糸球体濾過《ろか》値とは、1分間に血液が糸球体を通過する量のことで、数値が小さくなるほど、腎臓の機能が低下していることを示します。

腎機能の状態で6つのステージに分類される

慢性腎臓病は腎機能の状態によりG1からG5まで6つのステージに分類されます。分類は左のページの表のとおり、糸球体濾過値が基準になります。G2までであれば、適切な治療と生活改善により、腎機能が正常な状態に戻る可能性もあります。G3以上に進行しても、血圧とたんぱく尿のコントロールをすれば、さらなる悪化を防ぐことができます。慢性腎臓病は早期発見、早期治療が重要な病気です。

慢性腎臓病（CKD）の診断基準

1 尿所見の異常
腎臓の障害が明らかである。
特にたんぱく尿が出ている場合。

2 GFR60未満
糸球体濾過値（GFR）が
60㎖／分／1.73㎡未満である

1、2のいずれか、または
両方が3カ月以上続いている

慢性腎臓病（CKD）

治療で予防。進行を遅らせる

高血圧、糖尿病などの治療

治療しないと

腎不全➡末期腎不全（透析）

腎臓の機能が低下して、腎臓がその役割を果たせなくなる。働きを代替する透析治療や腎移植が必要となる。

心血管疾患（心筋梗塞、心不全、脳卒中）

慢性腎臓病を悪化させるような状態が続くと、心筋梗塞や狭心症などの心臓病や、脳卒中などを引き起こす危険を高める。

慢性腎臓病（CKD）の重症度分類（ステージ表）

重症度は原疾患・GFR区分・蛋白尿区分を合わせたステージにより評価する。CKDの重症度は死亡、末期腎不全、心血管死亡発症のリスクを緑　のステージを基準に、黄　、オレンジ　、赤　の順にステージが上昇するほどリスクは上昇する。

原疾患		蛋白尿区分		A1	A2	A3
糖尿病		尿アルブミン定量（mg/日） 尿アルブミン/Cr比（mg/gCr）		正常	微量アルブミン尿	顕性アルブミン尿
				30未満	30～299	300以上
高血圧　腎炎 多発性嚢胞腎 移植腎 不明 その他		尿蛋白定量（g/日） 尿蛋白/Cr比（g/gCr）		正常	軽度蛋白尿	高度蛋白尿
				0.15未満	0.15～0.49	0.50以上
GFR区分（mℓ/分/1.73㎡）	G1	正常または高値	≧90			
	G2	正常または軽度低下	60～89			
	G3a	軽度～中等度低下	45～59			
	G3b	中等度～高度低下	30～44			
	G4	高度低下	15～29			
	G5	末期腎不全（ESKD）	<15			

日本腎臓学会編「CKD診療ガイド2012」（KDIGO CKD guideline 2012を日本人用に改変）

症状と経過

慢性腎臓病は、初期はほとんど自覚症状がありません。ステージG1では少量のたんぱく尿（排出されるたんぱく尿が1日0.2g以上）が認められるものの腎機能は正常に働きます。ステージG2になると軽度の腎機能低下が認められますが、腎臓病とわかる自覚症状はほとんどありません。発見は風邪症状の受診、健康診断等で検査をし、たんぱく尿、血尿が指摘され発見されることがほとんどです。

ステージG3以降になると、慢性腎不全への進行が早くなり、治療しても失われた機能が戻ることはありません。腎機能が低下してくると、たんぱく尿、血尿、むくみ、高血圧、尿量の増加などの症状が出て、さらにG4以降の腎不全期になると、体内の老廃物が尿中にきちんと排泄できなくなることで、だるさ、吐きけ、食欲不振、頭痛、呼吸困難、貧血などの尿毒症の症状が出てきます。高血圧や、尿量が増えることによる脱水は、腎機能をさらに低下させます。また血液中に老廃物がたまることで起こる高窒素血症も糸球体に負担をかけるため危険です。腎機能低下を抑える治療とともに、これらの症状に対する治療を行うことが必要です。

3 慢性腎臓病はどんな治療をするのか？

ＣＫＤの進行に応じた治療と原因疾患の治療を並行して行う

慢性腎臓病は、自然によくなることはありません。自覚症状がないからといって治療を放置すると、腎機能が低下し、自覚症状が出たときには、かなり腎機能障害が進行した状態になってしまいます。慢性腎臓病と診断されたら、まず、原因は何か、腎障害や腎機能の程度はどのぐらいかを把握する必要があります。そのうえで、悪化につながる要因のうち治療できるものは治療します。

治療としては、原因となっている病気の治療と並行して、慢性腎臓病の重症度に応じた治療が行われます。

治療の基本は「食事療法＋生活改善＋必要に応じた薬」

慢性腎臓病は、重症度によって治療の方針が異なります（重症度分類は131ページ）。ステージG2以上では、原疾患の治療のための薬物療法と生活習慣の改善による予防のための治療を行います。G3a以上に腎機能が低下した場合は食塩制限や肥満の改善などの食事療法を中心に行います。

食事療法では、十分なカロリーと水分の摂取をしながら、食塩制限、たんぱく制限、リン・カリウムの制限を行うことが基本です。

薬物療法では、腎不全を治す薬はありませんが、腎機能の低下を防ぐため、高血圧の場合は降圧薬や利尿剤など血圧をコントロールする治療を行い、体内にたまるり

慢性腎臓病（CKD）の主な治療

生活習慣
疲れをためず、
安静にしすぎず、
規則正しい生活をする
など

食事療法
腎機能の低下を
抑えるための食事療法。
基本は減塩、たんぱく質制限、
適正エネルギーの確保など

薬物療法
- 腎機能の低下を遅らせ、改善させるための治療
- 慢性腎臓病の原因となる病気の治療

腎臓の働きの程度と治療の目安

※ eGFR…血清クレアチニン値。年齢、性別を用いてeGFR（推算糸球体濾過量）を算出し、腎臓病の指標として使用します。

腎臓病の重症度は、腎臓の働きの程度と、糖尿病や高血圧などの腎臓病のもとになっている病気、尿たんぱくの状態を合わせて評価します。

	G1	G2	G3a	G3b	G4	G5
eGFR値※	90以上	89〜60	59〜45	44〜30	29〜15	15未満
腎臓の働きの程度	正常	軽度低下	軽度〜中等度低下	中等度〜高度低下	高度低下	末期腎不全
治療の目安		原疾患の治療と生活習慣の改善	原疾患の治療と生活習慣の改善／食塩制限や肥満の改善など食事療法	原疾患の治療と生活習慣の改善／食塩制限や肥満の改善など食事療法	原疾患の治療と生活習慣の改善／食塩制限や肥満の改善など食事療法／透析・移植について考える	原疾患の治療と生活習慣の改善／食塩制限や肥満の改善など食事療法／透析・移植の準備

参考：日本腎臓学会編「CKD診療ガイド2012」

ン、カリウムを吸着する薬、進行を遅らせるためにステロイド、免疫抑制剤などを使います。日常生活では過度な運動、長時間労働などは避け、ストレス、疲れをためないように心がけます。

腎臓病を薬で治す手段はないため、G5の末期腎不全期に入り、尿毒症の症状が顕著になってきたら、腎臓の働きを補う透析療法（血液透析、腹膜透析）、腎移植を検討します。

慢性腎臓病の危険因子

慢性腎臓病の危険因子としては年齢（加齢）、家族歴、過去の健診で尿異常や腎機能異常を指摘された人、肥満をはじめ、脂質異常症、高血圧、耐糖能以上（糖尿病予備群）、糖尿病などメタボリックシンドロームの人、非ステロイド性消炎鎮痛剤などの薬を常用している人、急性腎不全の既往歴のある人、膠原病、感染症、尿路結石がある人、喫煙者などがあげられます。特に高血圧は腎臓の血管に負担をかけ、腎硬化症をはじめ、さまざまな腎臓病を進行させる原因になります。血管障害である糖尿病も腎臓の血管に負担をかけて糖尿病腎症を進行させるので、糖尿病予備群の人は生活改善を心がけ、糖尿病にならないように予防し、糖尿病の人は血糖と血圧のコントロールをして腎臓に負担をかけないようにすることが大切です。

4 慢性腎臓病の原因疾患とは？

原因疾患の治療もあわせて行う

慢性腎臓病の原因疾患には、慢性糸球体腎炎、糖尿病腎症、腎硬化症、多発性嚢胞《のうほう》腎などがあります。また、IgA腎症、ループス腎炎、膜性増殖性糸球体腎炎などは、急性腎障害として発症することもありますが、早急に適切な治療をしない場合には腎機能が回復せず、慢性腎臓病へと移行することもあります。

腎臓病の治療は、重症度に応じた治療と並行して、原因となっている疾患の治療を行います。ここでは、糸球体腎炎、糖尿病腎症、腎硬化症とはどのような病気かを説明します。

●糸球体腎炎

糸球体腎炎は、糸球体の炎症によってたんぱく尿や血尿が出て腎機能低下をきたしていく病気です。免疫の異常が原因とされていますが、詳しいことはわかっていません。

たんぱく尿や血尿が長期にわたって続くようであれば、慢性糸球体腎炎と診断されます。

慢性糸球体腎炎になる病気には、IgA腎症を代表として多くのものがあります。腎臓に炎症を起こすことで尿中にたんぱく質が大量にもれ出てしまう場合は、ネフローゼ症候群といわれる病態となります。この場合、血液中のたんぱく質が少なくなり、その結果として全身のむくみや脂質異常症、血液凝固異常などの症状があらわれます。慢性糸球体腎炎のなかには、症状が進行しやすいものと、しにくいものがあります。

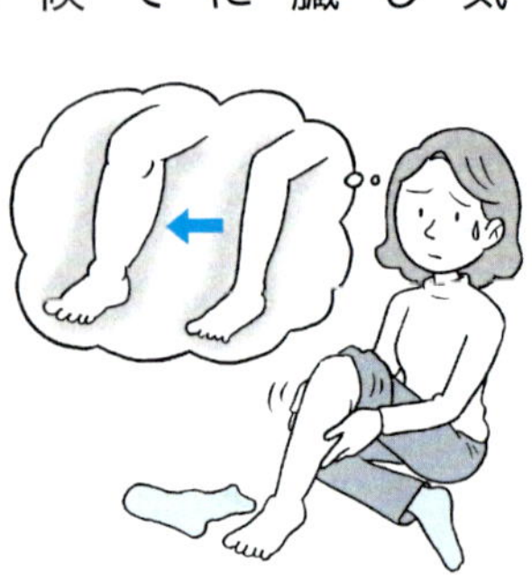

●糖尿病腎症

糖尿病で血糖値が高い状態が続くと、全身の血管で動脈硬化が進行し、毛細血管からなる腎臓の糸球体も障害を受け、糸球体の働きである老廃物濾過《ろか》機能などが低下します。このようにして起こる慢性腎臓病のひとつが糖尿病腎症です。第1期から第5期までの段階を数年から10年以上かけて徐々に進行します。適切な治療により、腎臓の機能を改善することも可能ですが、第3期以降になると、改善はむずかしいため、進行を遅らせる治療を行います。

初期の段階では自覚症状はほとんどありませんが、糖尿病の合併症の中でも多発する病気なので、予防はもちろん、定期的な検査によって、できるだけ早期に発見し、適切な治療をすることが大切です。

糖尿病腎症病期分類（改訂）

病期	尿アルブミン値（mg／gCr） あるいは 尿たんぱく値（g/gCr）	GFR（eGFR） （mℓ／分／1.73㎡）
第１期 （腎症前期）	正常アルブミン尿 （30未満）	30以上
第２期 （早期腎症期）	微量アルブミン尿 （30〜299）	30以上
第３期 （顕性腎症期）	顕性アルブミン尿（300以上） あるいは 持続性たんぱく尿（0.5以上）	30以上
第４期 （腎不全期）	問わない	30未満
第５期 （透析療法期）	透析療法中	

2013年12月　糖尿病性腎症合同委員会

糖尿病腎症は長期にわたり高血糖の状態が続くことや、高血糖の合併症として起こる高血圧が原因となります。よって治療の基本は、血糖管理と血圧管理です。合併症予防のための血糖管理の目標値は、65才未満でヘモグロビンA1c値7.0%未満、65才以上は年齢、病気になってからの期間、低血糖の危険性、サポート体制、認知症などにより異なり、ヘモグロビンA1c値7.0%台を許容します。血圧は１３０／80㎜Hg未満を目標にします。

●腎硬化症

高血圧が長く続くと、腎臓の血管が動脈硬化を起こして血管の内腔が狭くなり、腎臓への血流量が減って腎臓が萎縮します。そのため腎臓の機能が低下してしまいます。これが腎硬化症です。病気の進行が遅い良性腎硬化症と、拡張期血圧１３０㎜Hg以上の高血圧を合併し、病気が急速に進行する悪性腎硬化症があります。

腎硬化症の治療は、第一に高血圧の管理を行います。ただし、血圧を下げすぎると腎臓の機能がさらに悪くなる場合があるため、専門の医師の指導による適切な血圧コントロールが必要です。腎臓病と高血圧は互いに悪影響を及ぼし、悪循環に至る関係にあるため、高血圧を改善することで悪循環の連鎖を断ち切る必要があります。血圧の管理に加えて腎臓病の進行を抑制する薬物治療を行います。

ご飯（精白米） 茶碗1杯 150g

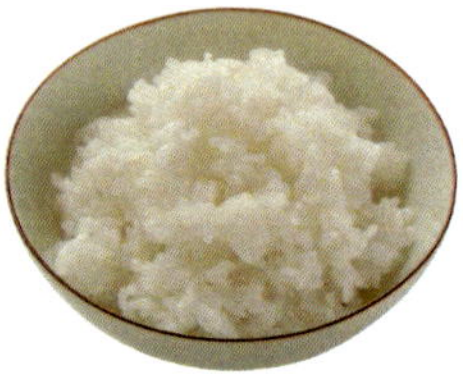

エネルギー	252 kcal	カリウム	44 mg
たんぱく質	3.8 g	リン	51 mg
食塩相当量	0 g	水分	90.0 g

ご飯（玄米） 茶碗1杯 180g

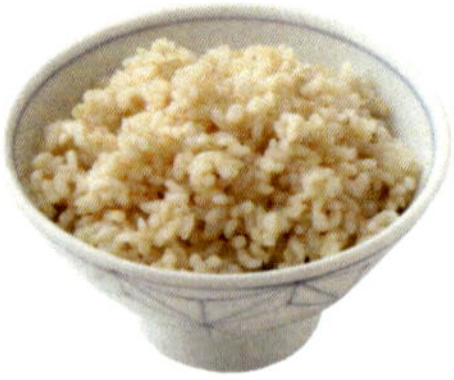

エネルギー	297 kcal	カリウム	171 mg
たんぱく質	5.0 g	リン	234 mg
食塩相当量	0 g	水分	108.0 g

ご飯（精白米） 茶碗1杯 180g

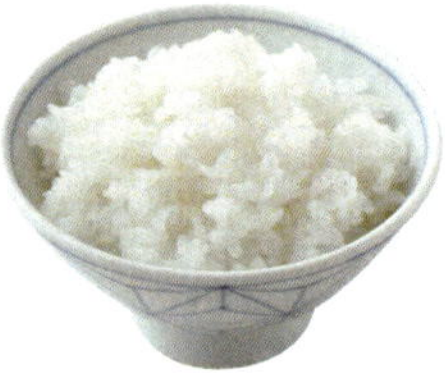

エネルギー	302 kcal	カリウム	52 mg
たんぱく質	4.5 g	リン	61 mg
食塩相当量	0 g	水分	108.0 g

全がゆ（精白米） 茶碗1杯 220g

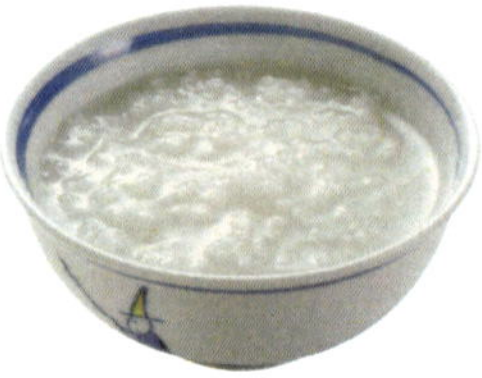

エネルギー	156 kcal	カリウム	26 mg
たんぱく質	2.4 g	リン	31 mg
食塩相当量	0 g	水分	182.6 g

ご飯（雑穀入り） 茶碗1杯 150g

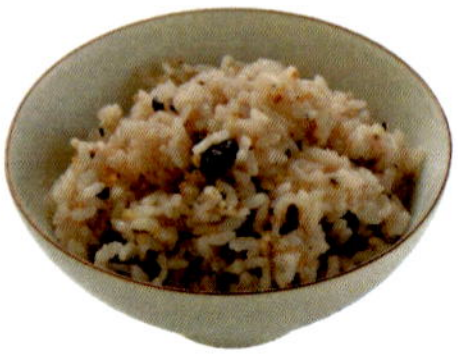

精白米60gに8%程度の雑穀を加えて炊いたもの

エネルギー	233 kcal	カリウム	75 mg
たんぱく質	4.3 g	リン	70 mg
食塩相当量	0 g	水分	83.5 g

ご飯（胚芽精米） 茶碗1杯 150g

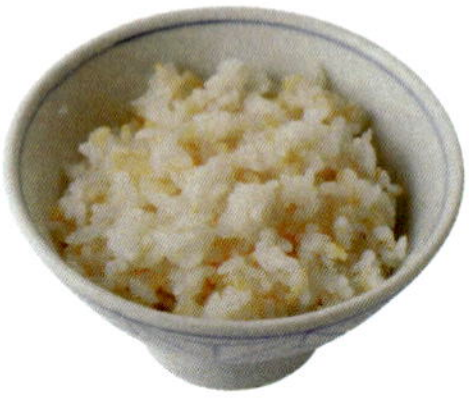

エネルギー	251 kcal	カリウム	77 mg
たんぱく質	4.1 g	リン	102 mg
食塩相当量	0 g	水分	90.0 g

バターロール 小1個 30g

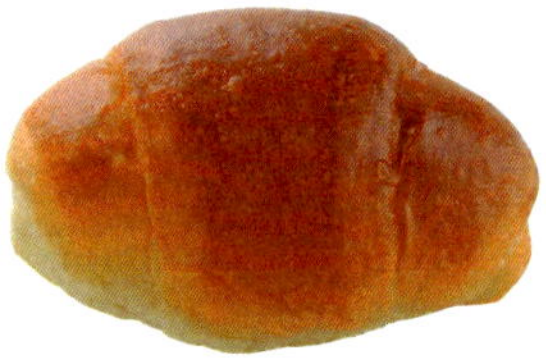

エネルギー	95 kcal	カリウム	33 mg
たんぱく質	3.0 g	リン	29 mg
食塩相当量	0.4 g	水分	9.2 g

食パン 8枚切り 1枚 45g

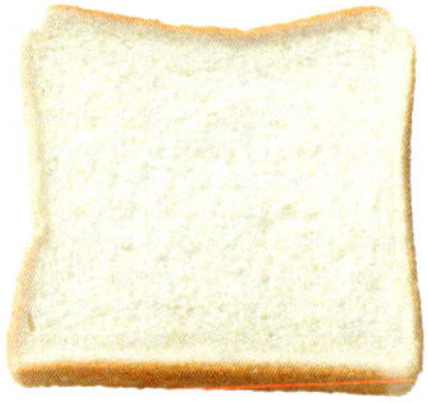

エネルギー	119 kcal	カリウム	44 mg
たんぱく質	4.2 g	リン	37 mg
食塩相当量	0.6 g	水分	17.1 g

食パン 6枚切り 1枚 60g

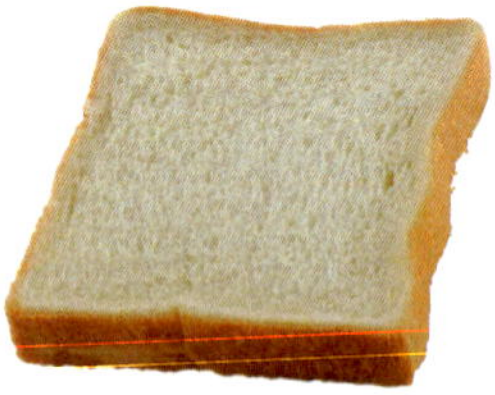

エネルギー	158 kcal	カリウム	58 mg
たんぱく質	5.6 g	リン	50 mg
食塩相当量	0.8 g	水分	22.8 g

ぶどうパン 6枚切り 1枚 60g

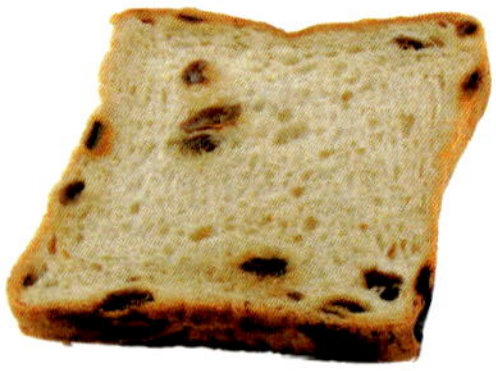

エネルギー	161 kcal	カリウム	126 mg
たんぱく質	4.9 g	リン	52 mg
食塩相当量	0.6 g	水分	21.4 g

イングリッシュマフィン 1個 65g

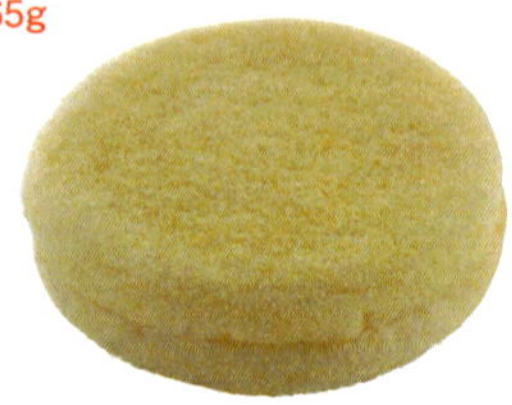

エネルギー	148 kcal	カリウム	55 mg
たんぱく質	5.3 g	リン	62 mg
食塩相当量	0.8 g	水分	29.9 g

クロワッサン 1個 40g

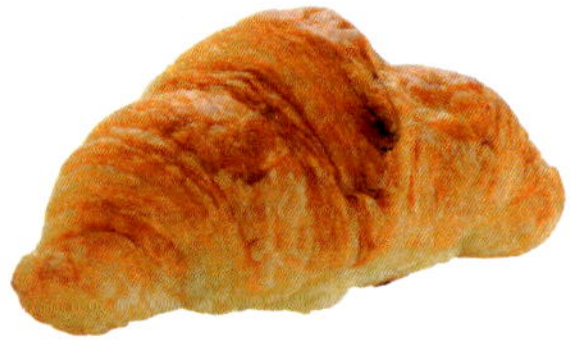

エネルギー	179 kcal	カリウム	36 mg
たんぱく質	3.2 g	リン	27 mg
食塩相当量	0.5 g	水分	8.0 g

そうめん（乾燥） 1束 100g

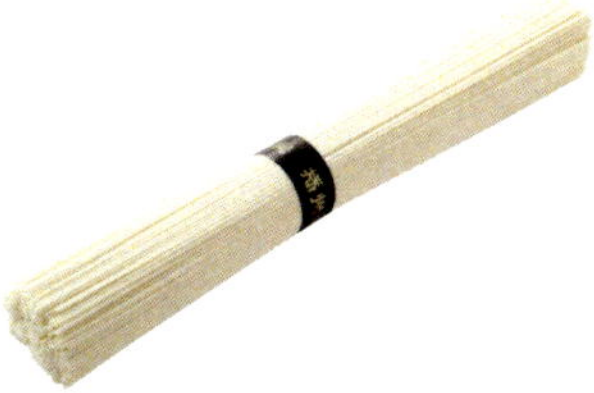

エネルギー	356 kcal	カリウム	120 mg
たんぱく質	9.5 g	リン	70 mg
食塩相当量	3.8 g	水分	12.5 g

うどん（ゆで） 1玉 240g

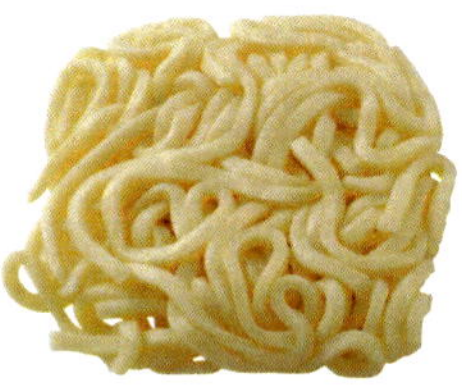

エネルギー	252 kcal	カリウム	22 mg
たんぱく質	6.2 g	リン	43 mg
食塩相当量	0.7 g	水分	180.0 g

うどん（生） 1玉 140g

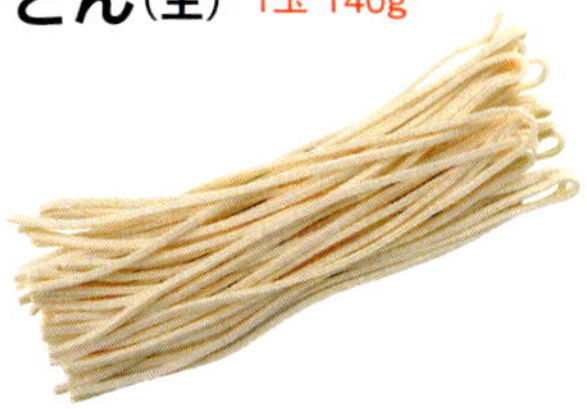

エネルギー	378 kcal	カリウム	126 mg
たんぱく質	8.5 g	リン	69 mg
食塩相当量	3.5 g	水分	46.9 g

そば（ゆで） 260g

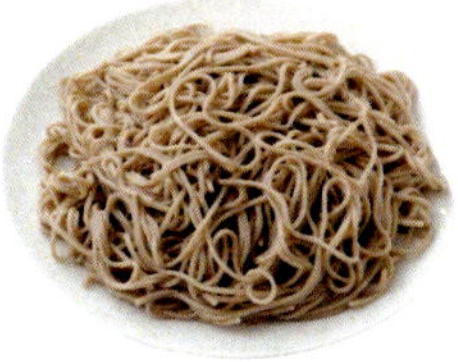

成分値はそば（干し）100gをゆでためやす量

エネルギー	304 kcal	カリウム	34 mg
たんぱく質	12.5 g	リン	187 mg
食塩相当量	0.3 g	水分	187.2 g

そば（干し） 1束 100g

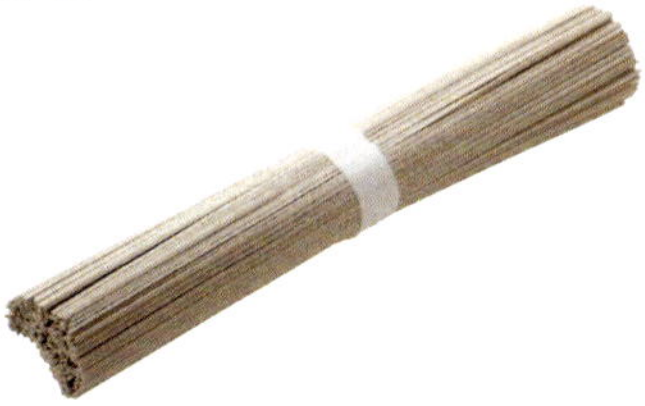

エネルギー	344 kcal	カリウム	260 mg
たんぱく質	14.0 g	リン	230 mg
食塩相当量	2.2 g	水分	14.0 g

そうめん（ゆで） 270g

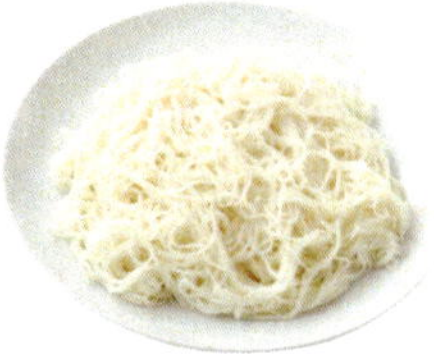

成分値はそうめん（乾燥）100gをゆでためやす量

エネルギー	343 kcal	カリウム	14 mg
たんぱく質	9.5 g	リン	65 mg
食塩相当量	0.5 g	水分	189.0 g

スパゲッティ（乾燥） 1食分 80g

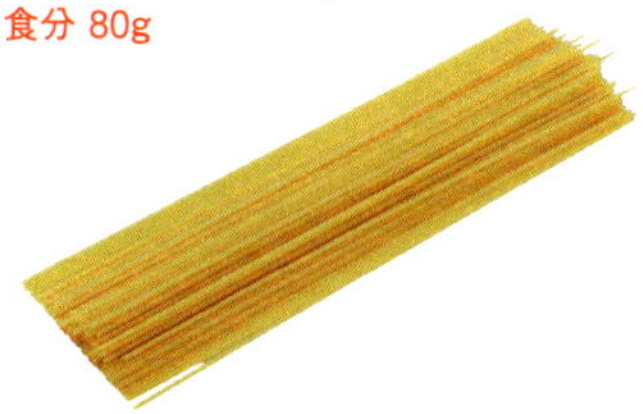

エネルギー	303 kcal	カリウム	160 mg
たんぱく質	9.8 g	リン	104 mg
食塩相当量	0 g	水分	9.0 g

中華めん（蒸し） 1玉 150g

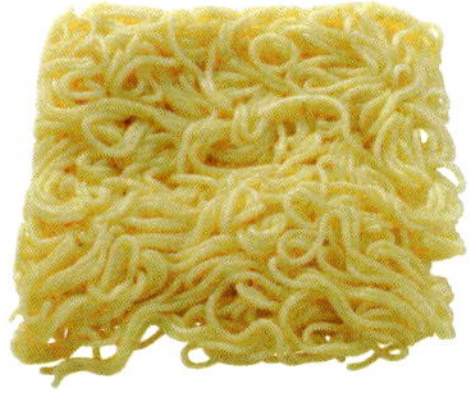

エネルギー	297 kcal	カリウム	129 mg
たんぱく質	8.0 g	リン	150 mg
食塩相当量	0.6 g	水分	81.0 g

中華めん（生） 1玉 120g

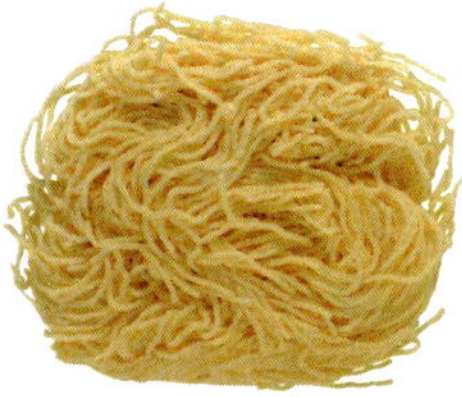

エネルギー	337 kcal	カリウム	420 mg
たんぱく質	10.3 g	リン	79 mg
食塩相当量	1.2 g	水分	39.6 g

フォー 1袋 105g

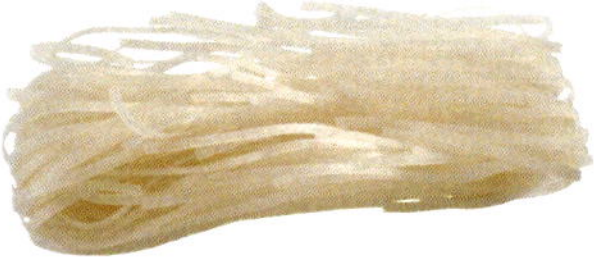

成分値は市販品

エネルギー	278 kcal	カリウム	45 mg
たんぱく質	3.8 g	リン	59 mg
食塩相当量	0.1 g	水分	38.9 g

ビーフン（乾燥） 1袋 150g

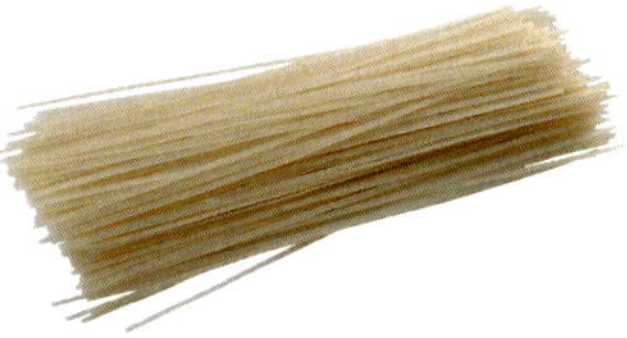

エネルギー	566 kcal	カリウム	50 mg
たんぱく質	10.5 g	リン	89 mg
食塩相当量	0 g	水分	16.7 g

スパゲッティ（ゆで） 1食分220g

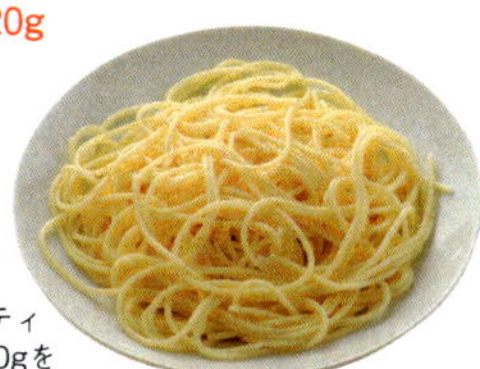

成分値はスパゲッティ（乾燥）100gをゆでためやす量

エネルギー	363 kcal	カリウム	31 mg
たんぱく質	11.9 g	リン	114 mg
食塩相当量	2.6 g	水分	133.1 g

牛もも（脂身つき） 薄切り1枚 50g

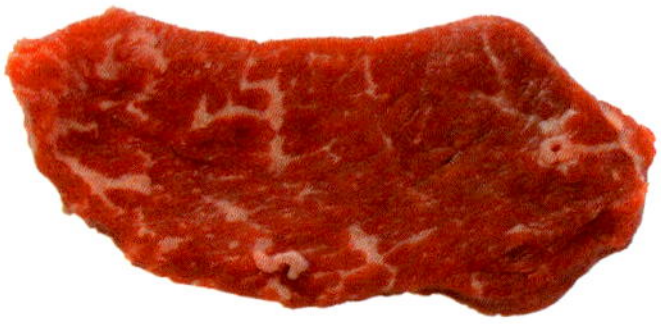

エネルギー	105 kcal	カリウム	165 mg
たんぱく質	9.8 g	リン	90 mg
食塩相当量	0.1 g	水分	32.9 g

牛バラ（カルビ） 焼き肉用1枚 25g

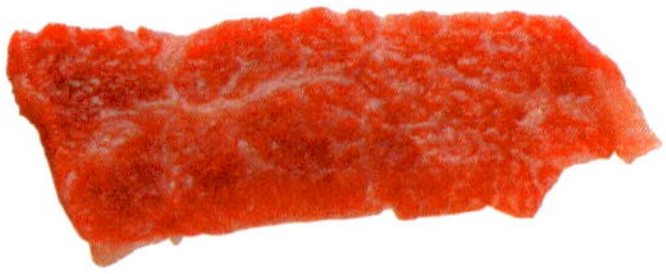

エネルギー	107 kcal	カリウム	48 mg
たんぱく質	3.2 g	リン	28 mg
食塩相当量	微	水分	11.9 g

牛肩ロース（脂身つき） 薄切り1枚 60g

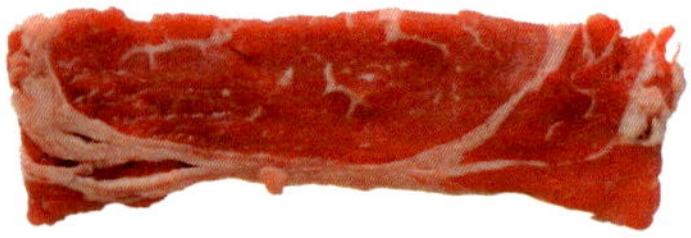

エネルギー	191 kcal	カリウム	156 mg
たんぱく質	9.7 g	リン	84 mg
食塩相当量	0.1 g	水分	33.8 g

豚もも（脂身つき） ソテー用1枚 90g

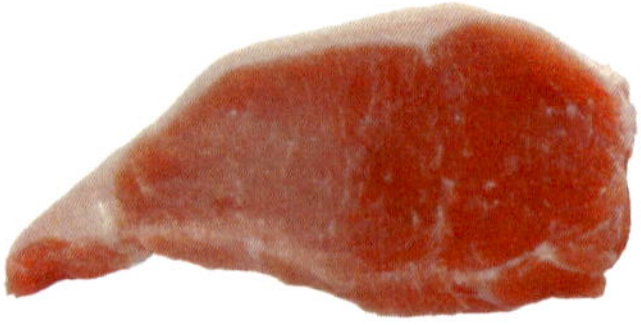

エネルギー	165 kcal	カリウム	315 mg
たんぱく質	18.5 g	リン	180 mg
食塩相当量	0.1 g	水分	61.3 g

豚肩ロース（脂身つき） 薄切り1枚 20g

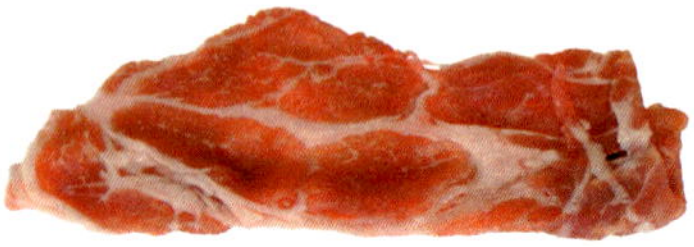

エネルギー	51 kcal	カリウム	60 mg
たんぱく質	3.4 g	リン	32 mg
食塩相当量	微	水分	12.5 g

牛ヒレ 5cm角 125g

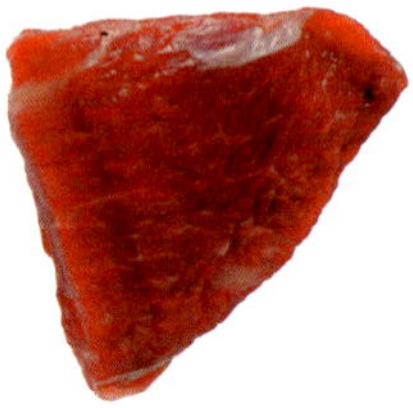

エネルギー	244 kcal	カリウム	475 mg
たんぱく質	26.0 g	リン	250 mg
食塩相当量	0.1 g	水分	84.1 g

鶏もも肉（皮つき） 1/5枚 50g

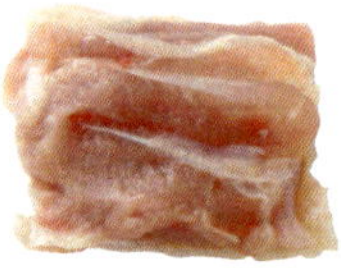

エネルギー	102 kcal	カリウム	145 mg
たんぱく質	8.3 g	リン	85 mg
食塩相当量	0.1 g	水分	34.3 g

豚ヒレ 一口カツ用1枚 80g

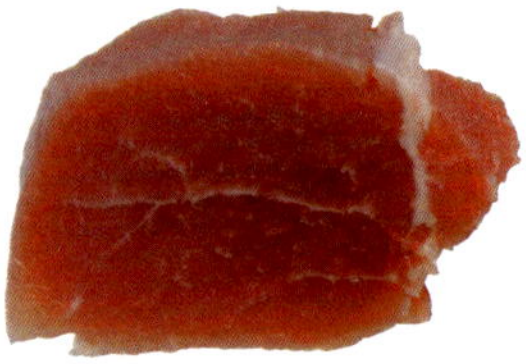

エネルギー	104 kcal	カリウム	344 mg
たんぱく質	17.8 g	リン	184 mg
食塩相当量	0.1 g	水分	58.7 g

豚バラ 薄切り1枚 20g

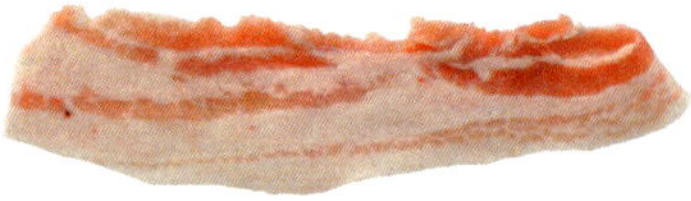

エネルギー	79 kcal	カリウム	48 mg
たんぱく質	2.9 g	リン	26 mg
食塩相当量	微	水分	9.9 g

鶏胸肉（皮なし） 50g

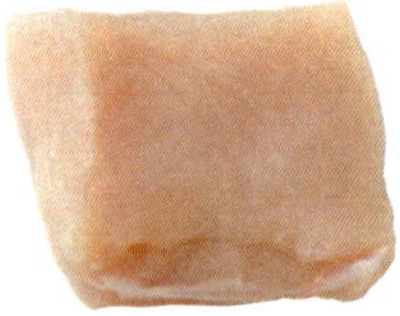

エネルギー	58 kcal	カリウム	185 mg
たんぱく質	11.7 g	リン	110 mg
食塩相当量	0.1 g	水分	37.3 g

鶏胸肉（皮つき） 1/4枚 50g

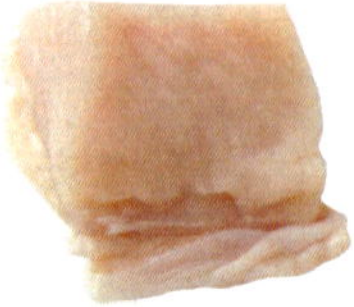

エネルギー	73 kcal	カリウム	170 mg
たんぱく質	10.7 g	リン	100 mg
食塩相当量	0.1 g	水分	36.3 g

鶏もも肉（皮なし） 約1/4枚 50g

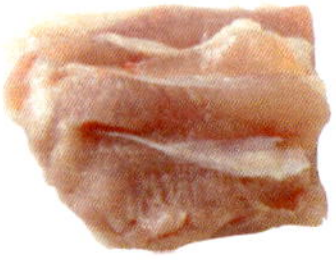

エネルギー	64 kcal	カリウム	160 mg
たんぱく質	9.5 g	リン	95 mg
食塩相当量	0.1 g	水分	38.1 g

鶏手羽元 1本 60g
（正味 42g）

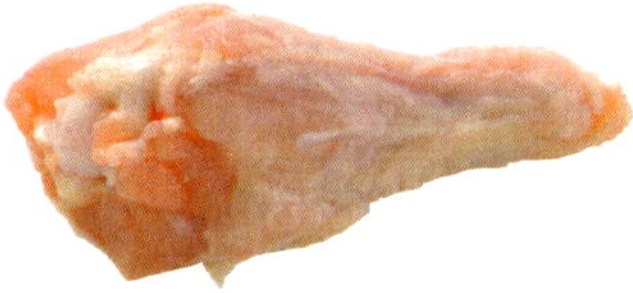

エネルギー	83 kcal	カリウム	97 mg
たんぱく質	7.6 g	リン	63 mg
食塩相当量	0.1 g	水分	28.9 g

鶏手羽先 1本 70g
（正味 42g）

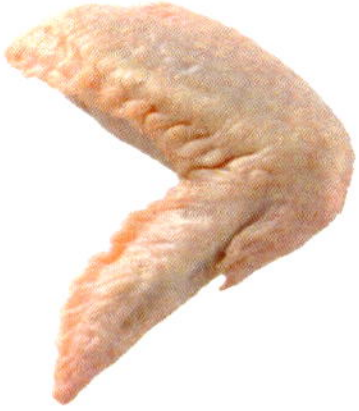

エネルギー	95 kcal	カリウム	88 mg
たんぱく質	7.3 g	リン	59 mg
食塩相当量	0.1 g	水分	28.2 g

鶏ささ身 1本 40g
（正味 38g）

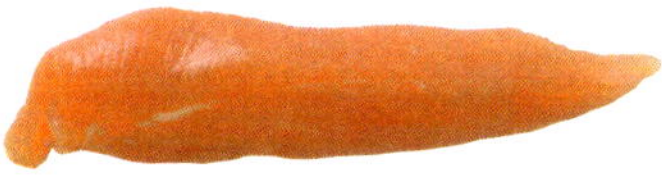

エネルギー	40 kcal	カリウム	160 mg
たんぱく質	8.7 g	リン	84 mg
食塩相当量	微	水分	28.5 g

鶏ひき肉 卵大ひとかたまり 30g

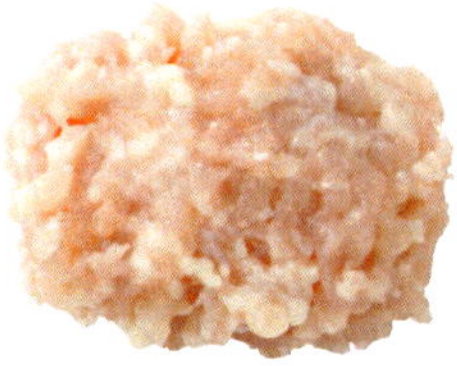

エネルギー	56 kcal	カリウム	75 mg
たんぱく質	5.3 g	リン	33 mg
食塩相当量	微	水分	21.1 g

豚ひき肉 卵大ひとかたまり 30g

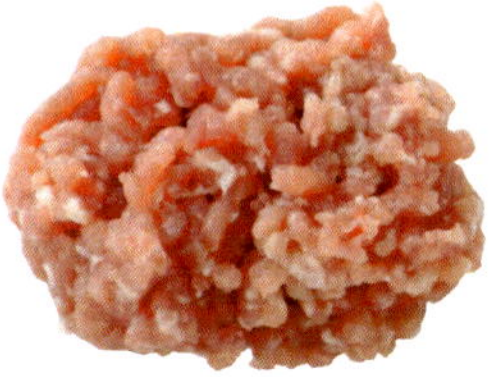

エネルギー	71 kcal	カリウム	87 mg
たんぱく質	5.3 g	リン	36 mg
食塩相当量	微	水分	19.4 g

牛ひき肉 卵大ひとかたまり 30g

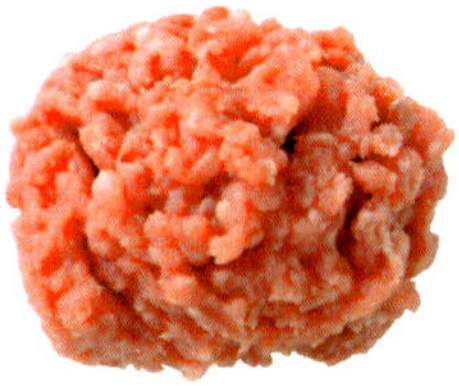

エネルギー	82 kcal	カリウム	78 mg
たんぱく質	5.1 g	リン	30 mg
食塩相当量	0.1 g	水分	18.4 g

鶏レバー 30g

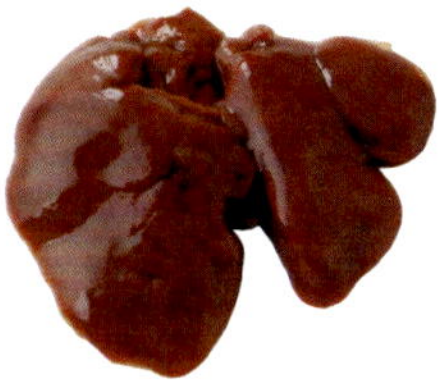

エネルギー	33 kcal	カリウム	99 mg
たんぱく質	5.7 g	リン	90 mg
食塩相当量	0.1 g	水分	22.7 g

豚レバー 薄切り2切れ 30g

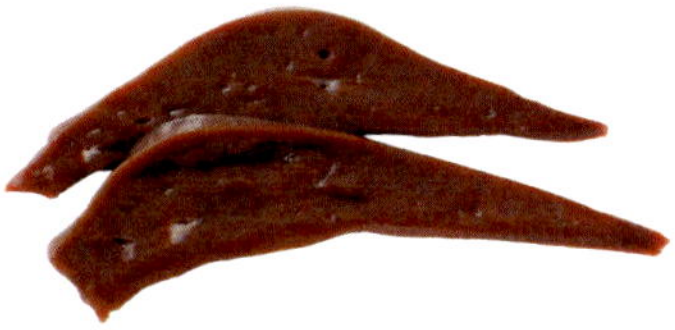

エネルギー	38 kcal	カリウム	87 mg
たんぱく質	6.1 g	リン	102 mg
食塩相当量	微	水分	21.6 g

牛レバー 薄切り2切れ 45g

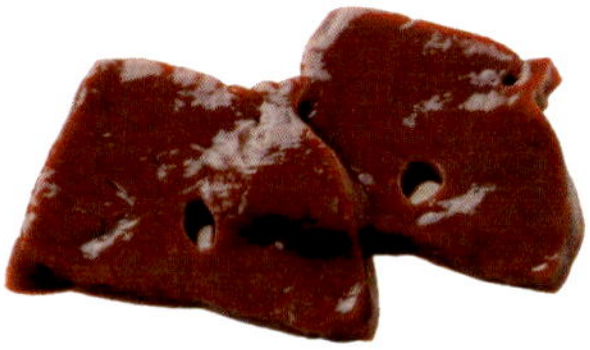

エネルギー	59 kcal	カリウム	135 mg
たんぱく質	8.8 g	リン	149 mg
食塩相当量	0.1 g	水分	32.2 g

ウインナソーセージ 1本 20g

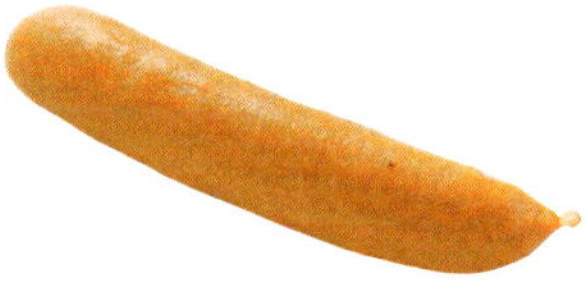

エネルギー	64 kcal	カリウム	36 mg
たんぱく質	2.6 g	リン	38 mg
食塩相当量	0.4 g	水分	10.6 g

ベーコン 1枚 15g

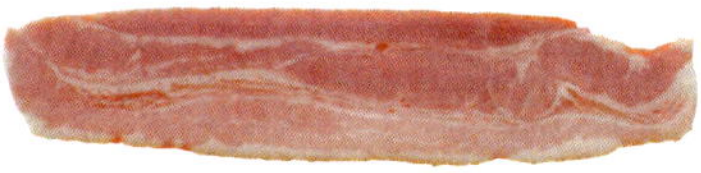

エネルギー	61 kcal	カリウム	32 mg
たんぱく質	1.9 g	リン	35 mg
食塩相当量	0.3 g	水分	6.8 g

ロースハム 1枚 20g

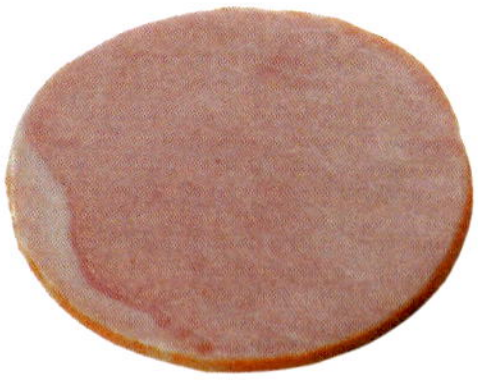

エネルギー	39 kcal	カリウム	52 mg
たんぱく質	3.3 g	リン	68 mg
食塩相当量	0.5 g	水分	13.0 g

かじき（めかじき） 1切れ120g

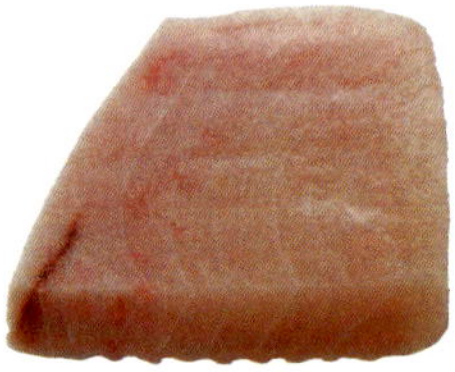

エネルギー	184 kcal	カリウム	528 mg
たんぱく質	23.0 g	リン	312 mg
食塩相当量	0.2 g	水分	86.6 g

いわし（まいわし） 中1尾100g

（正味 40g）

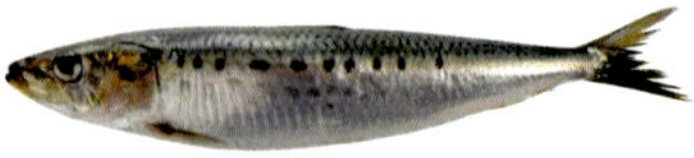

エネルギー	68 kcal	カリウム	108 mg
たんぱく質	7.7 g	リン	92 mg
食塩相当量	0.1 g	水分	27.6 g

あじ 中1尾150g

（正味 68g）

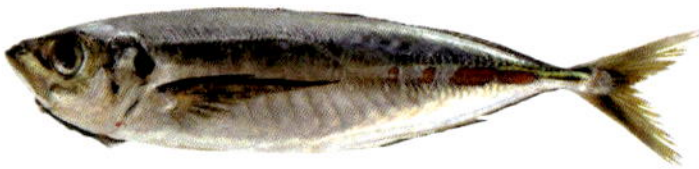

エネルギー	86 kcal	カリウム	245 mg
たんぱく質	13.4 g	リン	156 mg
食塩相当量	0.2 g	水分	51.1 g

鮭 1切れ 80g

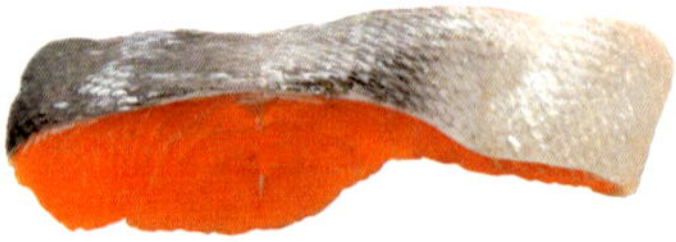

成分値はしろさけのもの

エネルギー	106 kcal	カリウム	280 mg
たんぱく質	17.8 g	リン	192 mg
食塩相当量	0.2 g	水分	57.8 g

子持ちがれい 1切れ 170g

（正味 102g）

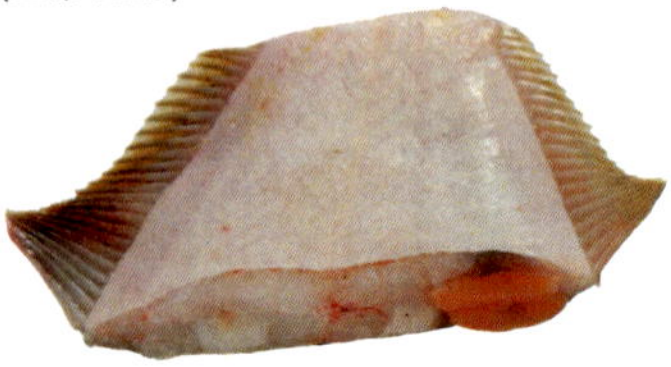

エネルギー	146 kcal	カリウム	296 mg
たんぱく質	20.3 g	リン	204 mg
食塩相当量	0.2 g	水分	74.2 g

かつお刺し身用 3切れ 60g

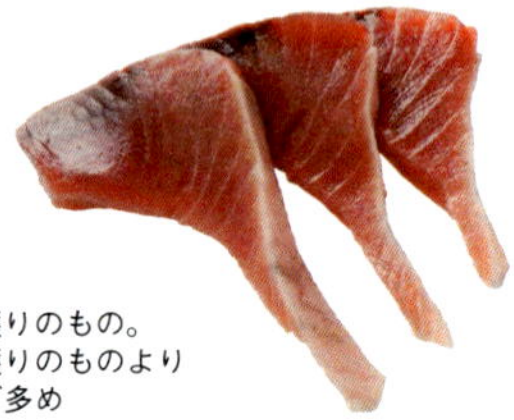

秋獲りのもの。
春獲りのものより
脂が多め

エネルギー	99 kcal	カリウム	228 mg
たんぱく質	15.0 g	リン	156 mg
食塩相当量	0.1 g	水分	40.4 g

たい（まだい） 1切れ 80g

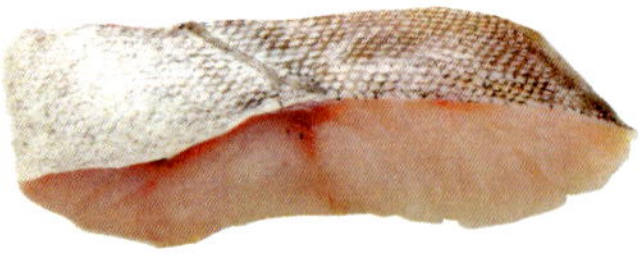

成分値は天然のもの

エネルギー	114 kcal	カリウム	352 mg
たんぱく質	16.5 g	リン	176 mg
食塩相当量	0.1 g	水分	57.8 g

さんま 1尾 150g

（正味 98g）

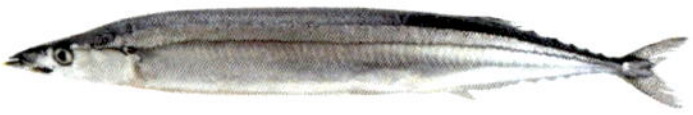

エネルギー	291 kcal	カリウム	186 mg
たんぱく質	17.2 g	リン	167 mg
食塩相当量	0.3 g	水分	56.6 g

さば 1切れ120g

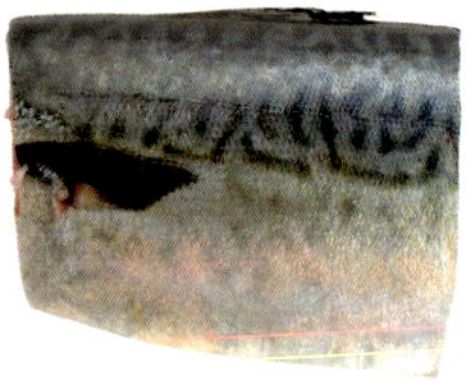

エネルギー	296 kcal	カリウム	396 mg
たんぱく質	24.7 g	リン	264 mg
食塩相当量	0.4 g	水分	74.5 g

まぐろ・赤身 刺し身用3切れ 50g

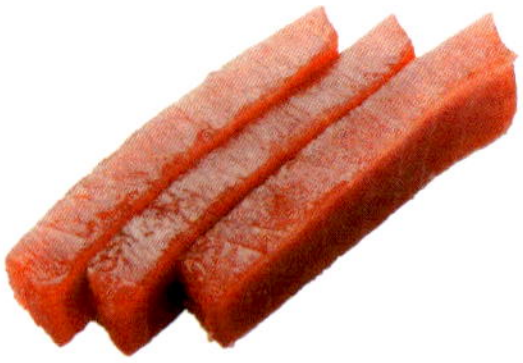

成分値はきはだまぐろのもの

エネルギー	53 kcal	カリウム	225 mg
たんぱく質	12.2 g	リン	145 mg
食塩相当量	0.1 g	水分	37.0 g

ぶり 1切れ 80g

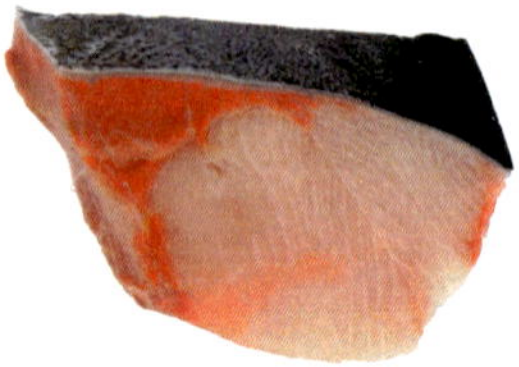

エネルギー	206 kcal	カリウム	304 mg
たんぱく質	17.1 g	リン	104 mg
食塩相当量	0.1 g	水分	47.7 g

たら 1切れ 80g

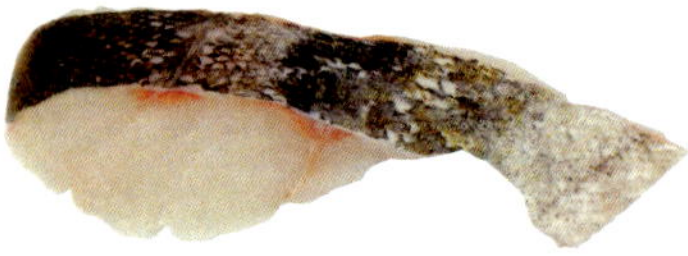

エネルギー	62 kcal	カリウム	280 mg
たんぱく質	14.1 g	リン	184 mg
食塩相当量	0.2 g	水分	64.7 g

魚介・魚介加工品
一尾魚、切り身魚、えび、いか、貝類、魚介加工品

大正えび 小1尾 40g
(正味 18g)

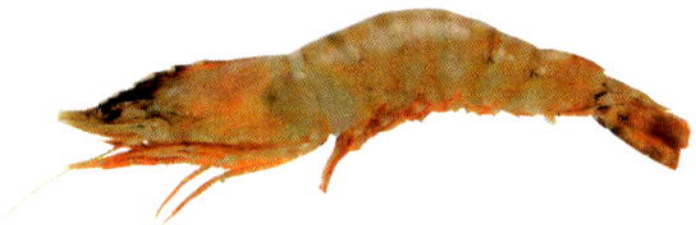

エネルギー	17 kcal	カリウム	65 mg
たんぱく質	3.9 g	リン	54 mg
食塩相当量	0.1 g	水分	13.7 g

たこ(ゆで) 足1本 150g

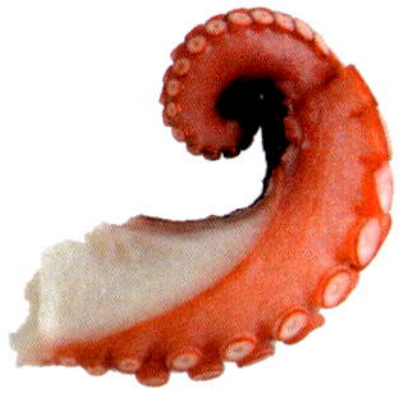

エネルギー	149 kcal	カリウム	360 mg
たんぱく質	32.6 g	リン	180 mg
食塩相当量	0.9 g	水分	114.3 g

するめいか 1ぱい 300g
(正味 210g)

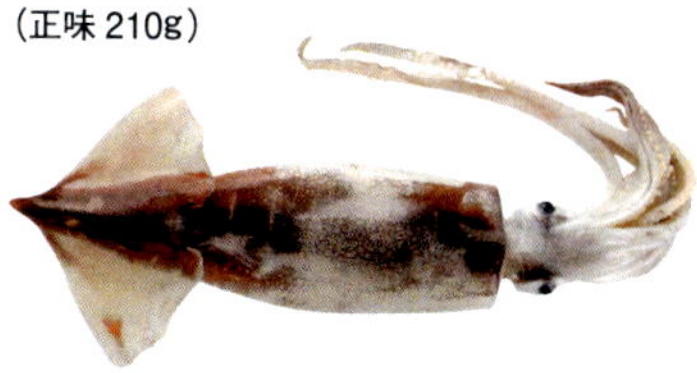

エネルギー	174 kcal	カリウム	630 mg
たんぱく質	37.6 g	リン	525 mg
食塩相当量	1.1 g	水分	168.4 g

あさり 殻つき20個 200g
(正味 80g)

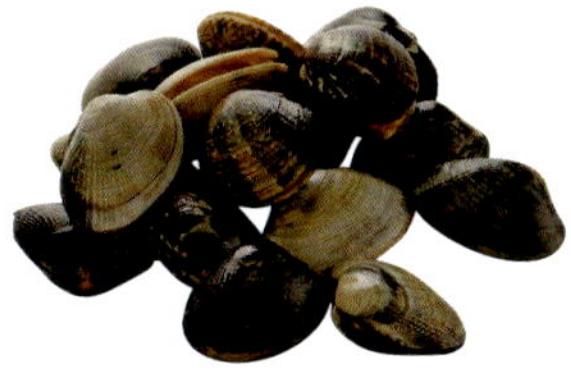

エネルギー	24 kcal	カリウム	112 mg
たんぱく質	4.8 g	リン	68 mg
食塩相当量	1.8 g	水分	72.2 g

カキ 殻つき2個 100g
(正味 25g)

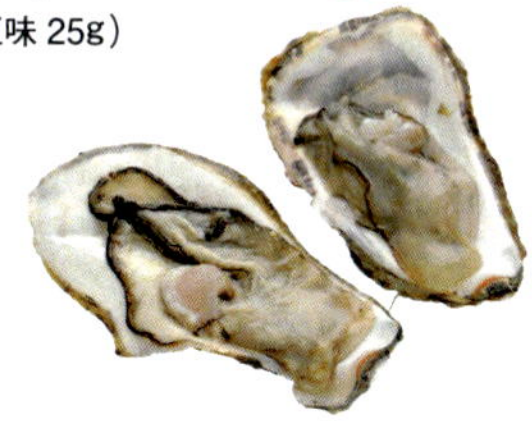

エネルギー	15 kcal	カリウム	48 mg
たんぱく質	1.7 g	リン	25 mg
食塩相当量	0.3 g	水分	21.3 g

さくらえび(ゆで)
大さじ2杯 20g

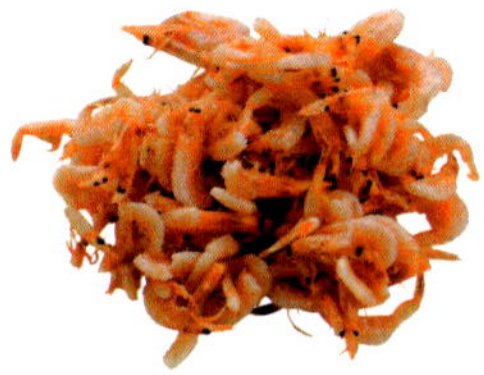

エネルギー	18 kcal	カリウム	50 mg
たんぱく質	3.6 g	リン	72 mg
食塩相当量	0.4 g	水分	15.1 g

あじ開き干し 中1尾 80g
(正味 52g)

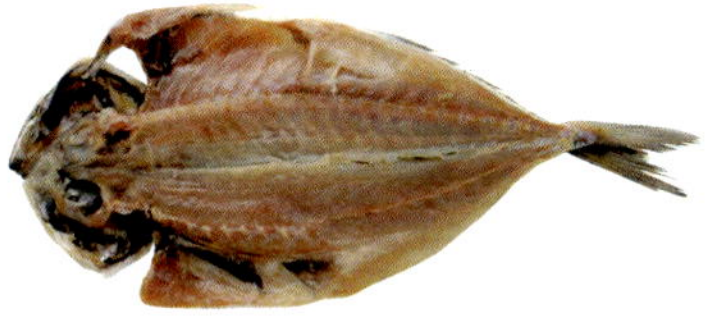

エネルギー	87 kcal	カリウム	161 mg
たんぱく質	10.5 g	リン	114 mg
食塩相当量	0.9 g	水分	35.6 g

たらこ 1/2腹 50g

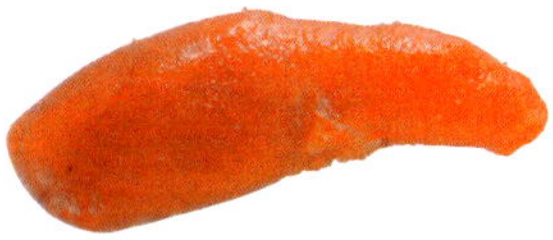

エネルギー	70 kcal	カリウム	150 mg
たんぱく質	12.0 g	リン	195 mg
食塩相当量	2.3 g	水分	32.6 g

ほたて貝貝柱 1個 30g

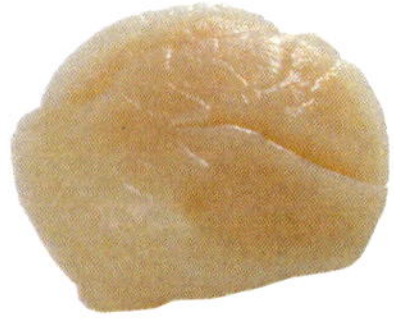

エネルギー	26 kcal	カリウム	114 mg
たんぱく質	5.1 g	リン	69 mg
食塩相当量	0.1 g	水分	23.5 g

うなぎかば焼き 1/3尾 50g

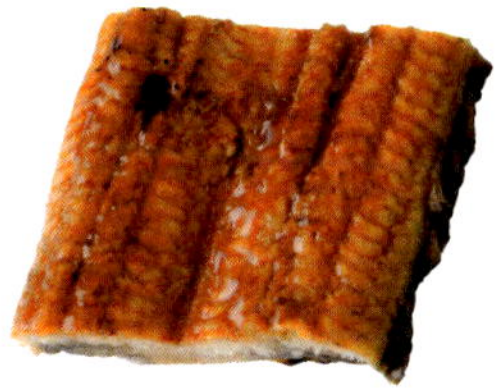

エネルギー	147 kcal	カリウム	150 mg
たんぱく質	11.5 g	リン	150 mg
食塩相当量	0.7 g	水分	25.3 g

ししゃも(生干し) 1尾 20g

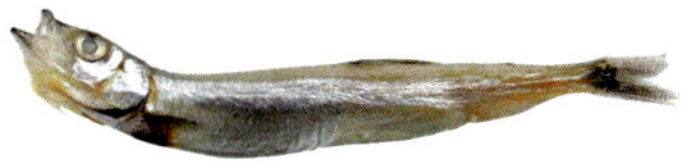

成分値はカラフトししゃも(子持ち)のもの

エネルギー	35 kcal	カリウム	40 mg
たんぱく質	3.1 g	リン	72 mg
食塩相当量	0.3 g	水分	13.9 g

塩鮭 1切れ 80g

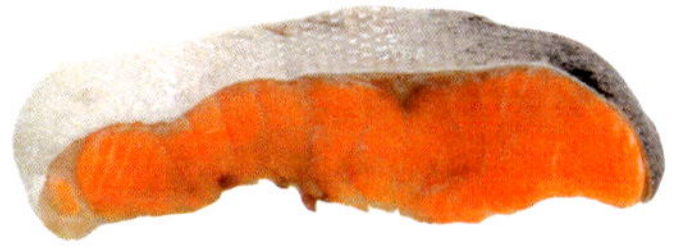

成分値はしろさけのもの

エネルギー	159 kcal	カリウム	256 mg
たんぱく質	17.9 g	リン	216 mg
食塩相当量	1.4 g	水分	50.9 g

さつま揚げ 1枚 65g

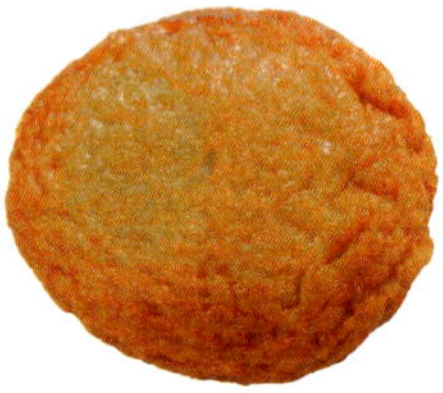

エネルギー	90 kcal	カリウム	39 mg
たんぱく質	8.1 g	リン	46 mg
食塩相当量	1.2 g	水分	43.9 g

かに風味かまぼこ 1本 11g

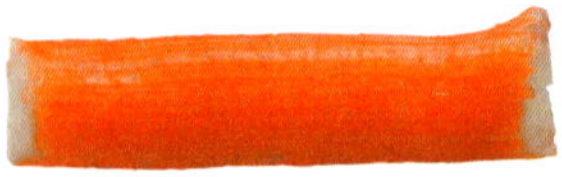

エネルギー	10 kcal	カリウム	8 mg
たんぱく質	1.3 g	リン	8 mg
食塩相当量	0.2 g	水分	8.3 g

煮干し 5尾 10g

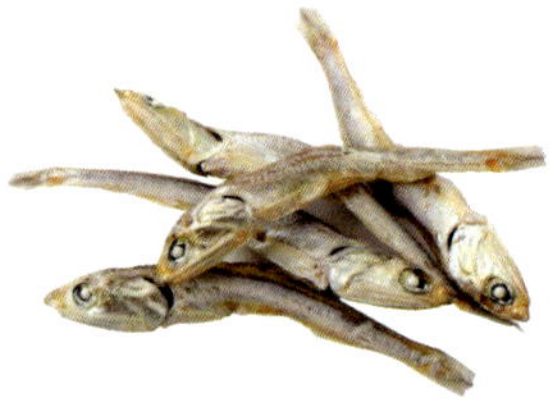

エネルギー	33 kcal	カリウム	120 mg
たんぱく質	6.5 g	リン	150 mg
食塩相当量	0.4 g	水分	1.6 g

魚肉ソーセージ 1本 70g

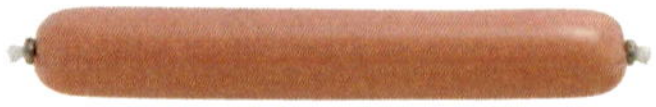

エネルギー	113 kcal	カリウム	49 mg
たんぱく質	8.1 g	リン	140 mg
食塩相当量	1.5 g	水分	46.3 g

はんぺん 1/2枚 50g

エネルギー	47 kcal	カリウム	80 mg
たんぱく質	5.0 g	リン	55 mg
食塩相当量	0.8 g	水分	37.9 g

焼きちくわ 小1本 30g

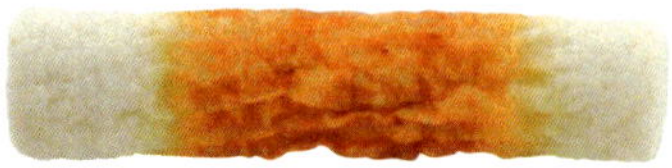

エネルギー	36 kcal	カリウム	29 mg
たんぱく質	3.7 g	リン	33 mg
食塩相当量	0.6 g	水分	21.0 g

さばみそ煮缶詰め 1缶 190g

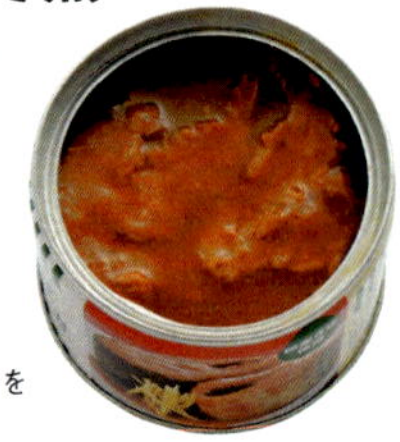

成分値は缶汁を除いたもの

エネルギー	412 kcal	カリウム	475 mg
たんぱく質	31.0 g	リン	475 mg
食塩相当量	2.1 g	水分	115.9 g

さば水煮缶詰め 1缶 190g

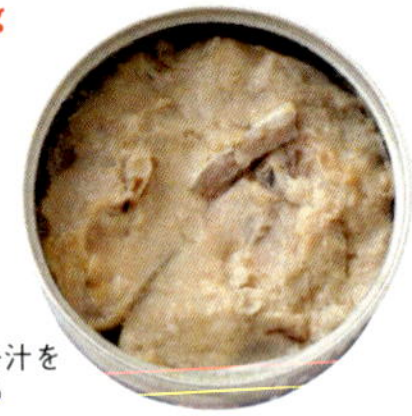

成分値は缶汁を除いたもの

エネルギー	361 kcal	カリウム	494 mg
たんぱく質	39.7 g	リン	361 mg
食塩相当量	1.7 g	水分	125.4 g

ツナ缶(油漬け)ホワイト(フレーク) 小1缶 80g

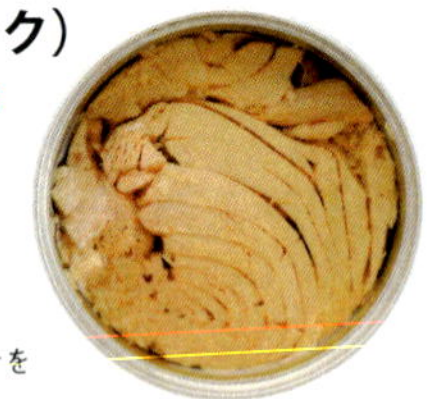

成分値は缶汁を含んだもの

エネルギー	230 kcal	カリウム	152 mg
たんぱく質	15.0 g	リン	216 mg
食塩相当量	0.7 g	水分	44.8 g

オイルサーディン 1缶 105g

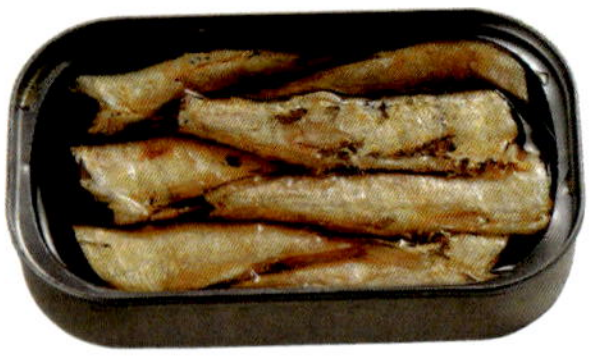

成分値は缶汁を含んだもの

エネルギー	377 kcal	カリウム	294 mg
たんぱく質	21.3 g	リン	389 mg
食塩相当量	0.8 g	水分	48.5 g

鮭水煮缶詰め 1缶 220g

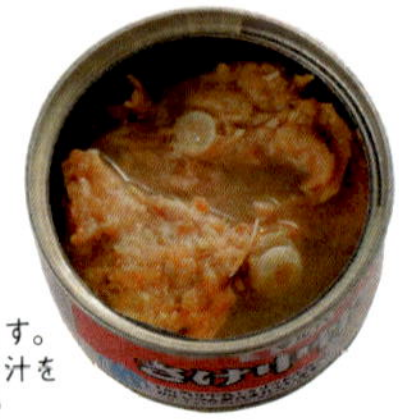

からふとます。
成分値は缶汁を除いたもの

エネルギー	343 kcal	カリウム	660 mg
たんぱく質	45.5 g	リン	704 mg
食塩相当量	2.0 g	水分	153.3 g

ほたて貝柱水煮缶詰め 1缶 80g

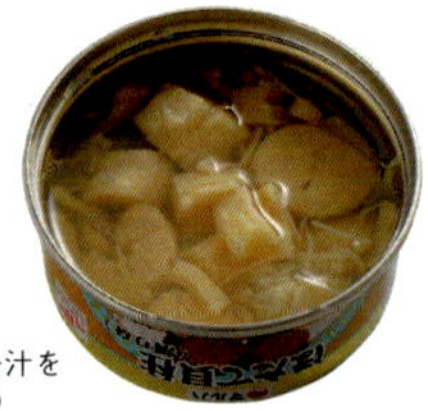

成分値は缶汁を除いたもの

エネルギー	75 kcal	カリウム	200 mg
たんぱく質	15.6 g	リン	136 mg
食塩相当量	0.8 g	水分	61.1 g

魚介加工品、大豆・大豆製品

絹ごし豆腐 1/3丁 100g

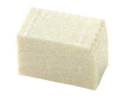

エネルギー	56 kcal	カリウム	150 mg
たんぱく質	4.9 g	リン	81 mg
食塩相当量	0 g	水分	89.4 g

木綿豆腐 1/3丁 100g

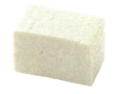

エネルギー	72 kcal	カリウム	140 mg
たんぱく質	6.6 g	リン	110 mg
食塩相当量	0.1 g	水分	86.8 g

大豆（水煮缶詰） 1/4カップ 30g

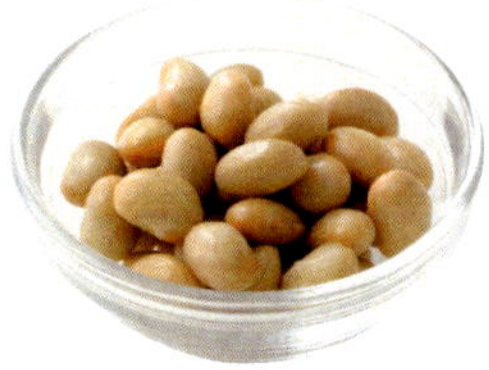

エネルギー	42 kcal	カリウム	25 mg
たんぱく質	3.9 g	リン	51 mg
食塩相当量	0.2 g	水分	21.5 g

油揚げ 1枚 20g

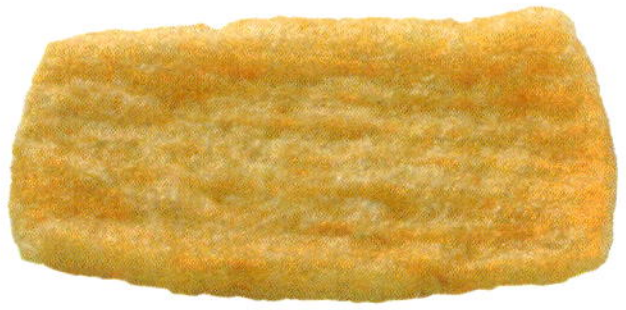

エネルギー	82 kcal	カリウム	17 mg
たんぱく質	4.7 g	リン	70 mg
食塩相当量	0 g	水分	8.0 g

厚揚げ 1枚 150g

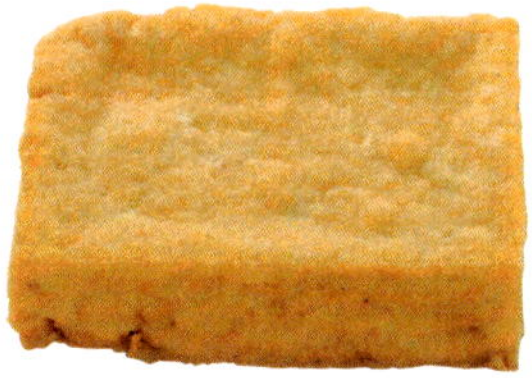

エネルギー	225 kcal	カリウム	180 mg
たんぱく質	16.1 g	リン	225 mg
食塩相当量	0 g	水分	113.9 g

納豆 小1パック 50g

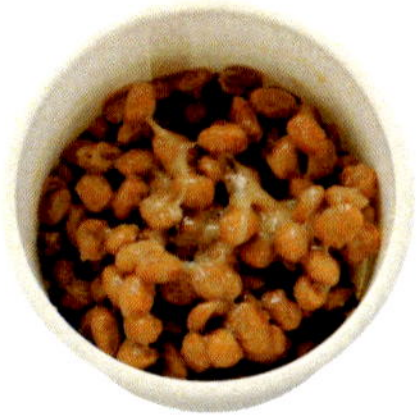

エネルギー	100 kcal	カリウム	330 mg
たんぱく質	8.3 g	リン	95 mg
食塩相当量	0 g	水分	29.8 g

おから カップ1杯 80g

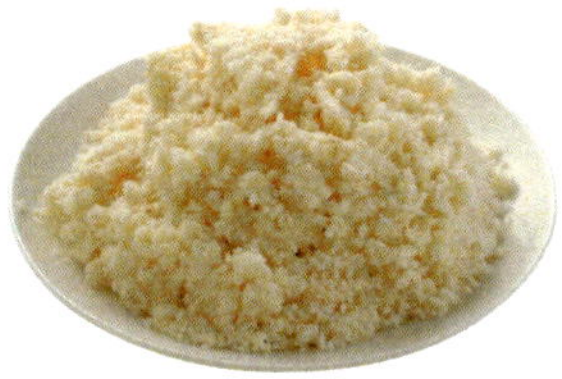

エネルギー	89 kcal	カリウム	280 mg
たんぱく質	4.9 g	リン	79 mg
食塩相当量	0 g	水分	60.4 g

高野豆腐 1個 20g

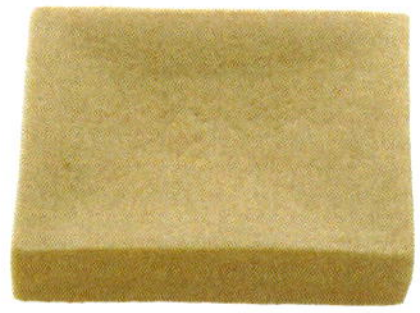

エネルギー	107 kcal	カリウム	7 mg
たんぱく質	10.1 g	リン	164 mg
食塩相当量	0.2 g	水分	1.4 g

がんもどき 中1個 70g

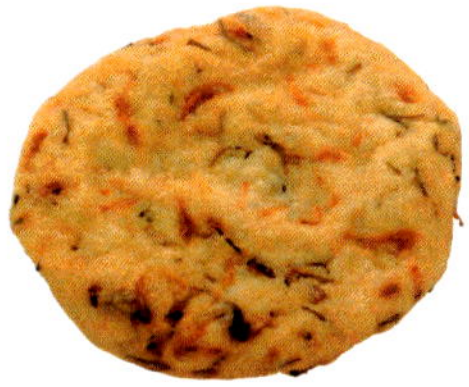

エネルギー	160 kcal	カリウム	56 mg
たんぱく質	10.7 g	リン	140 mg
食塩相当量	0.4 g	水分	44.5 g

きな粉 大さじ1杯 5g

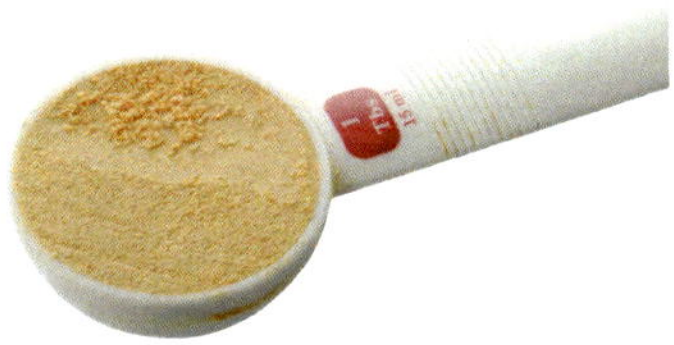

エネルギー	23 kcal	カリウム	100 mg
たんぱく質	1.8 g	リン	33 mg
食塩相当量	0 g	水分	0.2 g

ゆば（生） 1枚 15g

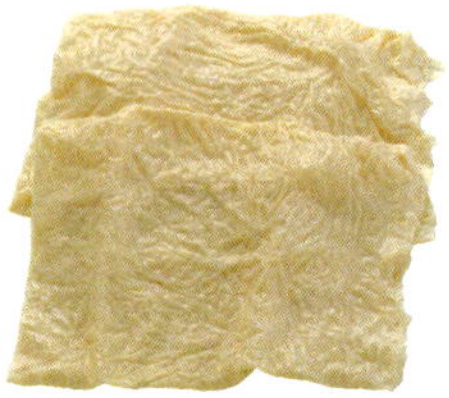

エネルギー	35 kcal	カリウム	44 mg
たんぱく質	3.3 g	リン	38 mg
食塩相当量	0 g	水分	8.9 g

調製豆乳プレーン

コップ1杯
(200mℓ) 210g

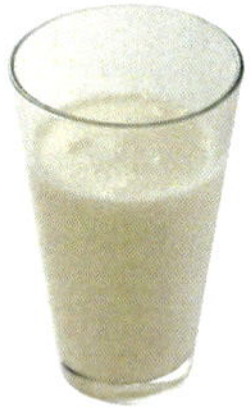

エネルギー	134 kcal	カリウム	357 mg
たんぱく質	6.7 g	リン	92 mg
食塩相当量	0.2 g	水分	184.6 g

牛乳（普通） コップ1杯（200mℓ）210g

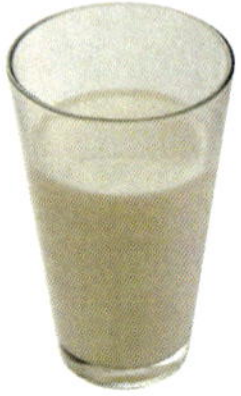

エネルギー	141 kcal	カリウム	315 mg
たんぱく質	6.9 g	リン	195 mg
食塩相当量	0.2 g	水分	183.5 g

うずら卵 1個 10g

（正味 9g）

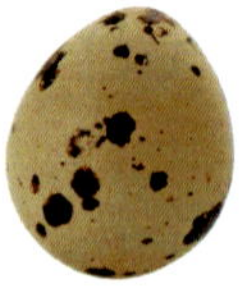

エネルギー	16 kcal	カリウム	14 mg
たんぱく質	1.1 g	リン	20 mg
食塩相当量	微	水分	6.6 g

鶏卵 Mサイズ 1個 60g

（正味 51g）

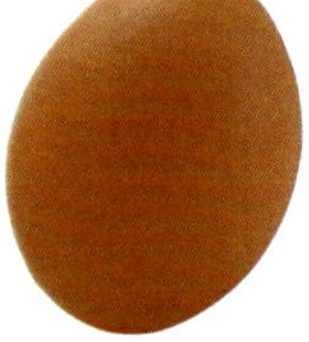

エネルギー	77 kcal	カリウム	66 mg
たんぱく質	6.3 g	リン	92 mg
食塩相当量	0.2 g	水分	38.8 g

スキムミルク 大さじ1杯 8g

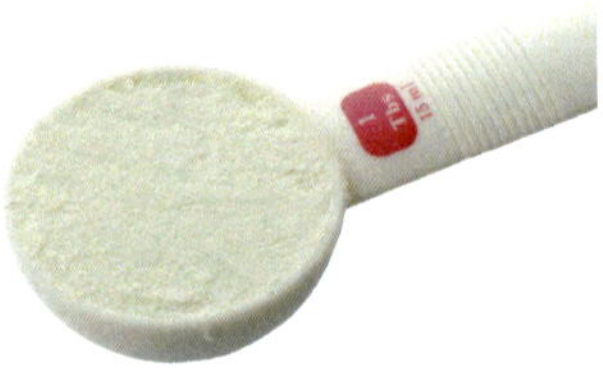

エネルギー	29 kcal	カリウム	144 mg
たんぱく質	2.7 g	リン	80 mg
食塩相当量	0.1 g	水分	0.3 g

生クリーム（乳脂肪）

大さじ1杯 15g

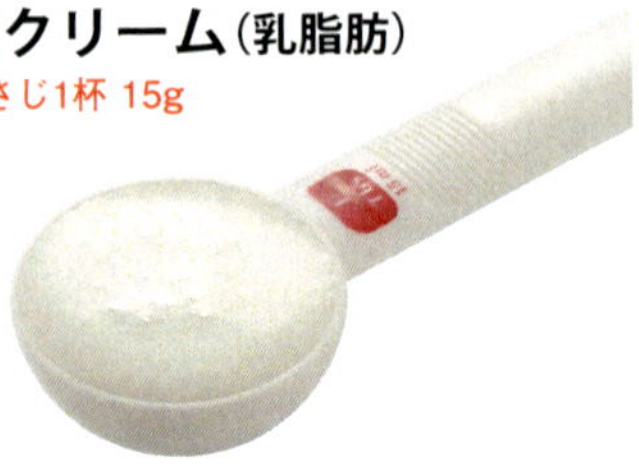

エネルギー	65 kcal	カリウム	12 mg
たんぱく質	0.3 g	リン	8 mg
食塩相当量	微	水分	7.4 g

プレーンヨーグルト

カップ1杯（200mℓ）210g

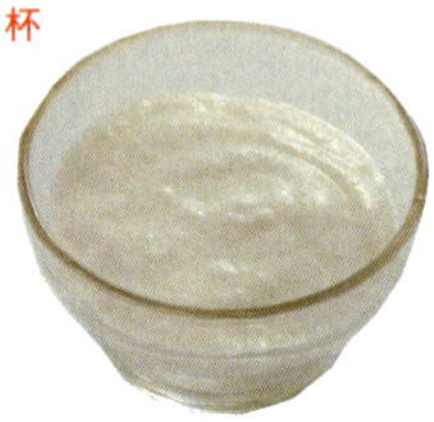

エネルギー	130 kcal	カリウム	357 mg
たんぱく質	7.6 g	リン	210 mg
食塩相当量	0.2 g	水分	184.2 g

ピザ用チーズ 50g

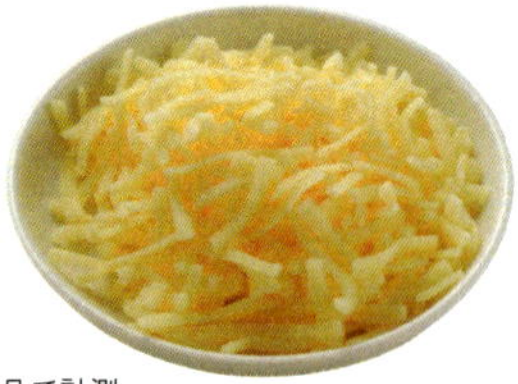

市販品で計測

エネルギー	193 kcal	カリウム	39 mg
たんぱく質	12.9 g	リン	265 mg
食塩相当量	0.8 g	水分	18.9 g

スライスチーズ スライスタイプ

1枚 19g

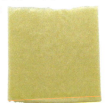

エネルギー	64 kcal	カリウム	11 mg
たんぱく質	4.3 g	リン	139 mg
食塩相当量	0.5 g	水分	8.6 g

プロセスチーズ

ブロックタイプ 1個 20g

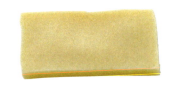

エネルギー	68 kcal	カリウム	12 mg
たんぱく質	4.5 g	リン	146 mg
食塩相当量	0.6 g	水分	9.0 g

パルメザンチーズ 大さじ1杯8g

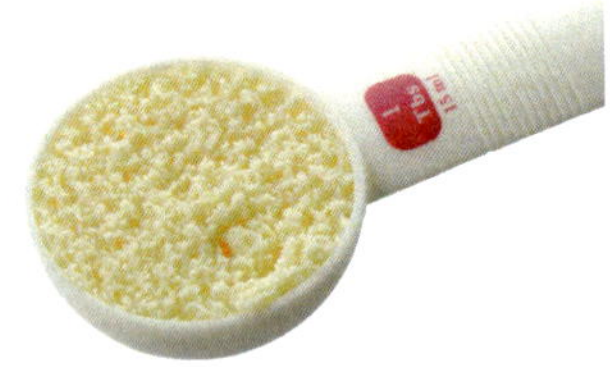

エネルギー	38 kcal	カリウム	10 mg
たんぱく質	3.5 g	リン	68 mg
食塩相当量	0.3 g	水分	1.2 g

クリームチーズ 50g

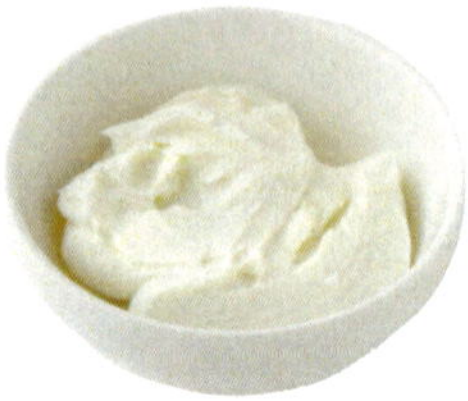

エネルギー	173 kcal	カリウム	35 mg
たんぱく質	4.1 g	リン	43 mg
食塩相当量	0.4 g	水分	27.8 g

カマンベールチーズ

1/4切れ25g

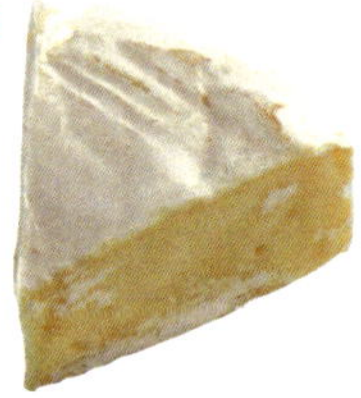

エネルギー	78 kcal	カリウム	30 mg
たんぱく質	4.8 g	リン	83 mg
食塩相当量	0.5 g	水分	13.0 g

卵、乳・乳製品、野菜、いも

オクラ 1本 8g
（正味 7g）

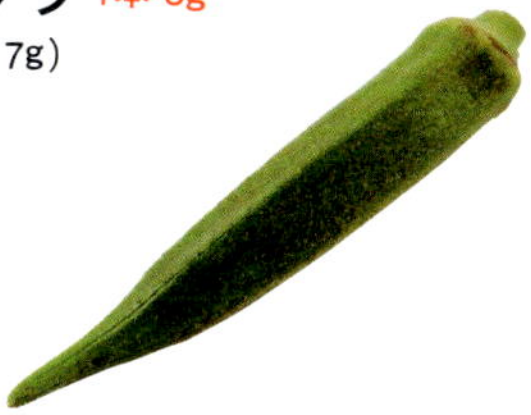

エネルギー	2 kcal	カリウム	18 mg
たんぱく質	0.1 g	リン	4 mg
食塩相当量	0 g	水分	6.3 g

枝豆 20さや 50g
（正味 28g）

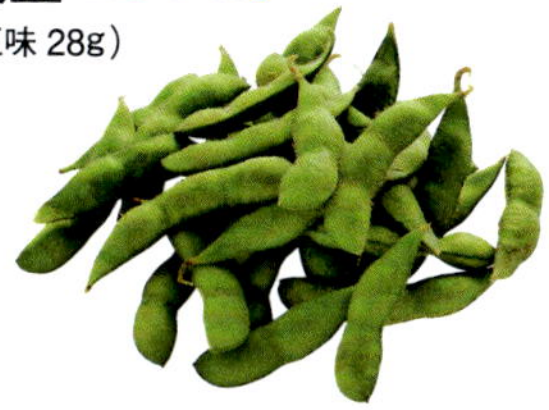

エネルギー	38 kcal	カリウム	165 mg
たんぱく質	3.3 g	リン	48 mg
食塩相当量	0 g	水分	20.1 g

赤ピーマン 1個 150g
（正味 135g）

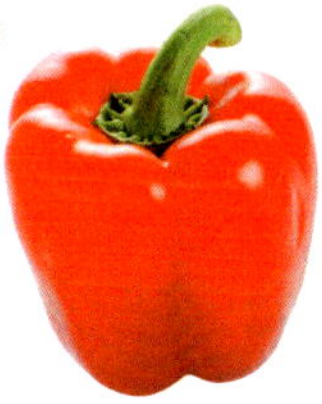

別名パプリカ

エネルギー	41 kcal	カリウム	284 mg
たんぱく質	1.4 g	リン	30 mg
食塩相当量	0 g	水分	123.0 g

カリフラワー 3房 75g

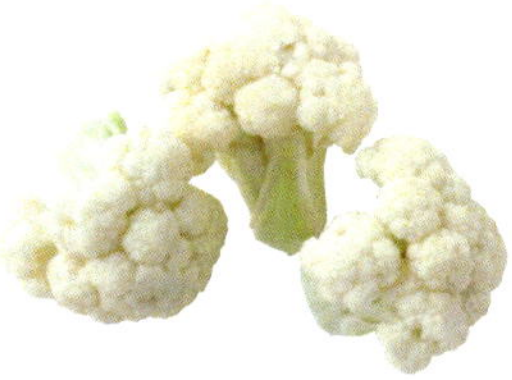

エネルギー	20 kcal	カリウム	308 mg
たんぱく質	2.3 g	リン	51 mg
食塩相当量	0 g	水分	68.1 g

かぼちゃ 4cm角2切れ 60g
（正味 60g）

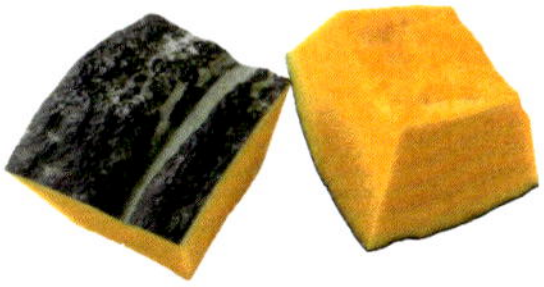

エネルギー	55 kcal	カリウム	270 mg
たんぱく質	1.1 g	リン	26 mg
食塩相当量	0 g	水分	45.7 g

かぶ 中１個 80g
（正味 73g）

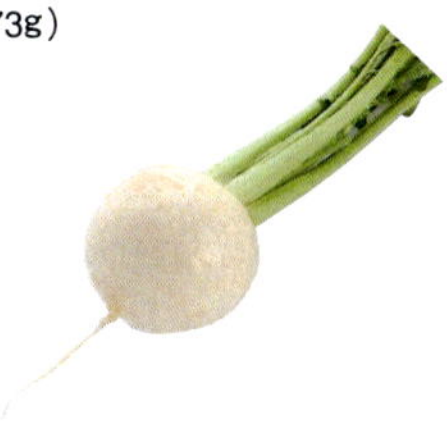

エネルギー	15 kcal	カリウム	204 mg
たんぱく質	0.5 g	リン	20 mg
食塩相当量	0 g	水分	68.6 g

グリーンアスパラガス
太3本 90g
（正味 72g）

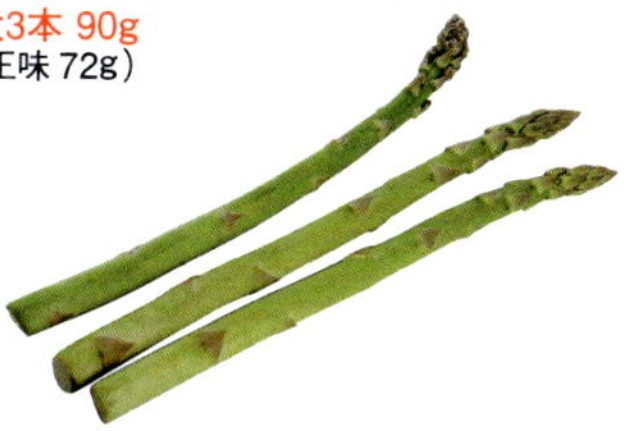

エネルギー	16 kcal	カリウム	194 mg
たんぱく質	1.9 g	リン	43 mg
食塩相当量	0 g	水分	66.7 g

きゅうり 1本 100g
（正味 98g）

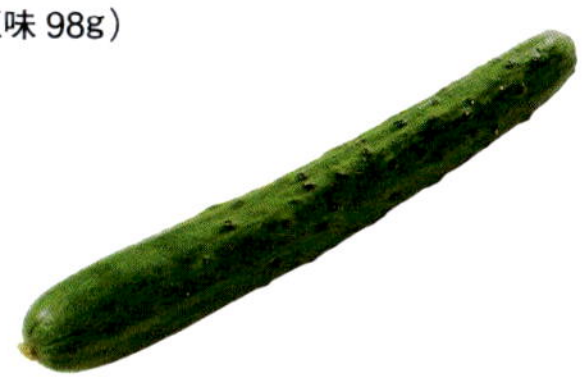

エネルギー	14 kcal	カリウム	196 mg
たんぱく質	1.0 g	リン	35 mg
食塩相当量	0 g	水分	93.5 g

キャベツ 1/4個 300g
（正味 255g）

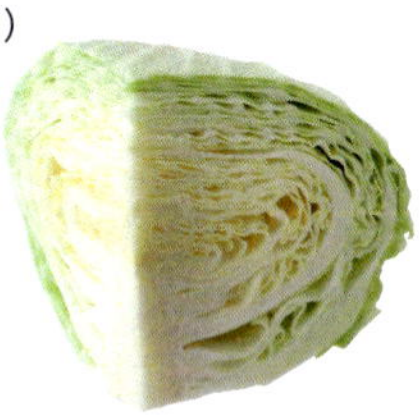

エネルギー	59 kcal	カリウム	510 mg
たんぱく質	3.3 g	リン	69 mg
食塩相当量	0 g	水分	236.4 g

さつまいも 125g
（正味 114g）

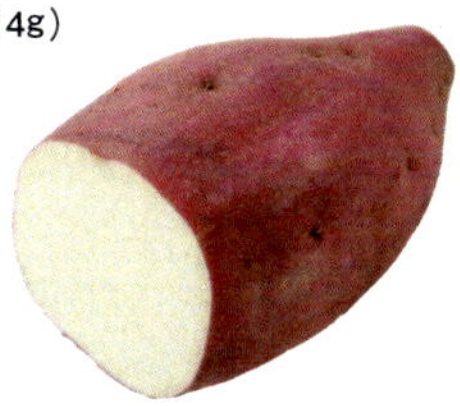

エネルギー	153 kcal	カリウム	547 mg
たんぱく質	1.4 g	リン	54 mg
食塩相当量	0 g	水分	74.8 g

小松菜 3株 150g
（正味 128g）

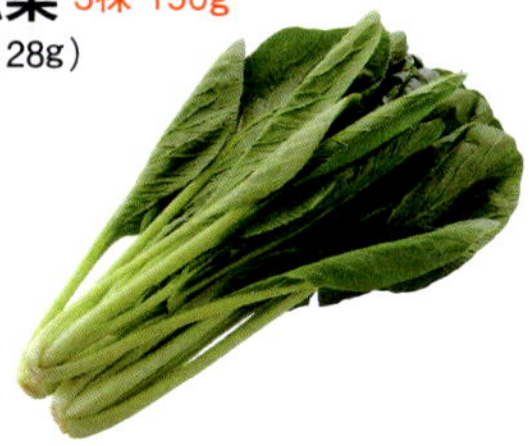

エネルギー	18 kcal	カリウム	640 mg
たんぱく質	1.9 g	リン	58 mg
食塩相当量	0 g	水分	120.4 g

ごぼう 中1本 200g
（正味 180g）

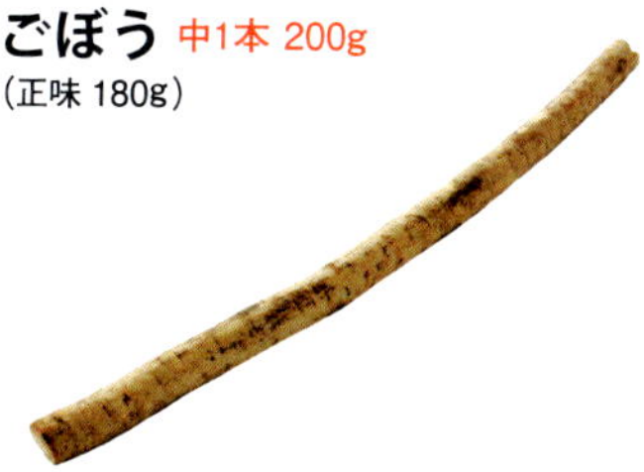

エネルギー	117 kcal	カリウム	576 mg
たんぱく質	3.2 g	リン	112 mg
食塩相当量	0 g	水分	147.1 g

じゃがいも 1個 150g
（正味 135g）

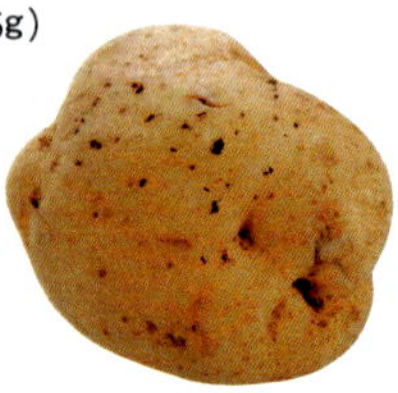

エネルギー	103 kcal	カリウム	554 mg
たんぱく質	2.2 g	リン	54 mg
食塩相当量	0 g	水分	107.7 g

さやいんげん 5本 40g
（正味 39g）

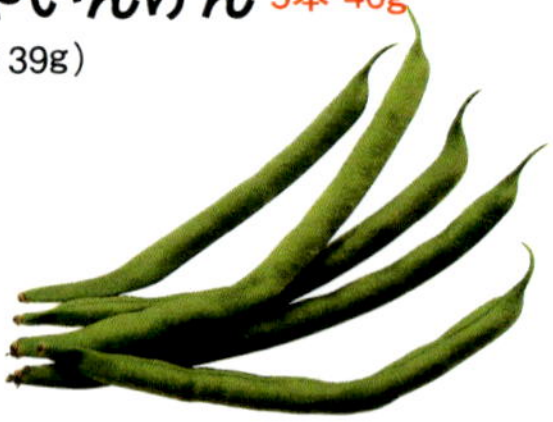

エネルギー	9 kcal	カリウム	101 mg
たんぱく質	0.7 g	リン	16 mg
食塩相当量	0 g	水分	36.0 g

さといも 中1個 70g
（正味 60g）

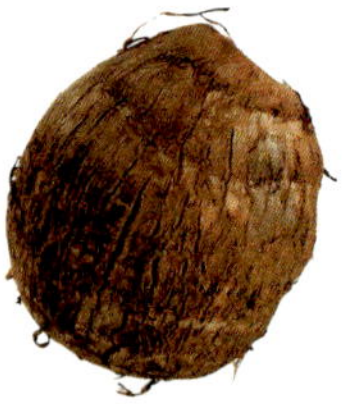

エネルギー	35 kcal	カリウム	384 mg
たんぱく質	0.9 g	リン	33 mg
食塩相当量	0 g	水分	50.5 g

セロリ 1本 150g
（正味 98g）

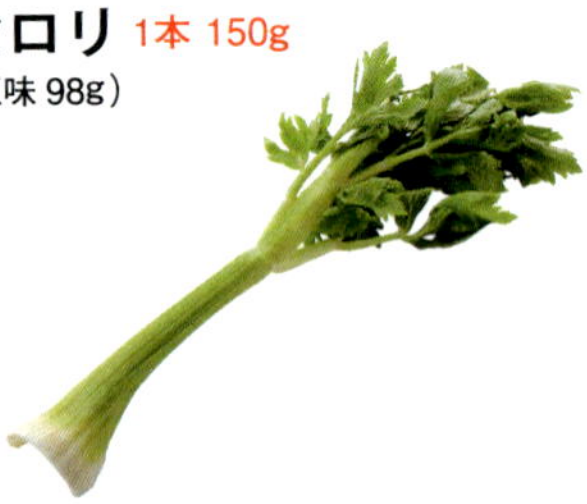

エネルギー	15 kcal	カリウム	402 mg
たんぱく質	0.4 g	リン	38 mg
食塩相当量	0.1 g	水分	92.8 g

しょうが 1個 90g
（正味 72g）

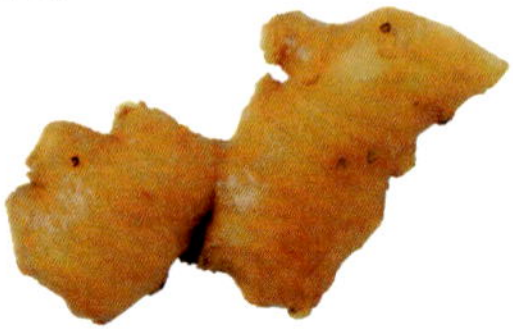

エネルギー	22 kcal	カリウム	194 mg
たんぱく質	0.7 g	リン	18 mg
食塩相当量	0 g	水分	65.8 g

しゅんぎく 1本 30g

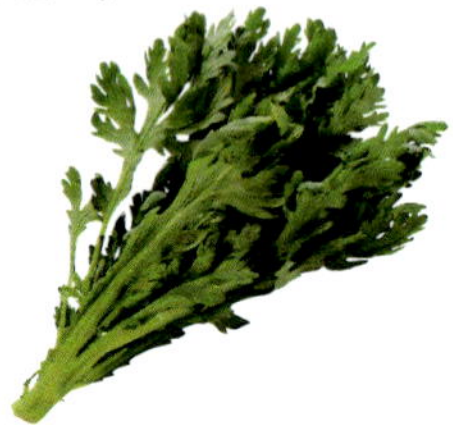

エネルギー	7 kcal	カリウム	138 mg
たんぱく質	0.7 g	リン	13 mg
食塩相当量	0.1 g	水分	27.5 g

とうもろこし（ゆで） 1/2本 160g
（正味 112g）

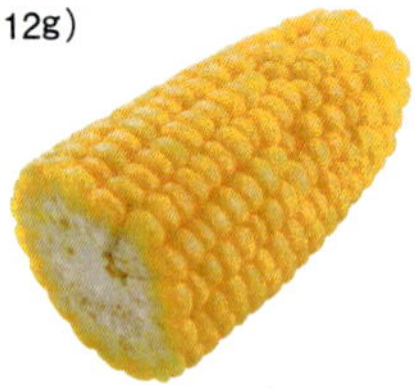

成分値はスイートコーンのもの

エネルギー	111 kcal	カリウム	325 mg
たんぱく質	3.9 g	リン	112 mg
食塩相当量	0 g	水分	84.4 g

玉ねぎ 1個 200g
（正味 188g）

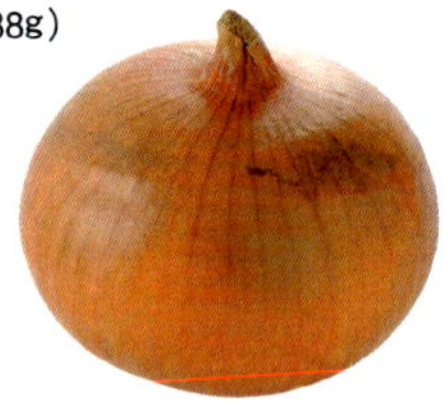

エネルギー	70 kcal	カリウム	282 mg
たんぱく質	1.9 g	リン	62 mg
食塩相当量	0 g	水分	168.6 g

大根（根） 1/4本 200g
（正味 170g）

エネルギー	31 kcal	カリウム	391 mg
たんぱく質	0.7 g	リン	29 mg
食塩相当量	0 g	水分	160.8 g

長いも 10cm長さ 200g
（正味 180g）

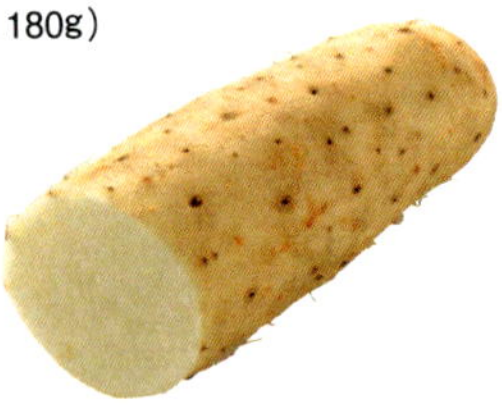

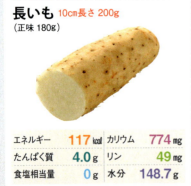

エネルギー	117 kcal	カリウム	774 mg
たんぱく質	4.0 g	リン	49 mg
食塩相当量	0 g	水分	148.7 g

ミニトマト 1個 10g

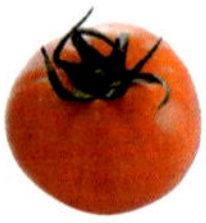

エネルギー	3 kcal	カリウム	29 mg
たんぱく質	0.1 g	リン	3 mg
食塩相当量	0 g	水分	9.1 g

トマト 中1個 150g
（正味 146g）

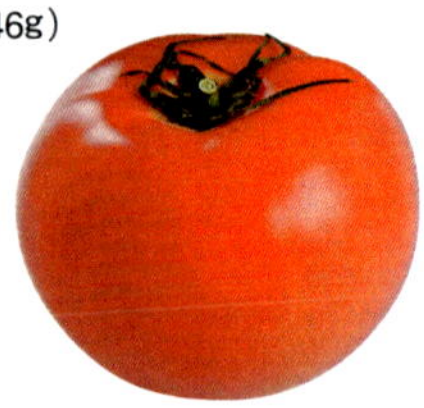

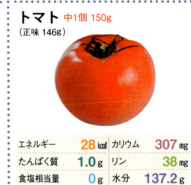

エネルギー	28 kcal	カリウム	307 mg
たんぱく質	1.0 g	リン	38 mg
食塩相当量	0 g	水分	137.2 g

野菜、いも

にがうり（ゴーヤー） 1/2本 100g
（正味 85g）

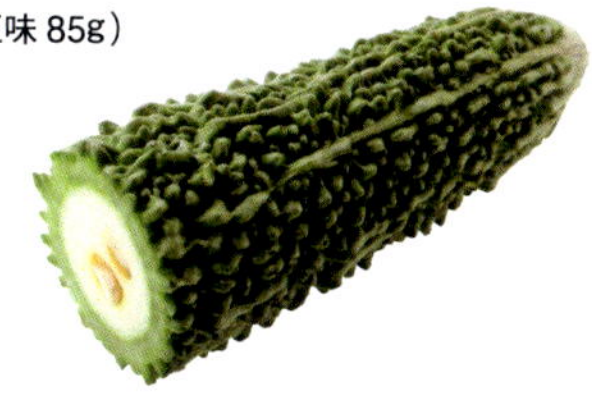

エネルギー	14 kcal	カリウム	221 mg
たんぱく質	0.9 g	リン	26 mg
食塩相当量	0 g	水分	80.2 g

なす 中1個 80g
（正味 72g）

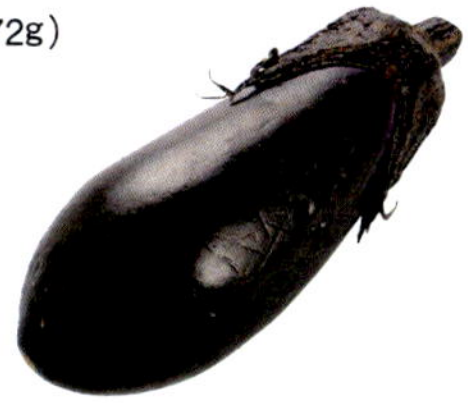

エネルギー	16 kcal	カリウム	158 mg
たんぱく質	0.8 g	リン	22 mg
食塩相当量	0 g	水分	67.1 g

長ねぎ 1本 120g
（正味 72g）

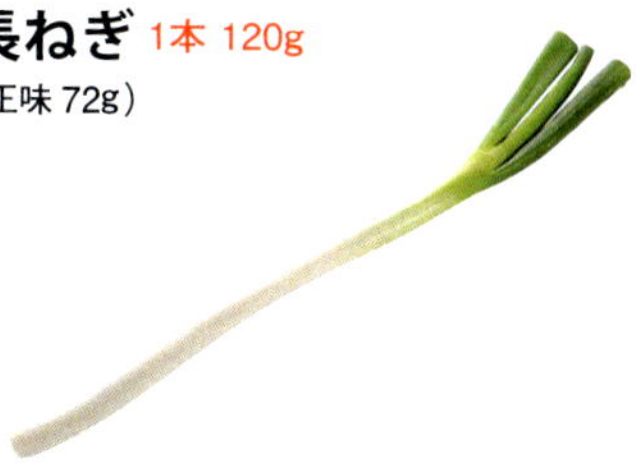

エネルギー	24 kcal	カリウム	144 mg
たんぱく質	1.0 g	リン	19 mg
食塩相当量	0 g	水分	64.5 g

白菜 1/4個750g
（正味 705g）

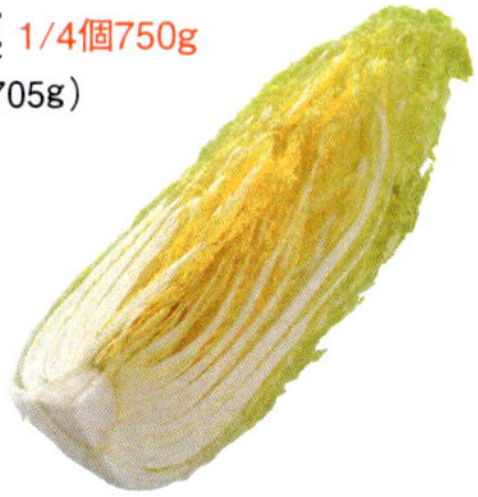

エネルギー	99 kcal	カリウム	1551 mg
たんぱく質	5.6 g	リン	233 mg
食塩相当量	0 g	水分	671.2 g

にんじん 中1本200g
（正味 180g）

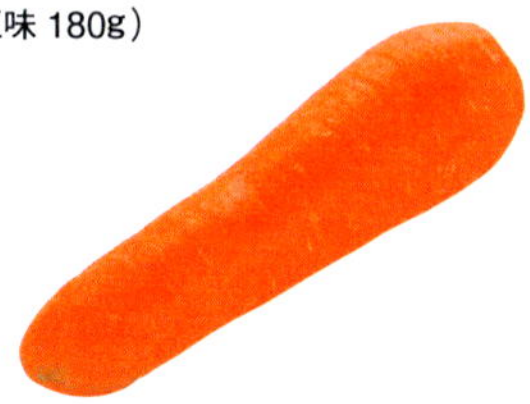

エネルギー	65 kcal	カリウム	486 mg
たんぱく質	1.4 g	リン	45 mg
食塩相当量	0.2 g	水分	161.5 g

にら 10茎 100g
（正味 95g）

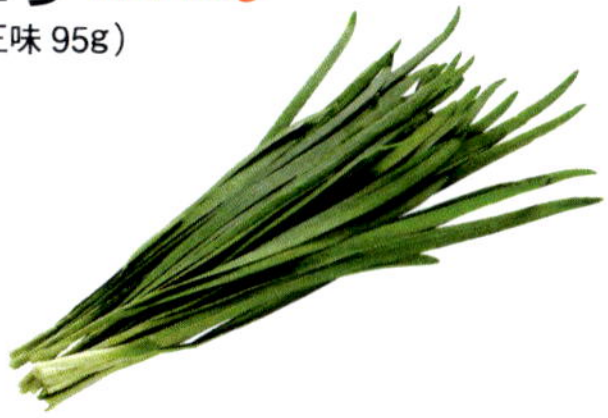

エネルギー	20 kcal	カリウム	485 mg
たんぱく質	1.6 g	リン	29 mg
食塩相当量	0 g	水分	88.0 g

ほうれんそう 1株 30g
（正味 27g）

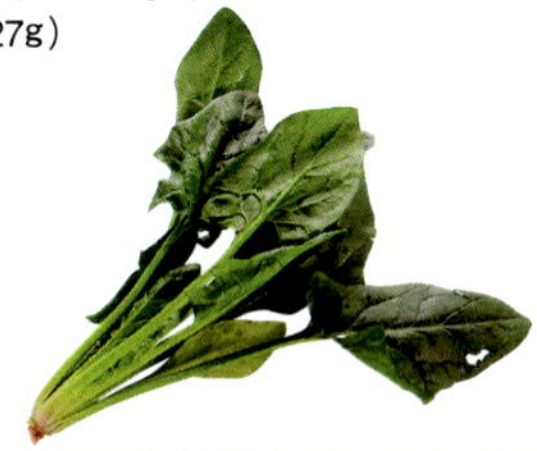

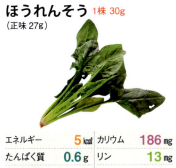

エネルギー	5 kcal	カリウム	186 mg
たんぱく質	0.6 g	リン	13 mg
食塩相当量	0 g	水分	25.0 g

ブロッコリー 3房 50g

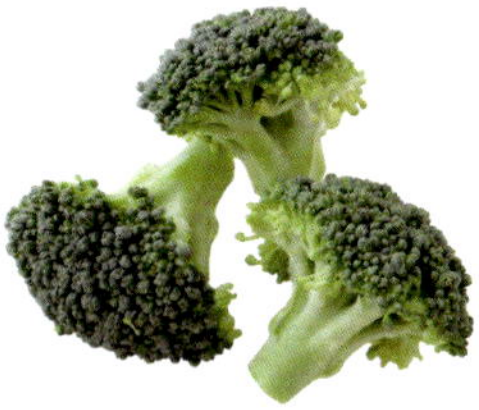

エネルギー	17 kcal	カリウム	180 mg
たんぱく質	2.2 g	リン	45 mg
食塩相当量	0.1 g	水分	44.5 g

ピーマン 中1個 40g
（正味 34g）

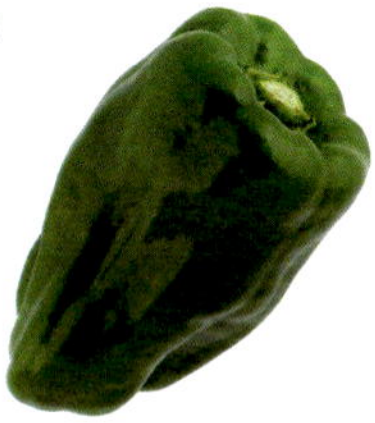

エネルギー	7 kcal	カリウム	65 mg
たんぱく質	0.3 g	リン	7 mg
食塩相当量	0 g	水分	31.8 g

れんこん 小1節 150g
（正味 120g）

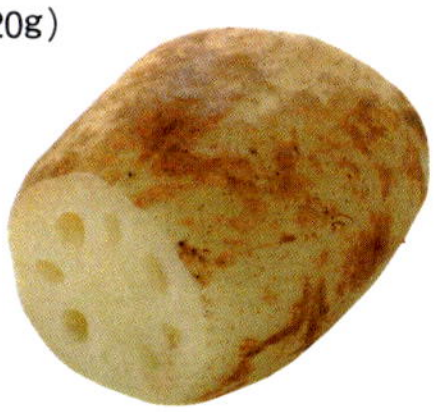

エネルギー	79 kcal	カリウム	528 mg
たんぱく質	2.3 g	リン	89 mg
食塩相当量	0.1 g	水分	97.8 g

レタス 中1/2個 200g
（正味 196g）

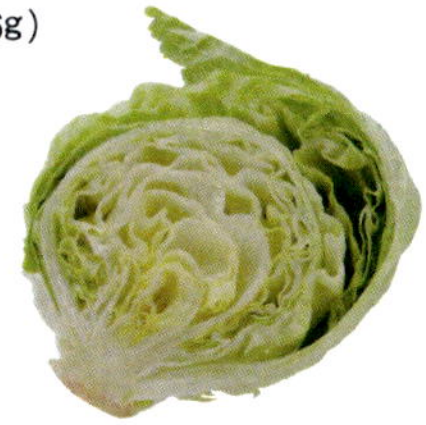

エネルギー	24 kcal	カリウム	392 mg
たんぱく質	1.2 g	リン	43 mg
食塩相当量	0 g	水分	188.0 g

もやし（ブラックマッペ） 1/4袋 50g

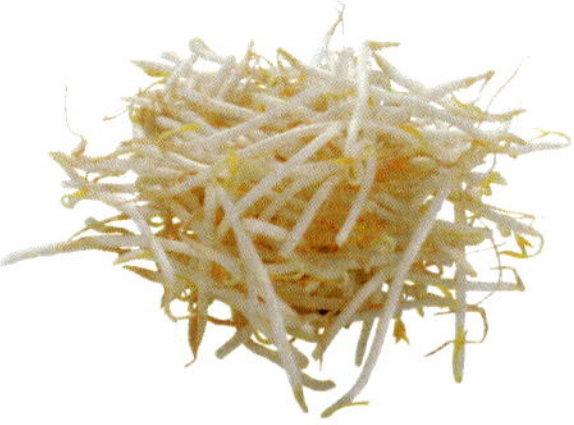

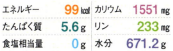

エネルギー	8 kcal	カリウム	36 mg
たんぱく質	1.0 g	リン	14 mg
食塩相当量	0 g	水分	47.5 g

しいたけ 2個 30g
（正味 24g）

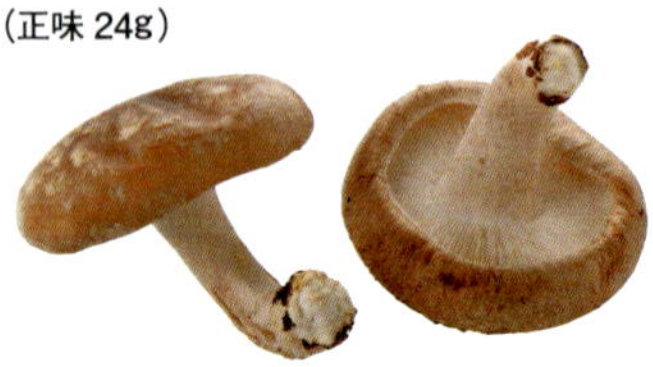

エネルギー	5 kcal	カリウム	67 mg
たんぱく質	0.7 g	リン	21 mg
食塩相当量	0 g	水分	21.7 g

エリンギ
中1本 30g
（正味 28g）

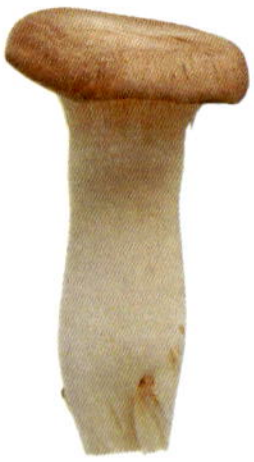

エネルギー	5 kcal	カリウム	95 mg
たんぱく質	0.8 g	リン	25 mg
食塩相当量	0 g	水分	25.3 g

えのきだけ
1袋 100g
（正味 85g）

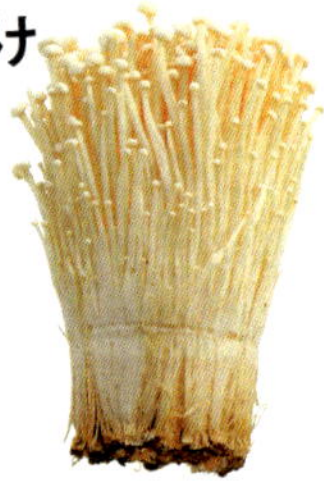

エネルギー	19 kcal	カリウム	289 mg
たんぱく質	2.3 g	リン	94 mg
食塩相当量	0 g	水分	75.3 g

まいたけ 1パック 100g
（正味90g）

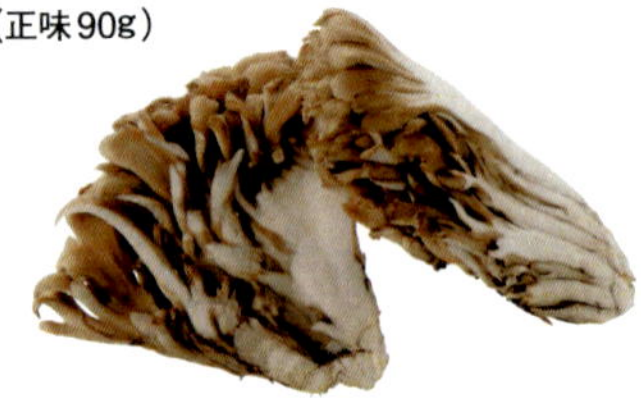

エネルギー	14 kcal	カリウム	207 mg
たんぱく質	1.8 g	リン	49 mg
食塩相当量	0 g	水分	83.4 g

しめじ（ぶなしめじ）
1パック100g
（正味90g）

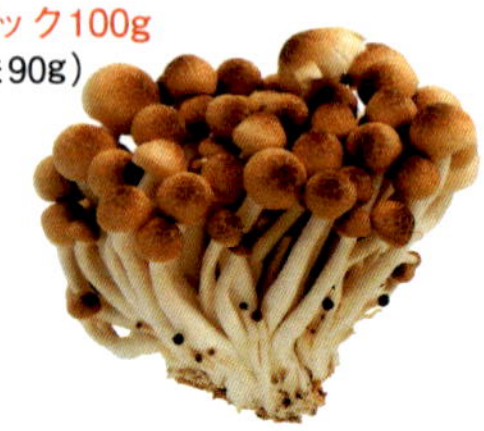

エネルギー	16 kcal	カリウム	342 mg
たんぱく質	2.4 g	リン	90 mg
食塩相当量	0 g	水分	81.7 g

干ししいたけ 5個 20g
（正味16g）

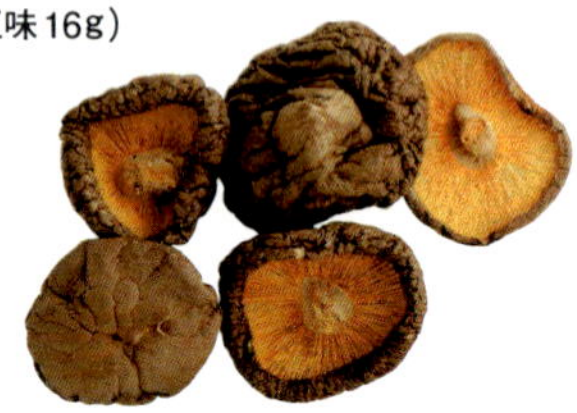

エネルギー	29 kcal	カリウム	336 mg
たんぱく質	3.1 g	リン	50 mg
食塩相当量	0 g	水分	1.6 g

こんぶ（素干し） 10cm角 4g

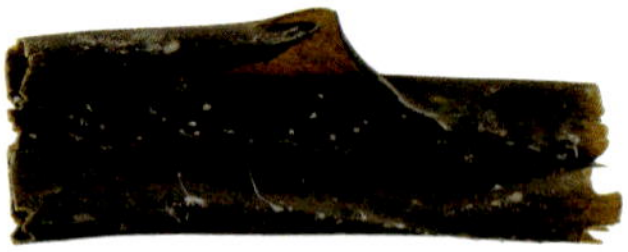

エネルギー	6 kcal	カリウム	128 mg
たんぱく質	0.3 g	リン	9 mg
食塩相当量	0.3 g	水分	0.4 g

ところてん 1食 50g

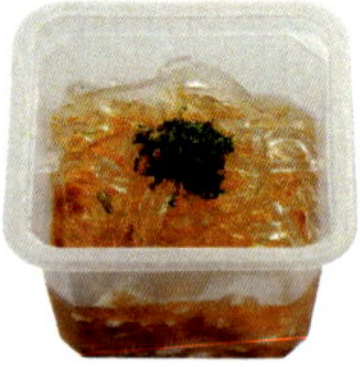

成分値には味つけの調味料は含まない

エネルギー	1 kcal	カリウム	1 mg
たんぱく質	0.1 g	リン	1 mg
食塩相当量	0 g	水分	49.6 g

干しひじき 煮物1人分 10g

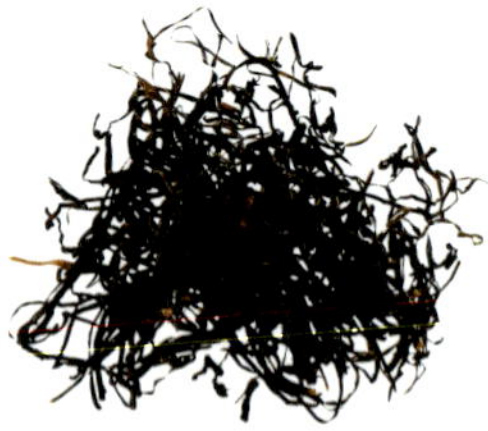

エネルギー	15 kcal	カリウム	640 mg
たんぱく質	0.9 g	リン	9 mg
食塩相当量	0.5 g	水分	0.7 g

もずく（塩蔵・塩抜き） 1パック 50g

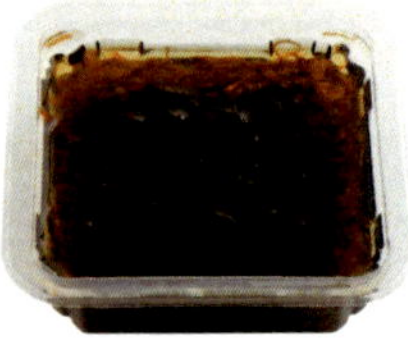

成分値には味つけの調味料は含まない

エネルギー	2 kcal	カリウム	1 mg
たんぱく質	0.1 g	リン	1 mg
食塩相当量	0.1 g	水分	48.9 g

わかめ（湯通し塩蔵・塩抜き）
1人分 10g

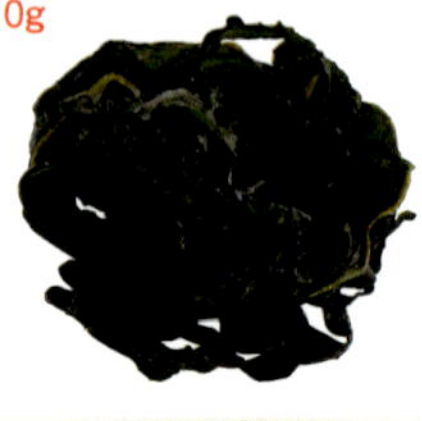

エネルギー	1 kcal	カリウム	1 mg
たんぱく質	0.2 g	リン	3 mg
食塩相当量	0.1 g	水分	9.3 g

焼きのり 1枚分 3g

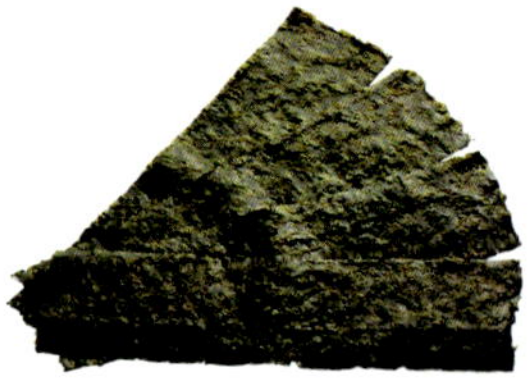

エネルギー	6 kcal	カリウム	72 mg
たんぱく質	1.2 g	リン	21 mg
食塩相当量	微	水分	0.1 g

きのこ、海藻、果物

キウイフルーツ 1個 100g
（正味 85g）

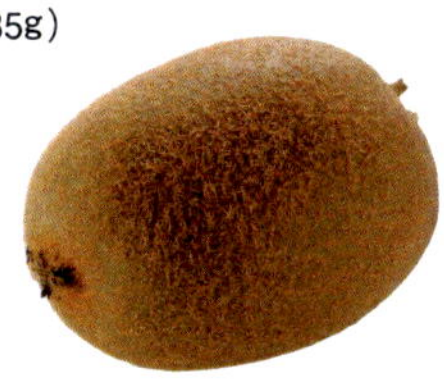

エネルギー	45 kcal	カリウム	247 mg
たんぱく質	0.9 g	リン	27 mg
食塩相当量	0 g	水分	72.0 g

いちご 中1個 15g

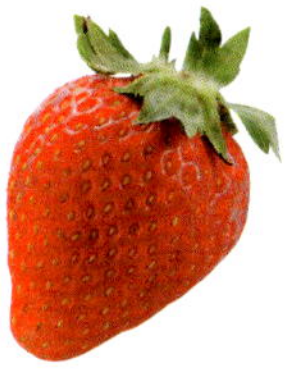

エネルギー	5 kcal	カリウム	26 mg
たんぱく質	0.1 g	リン	5 mg
食塩相当量	0 g	水分	13.5 g

アボカド 1個 250g
（正味 175g）

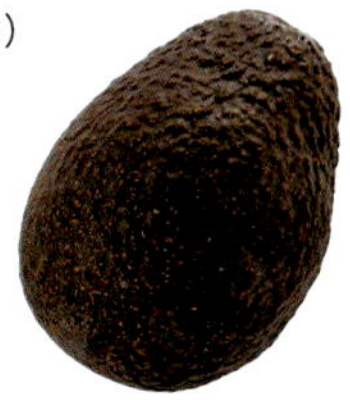

エネルギー	327 kcal	カリウム	1260 mg
たんぱく質	4.4 g	リン	96 mg
食塩相当量	0 g	水分	124.8 g

ぶどう（デラウェア） 1房 150g
（正味 128g）

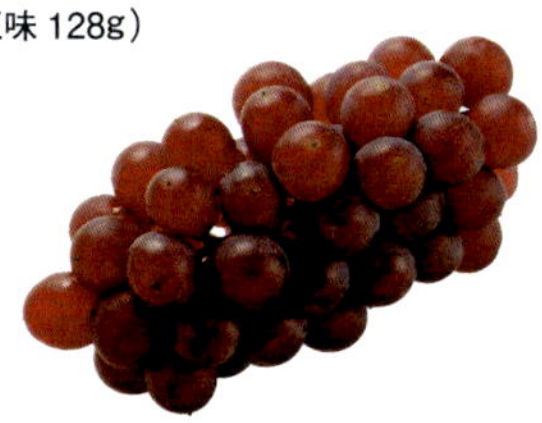

エネルギー	76 kcal	カリウム	166 mg
たんぱく質	0.5 g	リン	19 mg
食塩相当量	0 g	水分	106.9 g

バナナ 1本 150g
（正味 90g）

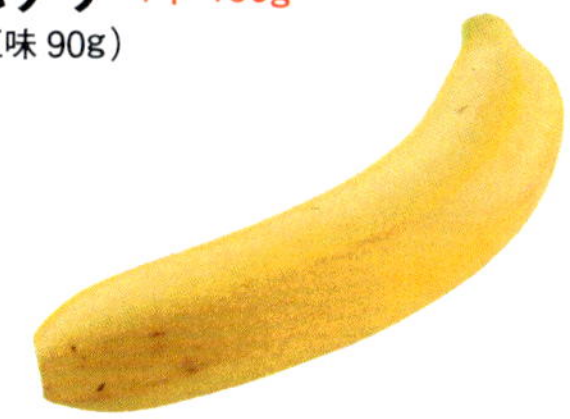

エネルギー	77 kcal	カリウム	324 mg
たんぱく質	1.0 g	リン	24 mg
食塩相当量	0 g	水分	67.9 g

すいか 1切れ 400g
（正味 240g）

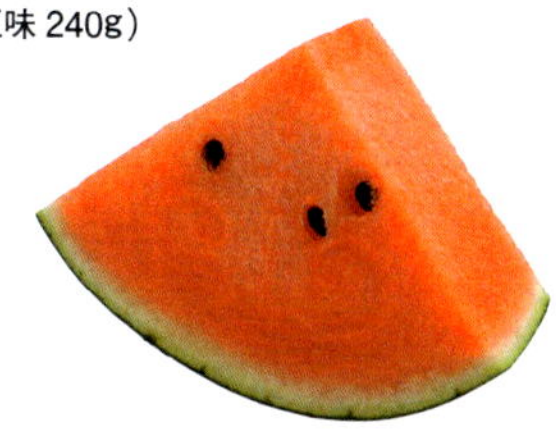

エネルギー	89 kcal	カリウム	288 mg
たんぱく質	1.4 g	リン	19 mg
食塩相当量	0 g	水分	215.0 g

みかん 1個 100g
（正味 80g）

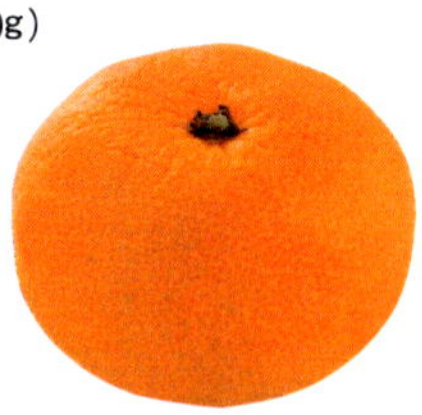

エネルギー	37 kcal	カリウム	120 mg
たんぱく質	0.6 g	リン	12 mg
食塩相当量	0 g	水分	69.5 g

グレープフルーツ 1個 300g
（正味 210g）

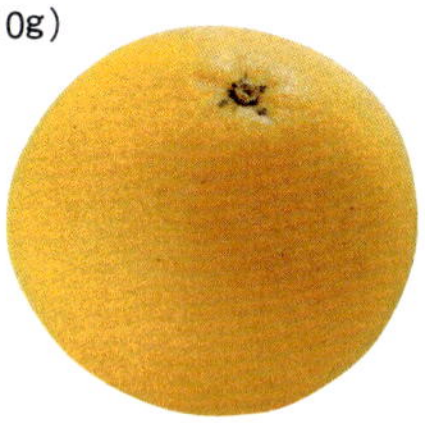

エネルギー	80 kcal	カリウム	294 mg
たんぱく質	1.9 g	リン	36 mg
食塩相当量	0 g	水分	186.9 g

なし 1個 300g
（正味 255g）

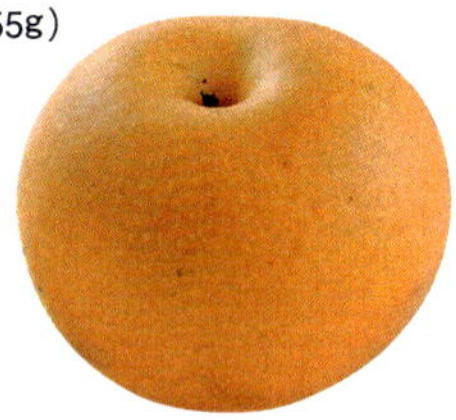

エネルギー	110 kcal	カリウム	357 mg
たんぱく質	0.8 g	リン	28 mg
食塩相当量	0 g	水分	224.4 g

りんご 中1個 250g
（正味 213g）

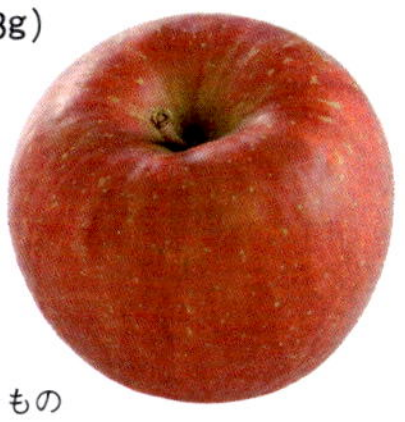

成分値は
皮をむいたもの

エネルギー	121 kcal	カリウム	256 mg
たんぱく質	0.2 g	リン	26 mg
食塩相当量	0 g	水分	179.1 g

桃 1個 200g
（正味 170g）

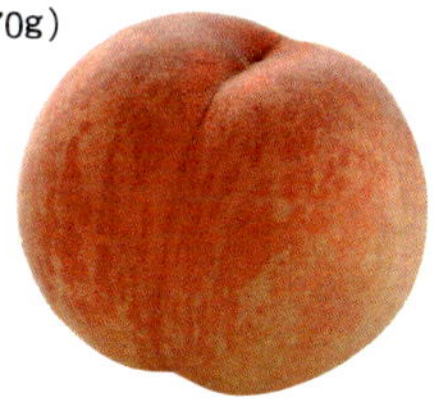

エネルギー	68 kcal	カリウム	306 mg
たんぱく質	1.0 g	リン	31 mg
食塩相当量	0 g	水分	150.8 g

メロン 1/6個 260g
（正味 130g）

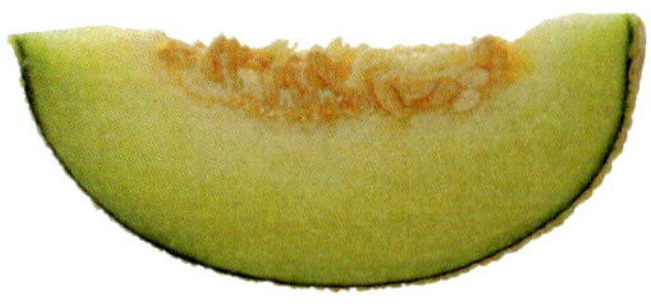

エネルギー	55 kcal	カリウム	442 mg
たんぱく質	1.4 g	リン	27 mg
食塩相当量	0 g	水分	114.1 g

みそ（辛みそ・淡色） 小さじ1杯 6g

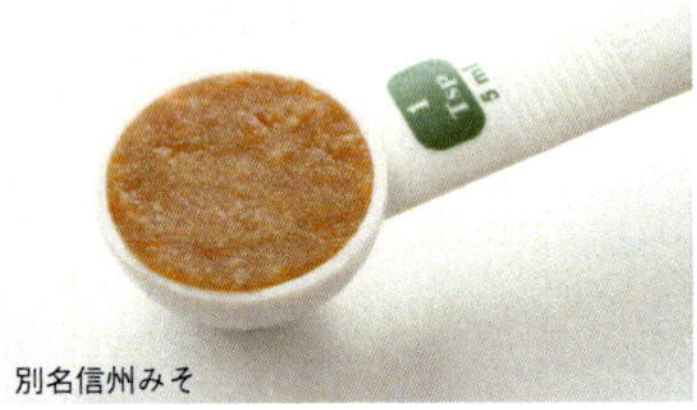

別名信州みそ

エネルギー	12 kcal	カリウム	23 mg
たんぱく質	0.8 g	リン	10 mg
食塩相当量	0.7 g	水分	2.7 g

しょうゆ（こいくち） 小さじ1杯 6g

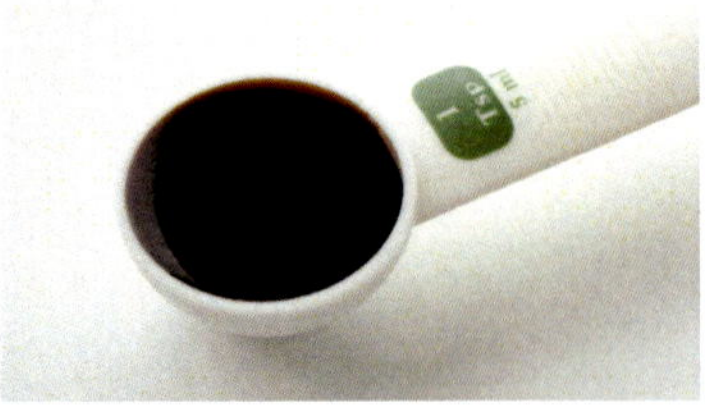

エネルギー	4 kcal	カリウム	23 mg
たんぱく質	0.5 g	リン	10 mg
食塩相当量	0.9 g	水分	4.0 g

塩（精製塩） 小さじ1杯 6g

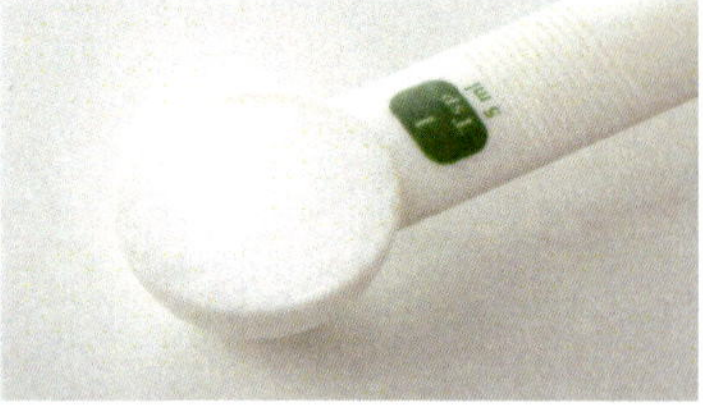

エネルギー	0 kcal	カリウム	微
たんぱく質	0 g	リン	〔0〕 mg
食塩相当量	6.0 g	水分	微

ウスターソース 小さじ1杯 6g

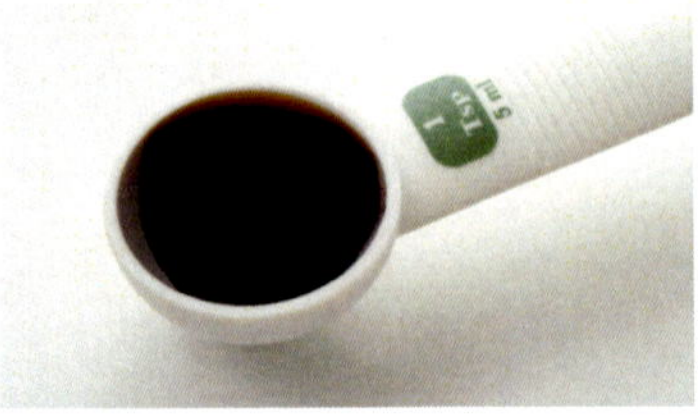

エネルギー	7 kcal	カリウム	11 mg
たんぱく質	0.1 g	リン	1 mg
食塩相当量	0.5 g	水分	3.7 g

米酢 小さじ1杯 5g

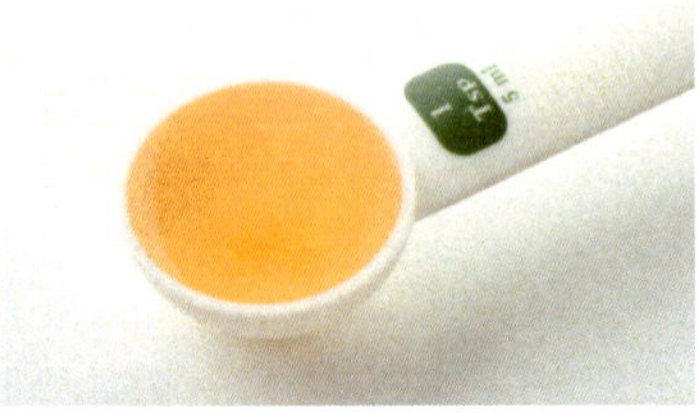

エネルギー	2 kcal	カリウム	1 mg
たんぱく質	微	リン	1 mg
食塩相当量	0 g	水分	4.4 g

みそ（甘みそ） 小さじ1杯 6g

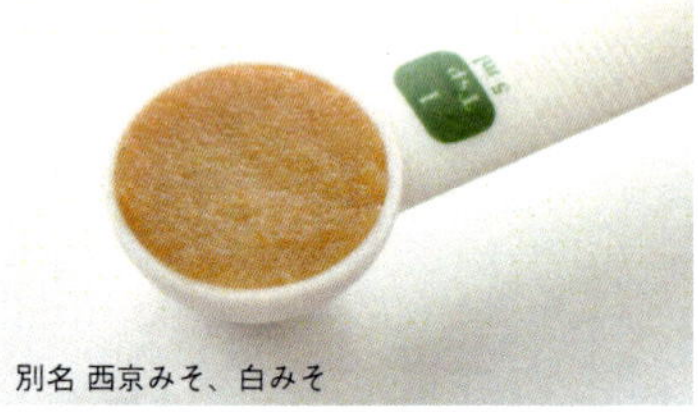

別名 西京みそ、白みそ

エネルギー	13 kcal	カリウム	20 mg
たんぱく質	0.6 g	リン	8 mg
食塩相当量	0.4 g	水分	2.6 g

オイスターソース 小さじ1杯 6g

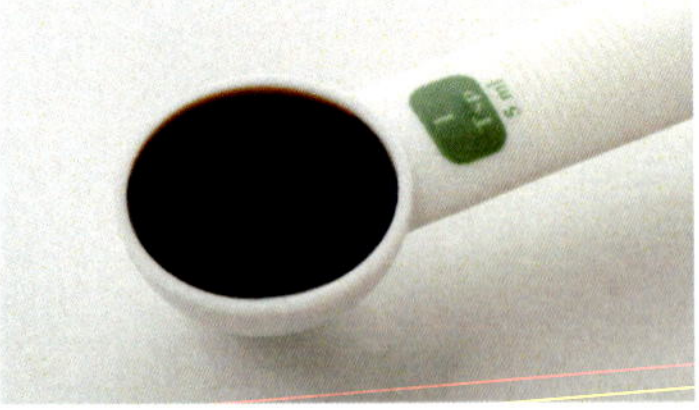

エネルギー	6 kcal	カリウム	16 mg
たんぱく質	0.5 g	リン	7 mg
食塩相当量	0.7 g	水分	3.7 g

ポン酢しょうゆ 小さじ1杯 6g

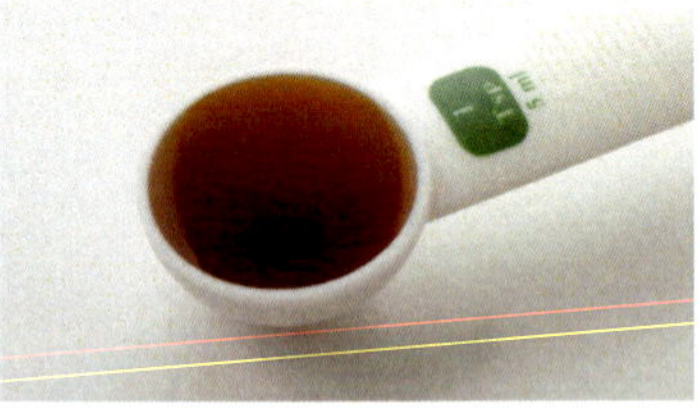

エネルギー	3 kcal	カリウム	17 mg
たんぱく質	0.2 g	リン	4 mg
食塩相当量	0.3 g	水分	4.9 g

トマトケチャップ 小さじ1杯 5g

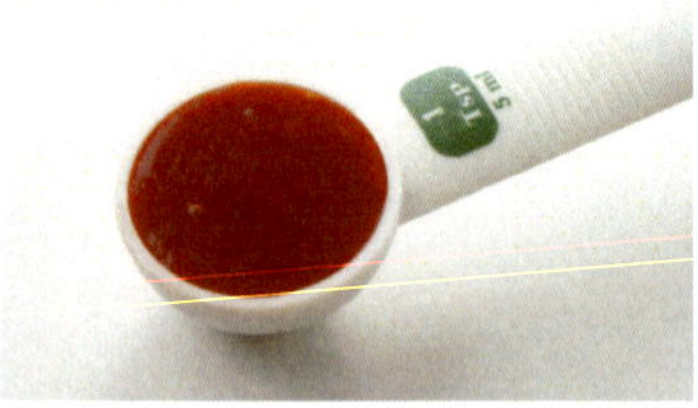

エネルギー	6 kcal	カリウム	24 mg
たんぱく質	0.1 g	リン	2 mg
食塩相当量	0.2 g	水分	3.3 g

顆粒中華だし 小さじ1杯 3g

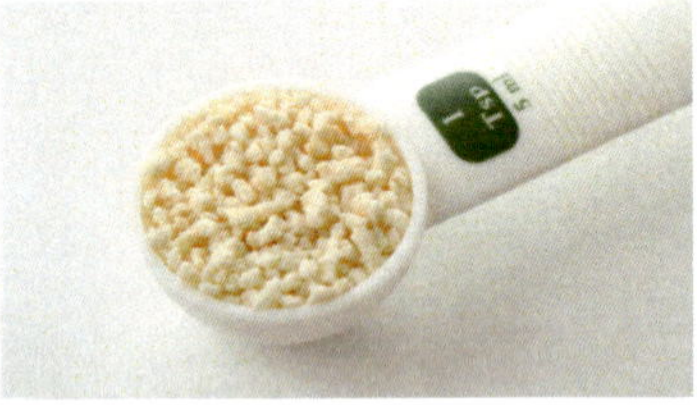

エネルギー	6 kcal	カリウム	27 mg
たんぱく質	0.4 g	リン	7 mg
食塩相当量	1.4 g	水分	微

コンソメ（固形） 1個 5g

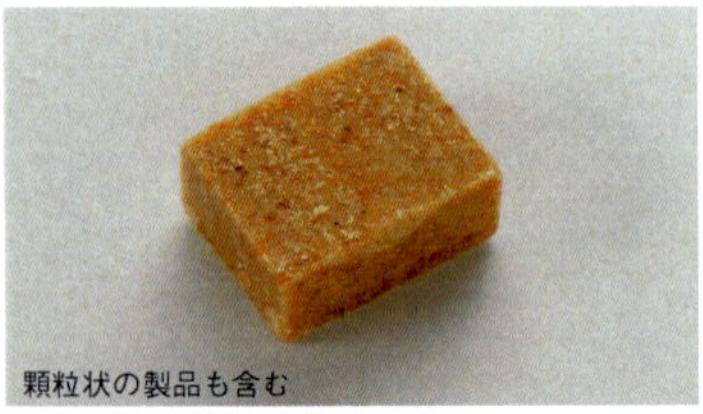

顆粒状の製品も含む

エネルギー	12 kcal	カリウム	10 mg
たんぱく質	0.4 g	リン	4 mg
食塩相当量	2.2 g	水分	微

顆粒和風だし 小さじ1杯 3g

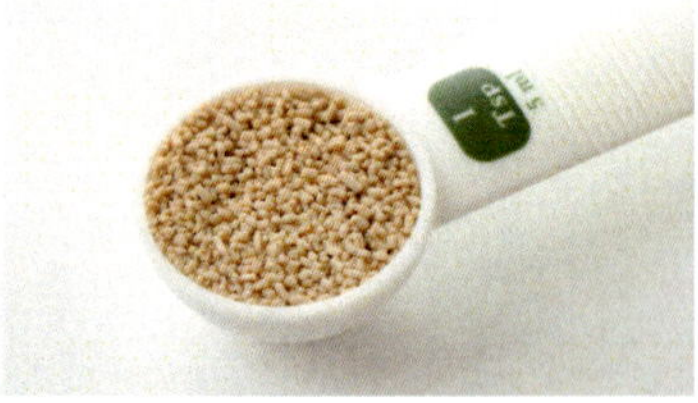

エネルギー	7 kcal	カリウム	5 mg
たんぱく質	0.7 g	リン	8 mg
食塩相当量	1.2 g	水分	微

そのほかの調味料、甘味料、粉類、油脂

食品名	めやす量	エネルギー (kcal)	たんぱく質 (g)	食塩相当量 (g)	カリウム (mg)	リン (mg)	水分 (g)
上白糖	大さじ1杯・9g	35	〔0〕	0	微	〔微〕	0.1
黒砂糖	2cm角1個・20g	71	0.3	微	220	6	1.0
はちみつ	大さじ1杯・21g	62	微	0	4	1	4.2
本みりん	大さじ1杯・18g	43	0.1	0	1	1	8.5
みりん風調味料	大さじ1杯・18g	41	微	微	1	3	7.8
料理酒	大さじ1杯・15g	14	微	0.3	1	1	12.4
清酒(普通酒)	大さじ1杯・15g	16	0.1	0	1	1	12.4
豆板醤(トウバンジャン)	小さじ1杯・6g	4	0.1	1.1	12	3	4.2
甜麺醤(テンメンジャン)	小さじ1杯・6g	15	0.5	0.4	21	8	2.3
ポン酢しょうゆ	小さじ1杯・6g	3	0.2	0.3	17	4	4.9
めんつゆ(3倍濃縮タイプ)	大さじ1杯・15g	15	0.7	1.5	33	13	9.7
かつお・こんぶだし(液状)	200㎖	4	0.6	0.2	126	26	198.4
洋風だし(液状)	200㎖	12	2.6	1.0	220	74	195.6
マヨネーズ	大さじ1杯・12g	84	0.2	0.2	2	4	1.9
和風ドレッシング	大さじ1杯・15g	30	0.3	0.6	23	8	10.4
フレンチドレッシング	大さじ1杯・15g	61	微	0.5	1	微	7.2
サウザンアイランドドレッシング	大さじ1杯15g	62	0.2	0.5	11	5	6.6
小麦粉(薄力粉)	大さじ1杯9g	33	0.7	0	10	5	1.3
パン粉(乾燥)	大さじ1杯3g	11	0.4	微	5	4	0.4
かたくり粉	大さじ1杯9g	30	微	0	3	4	1.6
ベーキングパウダー	大さじ1杯12g	15	微	2.1	468	444	0.5
オリーブ油	大さじ1杯12g	111	0	0	0	0	0
ごま油	大さじ1杯12g	111	0	0	微	微	0
サラダ油(調合油)	大さじ1杯12g	111	0	0	微	微	0
有塩バター	大さじ1杯12g	89	0.1	0.2	3	2	1.9
食塩不使用バター	大さじ1杯12g	92	0.1	0	3	2	1.9

たんぱく質調整調味料・減塩調味料

食品名	めやす量	エネルギー (kcal)	たんぱく質 (g)	食塩相当量 (g)	カリウム (mg)	リン (mg)	水分 (g)
減塩しょうゆ(こいくち)	小さじ1杯・5g	3	0.4	0.4	13	9	3.7
だししょうゆ	小さじ1杯・5g	2	0.2	0.4	12	4	4.2
減塩みそ	小さじ1杯・6g	12	0.6	0.6	28	10	2.9
だしわりポン酢(市販品)	小さじ1杯・5g	2.5	1.0	0.22	1.12	1.58	4.14
低塩中濃ソース(市販品)	小さじ1杯・6g	7.5	0.04	0.14	4.98	0.66	3.98
食塩不使用ケチャップ(市販品)	小さじ1杯・5g	5.9	0.12	0	34.2	—	4.46
たんぱく質調整米麹みそ(市販品)	小さじ1杯・6g	13.3	0.37	0.3	19.2	7.2	—

〈たんぱく質の少ない順〉

＊めん類はゆでたものでくらべています。

同じ重量（正味100g）とるときに、たんぱく質の少ない食品がわかる！

穀類

100g あたりの成分値

食品名	エネルギー(kcal)	たんぱく質(g)	食塩相当量(g)	カリウム(mg)	リン(mg)	水分(g)
全がゆ	71	1.1	0	12	14	83.0
ご飯（精白米）	168	2.5	0	29	34	60.0
うどん（ゆで）	105	2.6	0.3	9	18	75.0
ご飯（胚芽精米）	167	2.7	0	51	68	60.0
ご飯（押し麦入り）	153	2.7	0	53	44	58.9
ご飯（玄米）	165	2.8	0	95	130	60.0
ご飯（雑穀入り）	155	2.9	0	50	47	55.7
干しうどん（ゆで）	126	3.1	0.5	14	24	70.0
そうめん（ゆで）	127	3.5	0.2	5	24	70.0
切りもち	234	4.0	0	32	22	44.5
赤飯	190	4.3	0	71	34	53.0
そば（ゆで・干しそばをゆでたもの）	114	4.8	0.1	13	72	72.0
中華めん（蒸し）	198	5.3	0.4	86	100	54.0
スパゲッティ（ゆで）	165	5.4	1.2	14	52	60.5
クロワッサン	448	7.9	1.2	90	67	20.0
イングリッシュマフィン	228	8.1	1.2	84	96	46.0
ぶどうパン	269	8.2	1.0	210	86	35.7
ライ麦パン	264	8.4	1.2	190	130	35.0
バンズ用パン	265	8.5	1.3	95	75	37.0
ピザクラスト	268	9.1	1.3	91	77	35.3
食パン	264	9.3	1.3	97	83	38.0
フランスパン	279	9.4	1.6	110	72	30.0
ベーグル	275	9.6	1.2	97	81	32.3
バターロール	316	10.1	1.2	110	97	30.7
ナン	262	10.3	1.3	97	77	37.2

同じ重量（正味30g）とるときに、たんぱく質の少ない食品がわかる！

肉・肉加工品

30g あたりの成分値

食品名	エネルギー(kcal)	たんぱく質(g)	食塩相当量(g)	カリウム(mg)	リン(mg)	水分(g)
牛バラ（カルビ）	128	3.8	微	57	33	14.2
フランクフルトソーセージ	89	3.8	0.6	60	51	16.2
ベーコン	122	3.9	0.6	63	69	13.5
ウインナソーセージ	96	4.0	0.6	54	57	15.9
牛たん	107	4.0	0.1	69	39	16.2
牛リブロース（脂身つき）	123	4.2	微	69	36	14.4
豚バラ	119	4.3	微	72	39	14.8
サラミソーセージ（セミドライ）	102	4.6	0.8	75	66	14.7
ラムロース（脂身つき）	93	4.7	0.1	75	42	17.0
牛肩ロース（脂身つき）	95	4.9	微	78	42	16.9
牛サーロイン（脂身つき）	100	5.0	微	81	45	16.3
鶏もも肉（皮つき）	61	5.0	0.1	87	51	20.6

肉・肉加工品 30g あたりの成分値

食品名	エネルギー (kcal)	たんぱく質 (g)	食塩相当量 (g)	カリウム (mg)	リン (mg)	水分 (g)
鶏もも(骨つき)	61	5.0	0.1	87	51	20.6
ロースハム	59	5.0	0.8	78	102	19.5
牛ひき肉	82	5.1	0.1	78	30	18.4
豚肩ロース(脂身つき)	76	5.1	微	90	48	18.8
鶏手羽先	68	5.2	0.1	63	42	20.1
鶏ひき肉	56	5.3	微	75	33	21.1
豚ひき肉	71	5.3	微	87	36	19.4
鶏手羽元	59	5.5	0.1	69	45	20.7
鶏砂肝	28	5.5	微	69	42	23.7
ボンレスハム	35	5.6	0.8	78	102	21.6
鶏もも肉(皮なし)	38	5.7	0.1	96	57	22.8
鶏レバー	33	5.7	0.1	99	90	22.7
豚ロース(脂身つき)	79	5.8	微	93	54	18.1
焼き豚	52	5.8	0.7	87	78	19.3
牛もも(脂身つき)	63	5.9	微	99	54	19.7
牛レバー	40	5.9	微	90	99	21.5
コンビーフ缶詰め	61	5.9	0.5	33	36	19.0
豚レバー	38	6.1	微	87	102	21.6
牛ヒレ	59	6.2	微	114	60	20.2
豚もも(脂身つき)	55	6.2	微	105	60	20.4
鶏胸肉(皮つき)	44	6.4	微	102	60	21.8
豚もも(脂身なし)	44	6.5	微	108	63	21.4
豚ヒレ	39	6.7	微	129	69	22.0
鶏ささ身	32	6.9	微	126	66	22.5
鶏胸肉(皮なし)	35	7.0	微	111	66	22.4
生ハム(促成)	74	7.2	0.8	141	60	16.5

同じ重量(正味30g)とるときに、たんぱく質の少ない食品がわかる!

＊よく使う食材でくらべています。

魚介・魚介加工品 30g あたりの成分値

食品名	エネルギー (kcal)	たんぱく質 (g)	食塩相当量 (g)	カリウム (mg)	リン (mg)	水分 (g)
あさり	9	1.8	0.7	42	26	27.1
はまぐり	12	1.8	0.6	48	29	26.6
カキ	18	2.0	0.4	57	30	25.5
しじみ	19	2.3	0.1	25	36	25.8
はんぺん	28	3.0	0.5	48	33	22.7
かに風味かまぼこ	27	3.6	0.7	23	23	22.7
焼きちくわ	36	3.7	0.6	29	33	21.0
さつま揚げ	42	3.8	0.6	18	21	20.3
ししゃも(生干し)	53	4.7	0.5	60	108	20.8
さばみそ煮缶詰め	65	4.9	0.3	75	75	18.3
ほたて貝(貝柱)	26	5.1	0.1	114	69	23.5
きんめだい	48	5.3	微	99	147	21.6
さんま	89	5.3	0.1	57	51	17.3

魚介・魚介加工品 30gあたりの成分値

食品名	エネルギー(kcal)	たんぱく質(g)	食塩相当量(g)	カリウム(mg)	リン(mg)	水分(g)
たら	23	5.3	0.1	105	69	24.3
たらばがに（ゆで）	24	5.3	0.2	69	57	24.0
するめいか	25	5.4	0.2	90	75	24.1
ブラックタイガー	25	5.5	0.1	69	63	24.0
ツナ缶（油漬け）ホワイト（フレーク）	86	5.6	0.3	57	81	16.8
いわし（まいわし）	51	5.8	0.1	81	69	20.7
かじき（めかじき）	46	5.8	0.1	132	78	21.7
あじ	38	5.9	0.1	108	69	22.5
キングサーモン	60	5.9	微	114	75	20.0
子持ちがれい	43	6.0	0.1	87	60	21.8
まぐろ・トロ	103	6.0	0.1	69	54	15.4
あじ開き干し	50	6.1	0.5	93	66	20.5
さば	74	6.2	0.1	99	66	18.6
たい（まだい）	43	6.2	微	132	66	21.7
ほっけ開き干し	53	6.2	0.5	117	99	20.1
辛子明太子	38	6.3	1.7	54	87	20.0
さば水煮缶詰め	57	6.3	0.3	78	57	19.8
ぶり	77	6.4	微	114	39	17.9
大正えび	29	6.5	0.2	108	90	22.9
たこ（ゆで）	30	6.5	0.2	72	36	22.9
鮭	40	6.7	0.1	105	72	21.7
塩鮭	60	6.7	0.5	96	81	19.1
うなぎかば焼き	88	6.9	0.4	90	90	15.2
たらこ	42	7.2	1.4	90	117	19.6
かつお（刺し身用・秋獲り）	50	7.5	微	114	78	20.2
まぐろ・赤身	38	7.9	微	114	81	21.1

同じ重量（正味30g）とるときに、たんぱく質の少ない食品がわかる!

豆・豆製品 30gあたりの成分値

食品名	エネルギー(kcal)	たんぱく質(g)	食塩相当量(g)	カリウム(mg)	リン(mg)	水分(g)
豆乳	14	1.1	0	57	15	27.2
絹ごし豆腐	17	1.5	0	45	24	26.8
おから	33	1.8	0	105	30	22.7
木綿豆腐	22	2.0	微	42	33	26.0
焼き豆腐	26	2.3	0	27	33	25.4
金時豆（ゆで）	43	2.6	0	141	45	19.3
あずき（ゆで）	43	2.7	0	138	30	19.4
ひよこ豆（ゆで）	51	2.9	0	105	36	17.9
厚揚げ	45	3.2	0	36	45	22.8
大豆（ゆで）	53	4.4	0	159	57	19.6
がんもどき	68	4.6	0.2	24	60	19.1
納豆	60	5.0	0	198	57	17.9
ゆば（生）	69	6.5	0	87	75	17.7
きな粉	135	11.0	0	600	198	1.2
高野豆腐	161	15.2	0.3	10	246	2.2

同じ重量（正味100g）とるときに、カリウムの少ない食品がわかる！

〈カリウムの少ない順〉

野菜・いも 100gあたりの成分値

食品名	エネルギー（kcal）	たんぱく質（g）	食塩相当量（g）	カリウム（mg）	リン（mg）	水分（g）
もやし（ブラックマッペ）	15	2.0	0	71	28	95.0
貝割れ大根	21	2.1	0	99	61	93.4
玉ねぎ	37	1.0	0	150	33	89.7
大豆もやし	37	3.7	0	160	51	92.0
にんにくの芽	45	1.9	0	160	33	86.7
ピーマン	22	0.9	0	190	22	93.4
キャベツ	23	1.3	0	200	27	92.7
きゅうり	14	1.0	0	200	36	95.4
さやえんどう	36	3.1	0	200	63	88.6
長ねぎ	34	1.4	0	200	27	89.6
レタス	12	0.6	0	200	22	95.9
赤ピーマン	30	1.0	0	210	22	91.1
トマト	19	0.7	0	210	26	94.0
みょうが	12	0.9	0	210	12	95.6
うど	18	0.8	0	220	25	94.4
なす	22	1.1	0	220	30	93.2
白菜	14	0.8	0	220	33	95.2
大根（根）	18	0.4	0	230	17	94.6
かぶ	21	0.6	0	250	25	93.9
オクラ	30	2.1	0	260	58	90.2
さやいんげん	23	1.8	0	260	41	92.2
チンゲンサイ	9	0.6	0.1	260	27	96
にがうり（ゴーヤー）	17	1.0	0	260	31	94.4
グリーンアスパラガス	22	2.6	0	270	60	92.6
しょうが	30	0.9	0	270	25	91.4
にんじん	36	0.8	0.1	270	25	89.7
とうもろこし	92	3.6	0	290	100	77.1
ミニトマト	29	1.1	0	290	29	91.0
ごぼう	65	1.8	0	320	62	81.7
ズッキーニ	14	1.3	0	320	37	94.9
万能ねぎ	27	2.0	0	320	36	91.3
クレソン	15	2.1	0.1	330	57	94.1
グリンピース	93	6.9	0	340	120	76.5
ブロッコリー	33	4.3	0.1	360	89	89.0
菜の花	33	4.4	0	390	86	88.4
カリフラワー	27	3.0	0	410	68	90.8
サニーレタス	16	1.2	0	410	31	94.1
じゃがいも	76	1.6	0	410	40	79.8
セロリ	15	0.4	0.1	410	39	94.7
長いも	65	2.2	0	430	27	82.6
そら豆	108	10.9	0	440	220	72.3

野菜・いも 100gあたりの成分値

同じ重量（正味100g）とるときに、カリウムの少ない食品がわかる！

食品名	エネルギー（kcal）	たんぱく質（g）	食塩相当量（g）	カリウム（mg）	リン（mg）	水分（g）
れんこん	66	1.9	0.1	440	74	81.5
かぼちゃ	91	1.9	0	450	43	76.2
しゅんぎく	22	2.3	0.2	460	44	91.8
たけのこ（ゆで）	30	3.5	0	470	60	89.9
さつまいも	134	1.2	0	480	47	65.6
水菜	23	2.2	0.1	480	64	91.4
青じそ	37	3.9	0	500	70	86.7
小松菜	14	1.5	0	500	45	94.1
三つ葉（糸三つ葉）	13	0.9	0	500	47	94.6
にら	21	1.7	0	510	31	92.6
にんにく	136	6.4	0	510	160	63.9
モロヘイヤ	38	4.8	0	530	110	86.1
枝豆	135	11.7	0	590	170	71.7
やまといも	123	4.5	0	590	72	66.7
さといも	58	1.5	0	640	55	84.1
ほうれんそう	20	2.2	0	690	47	92.4
パセリ	43	4.0	0	1000	61	84.7

きのこ・海藻 20gあたりの成分値

同じ重量（正味20g）とるときに、カリウムの少ない食品がわかる！

食品名	エネルギー（kcal）	たんぱく質（g）	食塩相当量（g）	カリウム（mg）	リン（mg）	水分（g）
ところてん	微	微	0	微	微	19.8
もずく（塩蔵・塩抜き）	1	微	微	微	微	19.5
わかめ（湯通し塩蔵・塩抜き）	2	0.3	0.3	2	6	18.7
めかぶわかめ	2	0.2	0.1	18	5	18.8
なめこ（ゆで）	3	0.3	0	42	11	18.5
まいたけ	3	0.4	0	46	11	18.5
しいたけ	4	0.6	0	56	17	18.1
えのきだけ	4	0.5	0	68	22	17.7
エリンギ	4	0.6	0	68	18	18
しめじ（ぶなしめじ）	4	0.5	0	76	20	18.2

果物・果物加工品 100gあたりの成分値

同じ重量（正味100g）とるときに、カリウムの少ない食品がわかる！

乾燥は生の1/10量が常用量のめやす。

食品名	エネルギー（kcal）	たんぱく質（g）	食塩相当量（g）	カリウム（mg）	リン（mg）	水分（g）
洋なし（缶詰め）	85	0.2	0	55	5	78.8
ブルーベリー	49	0.5	0	70	9	86.4
みかん缶詰め	64	0.5	0	75	8	83.8
すいか	37	0.6	0	120	8	89.6

果物・果物加工品 100gあたりの成分値

食品名	エネルギー(kcal)	たんぱく質(g)	食塩相当量(g)	カリウム(mg)	リン(mg)	水分(g)
パイナップル(缶詰め)	84	0.4	0	120	7	78.9
りんご	57	0.1	0	120	12	84.1
ぶどう(デラウェア・マスカット)	59	0.4	0	130	15	83.5
グレープフルーツ	38	0.9	0	140	17	89.0
なし	43	0.3	0	140	11	88.0
洋なし	54	0.3	0	140	13	84.9
みかん	46	0.7	0	150	15	86.9
プラム	44	0.6	0	150	14	88.6
びわ	40	0.3	0	160	9	88.6
いちご	34	0.9	0	170	31	90.0
柿	60	0.4	0	170	14	83.1
マンゴー	64	0.6	0	170	12	82.0
桃	40	0.6	0	180	18	88.7
いよかん	46	0.9	0	190	18	86.7
さくらんぼ	60	1.0	0	210	17	83.1
キウイフルーツ	53	1.0	0	290	32	84.7
メロン	42	1.1	0	340	21	87.8
バナナ	86	1.1	0	360	27	75.4
プルーン(ドライ)	235	2.5	0	480	45	33.3
干し柿	276	1.5	0	670	62	24.0
アボカド	187	2.5	0	720	55	71.3
レーズン	301	2.7	0	740	90	14.5
干しいちじく	291	3.0	0.2	840	75	18.0
干しあんず	288	9.2	0	1300	120	16.8

種実・種実加工品 20gあたりの成分値

同じ重量(正味20g)とるときに、カリウムの少ない食品がわかる!

食品名	エネルギー(kcal)	たんぱく質(g)	食塩相当量(g)	カリウム(mg)	リン(mg)	水分(g)
栗(甘露煮)	48	0.4	0	15	5	8.2
マカデミアナッツ(いり・味つけ)	144	1.7	0.1	60	28	0.3
ごま(いり)	120	4.1	0	82	112	0.3
栗	33	0.6	0	84	14	11.8
梅干し	7	0.2	4.4	88	4.2	13.0
くるみ(いり)	135	2.9	0	108	56	0.6
カシューナッツ	115	4.0	0.1	118	98	0.6
松の実(いり)	138	2.9	0	124	110	0.4
ぎんなん(殻つき・生)	34	0.9	0	142	24	11.5
アーモンド(フライ・味つけ)	121	3.8	0.1	148	96	0.4
ピーナッツ(いり)	117	5.3	0	154	78	0.4
ピスタチオ(いり)	123	3.5	0.1	194	88	0.4

たんぱく質(g)	料理名	ページ
14.3	簡単ブイヤベース	73
14.5	さばの漬け焼き	54
14.5	まぐろの湯引きサラダ	65
卵		
6.6	スクランブルエッグ	79
6.8	漬け卵	81
7.2	にんじんのしりしり	80
8.0	卵のココット	79
9.0	焼きアスパラのゆで卵添え	81
13.8	チヂミ風あさりとにらの卵焼き	80
大豆製品		
5.1	五目いりおから	87
5.9	オクラ納豆	86
6.7	豆腐の落とし焼き	85
6.9	厚揚げと玉ねぎのピリ辛煮	86
6.9	豆腐チャンプルー	85
7.4	豆腐とかにかまのくず煮	83
7.8	おからコロッケ	87
10.5	トマト味マーボー豆腐	82
10.7	揚げ出し豆腐	84

副菜

たんぱく質(g)	料理名	ページ
緑黄色野菜		
0.4	焼きトマト	110
0.4	ミニトマトのマリネ	117
1.0	ピーマンの塩こんぶ煮	105
1.2	アスパラのマヨしょうゆかけ	112
1.2	にらとこんにゃくのからし酢みそ	113
1.3	ほうれんそうのソテー	109
1.4	春の温野菜サラダ	114
1.6	さやいんげんのごまあえ	111
1.7	パプリカとしめじの七味煮	107
1.8	かぼちゃのサラダ	115
1.9	ほうれんそうのおろしあえ	111
2.2	小松菜と油揚げの煮びたし	106
2.4	かぼちゃの甘煮	105
2.4	しゅんぎくとしいたけのごま酢あえ	112
2.7	トマトのじゃこサラダ	115
3.0	オクラと山いものたたきあえ	113
淡色野菜		
0.3	白菜の甘酢漬け	117
0.3	れんこんのケチャップきんぴら	109
0.4	きゅうりのこんぶ漬け	117
0.5	セロリとピーマンの中華風きんぴら	109
0.6	きゅうりの酢の物	112
0.7	白菜のゆかりあえ	111
0.8	なすとオクラの揚げびたし	108
1.1	スライスオニオン	117
1.2	きんぴらごぼう	108
1.3	蒸しなすの香味だれ	106
1.7	大根とにんじんの含め煮	104
1.7	たたきごぼう	113
2.0	コールスローサラダ	115
2.8	切り干し大根の煮物	106
いも・いも加工品(こんにゃく、でんぷんなど)		
0.3	さつまいものバター煮	105
0.8	しらたきとにんじんのごま煮	107
1.0	しらたきのコチュジャンいため	110
1.6	ポテトサラダ	114
2.5	こんにゃくの土佐煮	107
きのこ・海藻		
2.3	ひじきと大豆の煮物	104
3.2	きのこのガーリックソテー	110
豆、大豆・大豆製品		
4.6	金時豆とセロリのマスタード風味	119
5.9	あずきとれんこんの煮物	119
6.3	蒸し大豆と小松菜のナムル	118
6.8	いり大豆のいためなます	118

汁物

たんぱく質(g)	料理名	ページ
0.2	せん切り野菜のコンソメスープ	123
0.7	のりの小吸い物	123
0.8	キャベツとトマトのスープ	122
1.1	しいたけのすまし汁ゆず風味	123
3.2	具だくさんみそ汁	122
3.4	かき玉汁	120
5.0	油揚げとねぎのみそ汁	121
5.7	白菜のあっさりスープ煮	121

デザート

たんぱく質(g)	料理名	ページ
0.1	黒みつのくずきり風	124
0.1	しょうがかん	124
0.2	紅茶かんの桃缶添え	125
0.4	杏仁豆腐	125

料理索引

本書で紹介した料理を、主食、主菜、副菜、汁物、デザートごとに、1人分（1食分）のたんぱく質が低い順に示しました（★はたんぱく質調整食品を使ったものです）。

たんぱく質（g）	料理名	ページ

主食

ご飯

たんぱく質（g）	料理名	ページ
9.7	スパイシーカレー★	91
11.0	さば缶ときのこの炊き込みご飯	88
11.9	卵チャーハン	89
12.5	牛丼★	90

めん

たんぱく質（g）	料理名	ページ
4.1	アスパラとしめじのチーズクリームパスタ★	95
5.9	スパゲッティミートソース★	95
12.9	スパゲッティナポリタン	94
15.1	冷やし中華そば	92
17.2	豚汁うどん	93

パン

たんぱく質（g）	料理名	ページ
6.3	ブルスケッタ	97
8.3	フレンチトースト★	99
10.7	ツナのトーストサンド	96
11.6	ピザトースト	97
13.0	ハンバーガー★	98

主菜

肉

たんぱく質（g）	料理名	ページ
6.0	ささ身の梅じそ春巻き	29
7.7	牛肉と大根のべっこう煮	40
8.1	鶏手羽とれんこんの蒸し煮	29
8.1	肉じゃが	38
8.9	チャプチェ	41
9.2	揚げ鶏のピーマンだれ	26
9.3	冷しゃぶサラダ仕立て	32
9.5	牛ステーキ焼き白菜添え	40
9.5	蒸し鶏の香味だれ	23
9.7	簡単ビーフシチュー	39
10.3	砂肝とにんにくの芽のいため物	49
10.6	豚肉のしょうが焼き	33
11.0	豚肉と野菜のトマトスープ	35
11.0	ほうれんそうとコーンのシューマイ	47
11.2	チンジャオロースー	36
11.4	鶏肉のソテー焼きびたし	24
11.5	豚肉ときのこのソースいため	30
11.8	焼きギョーザ	46
11.9	豚バラ肉と大根のポン酢煮	31
12.0	つくね焼き青じそ風味	45
12.0	豚肉の野菜巻き焼き	34
12.4	鶏胸肉となすのだし煮	28
12.8	豚レバーの甘酢マリネ	49
13.0	鶏肉ときのこのおかかポン酢いため	25
13.2	トマトすき焼き	37
13.6	鶏レバーと焼きねぎの香りみそいため	48
13.7	かぶのそぼろあんかけ	44
13.7	レンジ酢豚	43
14.7	鶏肉の照り焼き ゆでキャベツ添え	27
15.0	ハンバーグ	42

魚介・魚介加工品

たんぱく質（g）	料理名	ページ
4.4	あさりとアスパラのハーブ蒸し	76
5.8	オイルサーディンとズッキーニのソテー	59
6.1	さんまのつみれ汁風	57
6.3	えびとセロリのかき揚げ	70
6.7	さば缶とねぎのシンプルグラタン	59
8.2	あじの香りパン粉揚げ	52
8.6	あじのオイル漬けサラダ	51
8.9	ぶりの照り焼き	58
9.4	ぎんだらのみそ漬け焼き	63
9.4	きんめだいの煮物	67
10.0	えびといんげんのいためレモン風味	70
10.0	カキフライ	74
10.7	えびチリいため	69
11.2	かじきのナポリタン風いため物	62
11.3	ほたて貝柱のソテー	77
11.4	いわしのかば焼き	56
11.7	鮭のゆずしょうゆ漬け焼き	67
11.8	あじの香味焼き	53
11.9	さば缶と小松菜の煮びたし	59
11.9	たらとじゃがいものクリーム煮	64
12.0	アボカド入りえびマヨサラダ	68
12.1	かじきのレモンバター焼き	60
12.6	カキのオイスターソースいため	75
12.8	いかとキャベツのわたいため	72
13.5	八宝菜	71
13.8	かつおの中国風たたき	58
13.9	生鮭のマヨパン粉焼き	66
14.0	かじきの野菜入り治部煮	61
14.0	さばのみぞれ煮	55

●料理　大越郷子　料理研究家、管理栄養士
岩﨑啓子　料理研究家、管理栄養士

●医学監修　石橋由孝　日本赤十字社医療センター腎臓内科
●栄養監修　貴堂明世　アム・ティッシュ主宰、管理栄養士

Staff
装丁･本文デザイン　植田尚子
栄養計算　大越郷子　貴堂明世
編集まとめ　早 寿美代(兎兎工房)
スタイリング　安保美由紀(兎兎工房)　渡辺孝子
レシピ協力･料理　兎兎工房
本文イラスト　横井智美
校正　畠山美音
撮影　鈴木江実子　千葉 充
三宅文正(フォトオフィスKL)
安井真喜子　山田洋二
佐山裕子　柴田和宣(主婦の友社)
編集担当　平野麻衣子(主婦の友社)

＊本書の栄養成分値は、文部科学省科学技術・学術審議会資源調査分科会報告「日本食品標準成分表2015年版(七訂)」によるものです。

＊掲載している市販品は2018年12月現在のもので、今後、内容が変更される場合があります。変更された内容やご注文につきましては各企業のサイト等をご覧ください。

いちばんやさしい腎《じん》臓《ぞう》病《びょう》の人《ひと》のためのおいしい食《しょく》事《じ》

2019年 2 月20日　第 1 刷発行
2022年10月10日　第13刷発行

編　者　主婦の友社
発行者　平野健一
発行所　株式会社主婦の友社
〒141-0021　東京都品川区上大崎3-1-1目黒セントラルスクエア
電話　編集：03-5280-7537
販売：03-5280-7551
印刷所　大日本印刷株式会社

©SHUFUNOTOMO CO., LTD. 2019 Printed in Japan
ISBN978-4-07-434320-1
Ⓡ本書を無断で複写複製（電子化を含む）することは、著作権法上の例外を除き、禁じられています。本書をコピーされる場合は、事前に公益社団法人日本複製権センター（JRRC）の許諾を受けてください。また本書を代行業者等の第三者に依頼してスキャンやデジタル化することは、たとえ個人や家庭内での利用であっても一切認められておりません。
JRRC〈https://jrrc.or.jp　eメール：jrrc_info@jrrc.or.jp　電話：03-6809-1281〉

■本書の内容に関するお問い合わせ、また、印刷・製本など製造上の不良がございましたら、主婦の友社（電話03-5280-7537）にご連絡ください。
■主婦の友社が発行する書籍・ムックのご注文は、お近くの書店か主婦の友社コールセンター（電話0120-916-892）まで。
＊お問い合わせ受付時間　月～金（祝日を除く）　9:30～17:30
主婦の友社ホームページ　https://shufunotomo.co.jp/